微进化

——　　　　　化原理

吴克复　郑国光　许子亮　马小彤　宋玉华　编著

科学出版社

北京

内 容 简 介

本书从生态学和进化论的观点暨进化医学的视角阐释现代人类常见病、多发病(简称现代病)的发生、发展原理。从人体作为人类细胞和共生微生物构成的细胞社会(超有机体)微进化的视角,探讨进化不匹配导致的各种现代病,如动脉粥样硬化、老年痴呆、糖尿病、哮喘、肿瘤等,探讨它们与免疫系统变化的关系,饮食和生活方式对发病的影响。

本书深入浅出,尽量用图表形象地叙述。本书可作为医学继续教育和研究生的参考书,也可对现代病防治或研究感兴趣的读者提供帮助。

图书在版编目(CIP)数据

微进化与现代病:现代病的进化原理 / 吴克复等编著.—北京:科学出版社,2020.4

ISBN 978-7-03-062184-9

Ⅰ.①微…　Ⅱ.①吴…　Ⅲ.①医学-研究　Ⅳ.①R

中国版本图书馆CIP数据核字(2019)第182309号

责任编辑:罗　静 / 责任校对:郑金红
责任印制:吴兆东 / 封面设计:刘新新

科 学 出 版 社 出版
北京东黄城根北街 16 号
邮政编码:100717
http://www.sciencep.com

北京凌奇印刷有限责任公司 印刷
科学出版社发行　各地新华书店经销

*

2020 年 4 月第 一 版　　　开本:720×1000 1/16
2020 年 9 月第二次印刷　　　印张:13 1/4
字数:267 000

定价:118.00 元
(如有印装质量问题,我社负责调换)

前　言

　　40年来随着我国经济的快速发展，生活水平的提高，我国常见病多发病的病种有很大的变化，过去的少见病(如代谢病、动脉粥样硬化、高血压、哮喘、老年痴呆等)现在成了门诊的热门病种，有的已成为主要杀手。令人震惊的是这些疾病的发病率迅速上升，而且有发病年轻化之势。因为与生活水平提高相关，初期戏称为"富贵病"，现在统称为"现代病"，成为医务人员继续教育的重要内容。现代病主要是在现代环境因素影响下产生的，亦即与人类的环境变化密切相关。但是，并非人人都得现代病，这提示现代病与遗传背景、环境因素和生活方式等多种因素有关。阐明其发生、发展的规律，为制定防治对策，减少现代病的发生提供理论依据，已经成为医学生物学的研究热点。本书收集有关研究资料，普及最新认识，以利于预防并战胜这些现代病。

　　用进化和生态学的观点和方法阐释并研究现代疾病，是近30多年来兴起的生物医学领域，作为理论医学的一部分，建立了不少引人瞩目的假设或理论，引起临床和研究者的关注。研究初期这个领域被称为"达尔文医学"，达尔文主要阐明宏进化(macroevolution)的规律，微进化(microevolution)研究是近代生物学的课题，达尔文时代对微进化知之甚少，达尔文医学包含了宏进化和微进化两方面的内容，所以近期文献称为"进化医学"。宏进化即大家熟知的地质年代的生物进化历程。微进化是实时正在发生中的进化历程，有两种含义：一种是微生物的进化历程，因为微生物的生活周期短暂，时空微小能够快速增殖，有独特的进化规律；另一种含义是高等动物从受精卵发育为个体到死亡的体内细胞群体的演化历程。本书所述的微进化包含这两类过程，它们与人类现代病的发生、发展密切相关。

　　疾病是生命的异常状态，认识疾病的本质要从生命活动的源头开始，因为许多现代病是分子病。生命是类地行星上物质存在的一种形式。这种形式的物质存在的条件比较苛刻，即类地行星上的理化环境，不同的生物要求不尽相同的生存条件，即生态环境。与非生命物质相比，生命物质存在的时间短暂。但是，在适宜的条件下可以通过世代相传，作为种系长期生存。生命的另一特征是随着环境变化，生物体不断变化，即生物进化。生物进化是生命物质运动的特殊规律。现在地球上的生物分布在适宜于它们生长的区域，是生物长期进化的结果。许多地区生物物种贫瘠，如沙漠、戈壁堪称不毛之地，只有少数耐旱的生物能生存。生命的存在与否取决于生态环境，是生物进化的结果，生物学的基本原理也适用于医学。本书介绍其中的一些方面，为现代病的防治提供一些基础知识。现代病的研究和预防是医学研究的新课题，方兴未艾，对许多现代病的认识还在起始阶段，假设、学说很多，但有待深入研究。

生命科学长期以分析研究为主，现代医学的发展深受其影响，近20年来系统生物学和系统医学的提出，开始扭转这种倾向，进化医学是一个方面。本书试图综合已有的分析研究结果阐释一些医学问题，用生态学和进化的观点探讨一些现代病发生、发展的主要原因和可能机制。"病从口入"，饮食不当是许多现代病发生、发展的基础。随着生活水平的迅速提高，由于对"营养"的误解，往往增加大鱼大肉高脂高蛋白食物，趋于非健康膳食。健康饮食必须符合营养学原理，目前营养学知识在我国仅限于专业人员学习，有待宣传、普及。我院营养科许子亮主任编写了附录：营养学概要，供读者参考、查阅。本书是《进化医学引论》一书的后续，有关微进化等理论问题可参阅该书。

本书为医学继续教育提供参考，为专业读者提供深入学习和研究的线索。希望能为对现代病防治感兴趣的非专业读者提供入门之路。

本书的资料源自PubMed提供的资讯和本课题组多年的工作，重要的文章列入各章的参考文献。本书的写作和出版除所列的编者外还有多位同仁付出了辛勤劳动：本院造血干细胞移植中心主任韩明哲教授审阅第七章移植后疾病；本课题组的任倩、王昊和王丽娜为书稿提供技术帮助，谨致谢意！

本书的编写和出版由下列项目基金资助：国家自然科学基金资助项目（81570153，81670158，81770183）；天津市自然科学基金重点项目（17JCZDJC35000，17JCZDJC35100）；中国医学科学院医学与健康科技创新工程（2016-I2M-2-006，2017-I2M-1-015）；中央级公益性科研院所基本科研业务费（2017NL31003）。

吴克复

中国医学科学院血液病医院（血液学研究所）

实验血液学国家重点实验室

2019年11月

目　　录

第一章　细胞社会及其微进化历程

细胞病理学堪称现代医学的基础。19世纪德国病理学家魏尔啸在显微镜下观察到组织切片中细胞间的复杂关系，提出了机体是"细胞王国"的著名论断，被广泛接受，成为现代医学的基础之一。20世纪中、下叶一些细胞生物学家提出了"细胞社会学"（cell sociology）的概念，用系统论的观点研究细胞整体和细胞群体中细胞间的社会行为（包括细胞间识别、通信、集合和相互作用等），以及整体和细胞群体——组织、器官对细胞的生长、分化和死亡等活动的调节控制。细胞社会与生物社会、人类社会遵循系统论的共同规律，不少医学专家往往采用人类社会的事件比喻阐释疾病的发生机理（如肿瘤是机体的"黑社会"等），为理解微观复杂的细胞社会提供了新的视角和途径。细胞社会学的概念已经融入许多医学研究领域，本书试图用细胞社会（"细胞王国"）的演化过程探讨现代病的发病机理。当然，不同社会有不尽相同的运行规则，不能生搬硬套不同社会的运行规律，应该深入研究寻找细胞社会自身特有的规律。

经过近两个世纪的研究证明，大多数动、植物体内都有共生微生物，这种共生关系受宿主-微生物群系（microbiome）相互作用的调节，影响宿主的发育、稳态、适应和进化，甚至通过基因横向传递影响到下一代。人类的微生物群系与人类的多种表型相关，影响许多复杂疾病。近年来基因组相关研究用微生物群系变异作为复合特征研究人类遗传变异，研究结果表明它们与微生物群系相关，堪称功能基因组。功能基因组技术已经用于研究微生物群系与人类疾病的关系，验证了"细胞王国"和细胞社会学的概念。

第一节　人体是细胞社会

近2个世纪的医学生物学研究表明，阐明"细胞王国"的构成和运行规则是高度复杂而艰巨的工作，"细胞王国"的"臣民"不仅是人类细胞，还有体内、外共生的微生物。虽然人类细胞是人体"细胞王国"的主体，正如人类是人类社会的主体，如果没有其他生物只有人类，人类社会无法生存；人体"细胞王国"如果没有共生微生物也无法健康生存。动物与微生物生活在同一环境中，有些共生的微生物是动物健康生长发育必需的，如果这类共生遭到破坏就可能引起疾病，如肠道菌群的共生作用（详见第二节）。宿主与其共生的原核生物、真核微生物及病毒构成了超有机体（holobiont）。共生的人类细胞和微生物在体内微环境中共生繁衍，人的一生是它们的微进化过程，许多疾病与微进化异常相关。从受精卵生长发育形成多层面的"细胞王国"，直至衰老死亡是机体细胞的微进化过程。人类细胞的蜕化变质分子——转化细胞在机体免疫功能不足时可以形成肿瘤细胞，经过克隆性进化形成瘤块和/或转移……是肿瘤的微进化过程。外界微生物侵入机体经过适应，与机体免疫系统共进化博弈，也是微进化过程。

宏进化是指发生在种或种以上水平的基因组改变，经过地质年代的演变而形成新基因组。微进化是指短期内一个群体中基因频率的改变，至少与4种变化有关：①突变——DNA序列的改变，通常发生在DNA复制(细胞分裂)时；②自然和人工选择——自然发生的遗传变异，对个体生存可以是有益的也可以是有害的，通过选择改变基因频率；③遗传漂变——DNA突变和表型改变由随机事件诱导和选择称为遗传漂变；④基因流——群体中有个体移出或移入形成群体，对等位基因的频率可以产生明显的影响。

一、人体细胞的性质与微环境的关系

近半个世纪生物化学和分子生物学的发展，导致对细胞分子生物学的研究和细胞起源的探索。研究者假设所有细胞有一个共同祖先，源自非细胞生命物质(读者若有兴趣详见《进化医学引论》绪论)。从原核细胞到真核细胞的进化已有较多的证据。从单细胞生物进化到多细胞生物……这些都是生物学的基本课题，即生物的宏进化，生物学教科书中都有叙述。各种人体细胞的性质在组织胚胎学和细胞生物学教科书中有详尽描述。近年来的研究进展显示了体内细胞的一些前所未有或未知的性状。例如，作为医学常识都知道外周血中性粒细胞升高意味着急性细菌性感染，近年来发现有些肿瘤中也有中性粒细胞和/或单核细胞浸润，对肿瘤生长有促进作用。这类细胞从形态上与经典的粒细胞、单核细胞难以区分。俗话说"人不可貌相"，细胞也是。近年来细胞免疫学研究进展表明，形态上看似淋巴细胞样的细胞可以有多种不同的细胞膜表型，实际上是不同功能的细胞；病理学和组织学也早已发现成纤维细胞样的细胞的功能多样性和异质性。对十多年前确定的肿瘤组织中的中性粒细胞、单核细胞的深入研究开拓了新的研究领域——骨髓衍生的抑制细胞，加深了对体内细胞多样性、异质性和可塑性的认识。

骨髓衍生的抑制细胞(myloid derived suppress cell，MDSC)是一类异质性的细胞亚群，在肿瘤、慢性炎症、肥胖等多种病理状态和妊娠时都能产生，主要是病理状态下激活的单核细胞和较不成熟的中性粒细胞，还有不成熟的树突细胞等(表 1-1)，取决于微环境的状态。

MDSC 有不同的性质和表面标志，最显著的共同性质是抑制细胞的负调节功能参与多种疾病的发病。研究表明 MDSC 的产生与应激的性质有关，在强激活信号 Toll 样受体(TLR)、病原相关分子模式(PAMP)、损伤相关分子模式(DAMP)作

表 1-1　中性粒细胞和单核细胞的激活

	急性感染损伤	肿瘤、慢性炎症、脓毒症、妊娠
激活信号	强烈，短期	微弱，长期(多生长因子和细胞因子)
骨髓动员	单核细胞和成熟中性粒细胞	轻度持续产生单核和中性粒细胞
启动作用*	TLR，PAMP，DAMP	炎症细胞因子，内质网应激
细胞活化	活跃的细胞吞噬	微弱的细胞吞噬
	呼吸爆破	持续产生 ROS 和 NO
	产生促炎症细胞因子	产生抗炎症细胞因子
	上调辅助刺激分子	产生精氨酸酶 1，前列腺素 2
整体效应	消除危险(杀伤病原体)	抑制获得性免疫
	活化获得性免疫	(免疫抑制)
	组织重构	病理性组织重构
		促进肿瘤发展、转移

注：TLR. Toll 样受体；PAMP. 病原相关分子模式；DAMP. 损伤相关分子模式；ROS. 反应氧簇；NO. 一氧化氮

　　* 是 TLR，PAMP，DAMP 等启动损伤的主要板机

用下产生经典的中性粒细胞、单核细胞，激活获得性免疫，用于消除病原体，持续时间短。在肿瘤、慢性炎症等弱激活信号(通常是细胞因子、生长因子)作用下形成 MDSC，不同的微环境状态产生不同的 MDSC(表 1-2)。

表 1-2　人类中性粒细胞、单核细胞和 MDSC 的表型和性状比较

	中性粒细胞	PMN-MDSC	单核细胞	M-MDSC	e-MDSC	TAM
表面表型	$CD11b^+CD14^-$	$CD11b^+CD14^-$	$CD14^+CD15^-$	$CD14^+CD15^-$	$CD3^-CD14^+$	$CD206^+CD163^+$
	$CD15^+CD66b^-$ $LOX\text{-}1^-$	$CD15^+CD66b^-$ $LOX\text{-}1^+$	$HLA\text{-}DR^+$	$HLA\text{-}DR^{-/0}$	$CD15^-CD19^-$	$CD204^+CD45^+$
					$CD33^+CD56^-HLA\text{-}DR^-$	
密度	高	低	低	低	低	?
免疫抑制	−	+	−	+ +	+ +	+ + +
ROS	+	+ + +	− / +	− / +	+ +	+ +
NO	−	+ +	+	+ + +	+ +	+ + +
精氨酸酶 1	+	+ +	−	−	− / ?	−
前列腺素 2	−	+ +	−	+	N/A	−
S100A8/A9	+	+ +	− / +	+	N/A	−
内质网应激	− / +	+ +	− / +	+ +	N/A	N/A
STAT3	− / +	+ +	− / +	+ +	N/A	N/A

注：S100A8/A9. 警告素；PMN-MDSC. 中性粒细胞 MDSC；M-MDSC. 单核细胞 MDSC；e-MDSC. 红系 MDSC；TAM. 肿瘤相关巨噬细胞

二、工业化对人体细胞社会微进化的影响

人体作为"细胞王国"受人类社会变化的深刻影响，人类社会通过衣食住行和生活方式影响人体细胞的基因表达和表观遗传学调节，影响超有机体的微进化进程，包括异常状况下疾病的发生、发展和转归。

回顾人类的宏进化历程，漫长的原始社会和奴隶社会及封建社会由于生产力发展的限制，对人体细胞社会的影响没有发生根本性的改变。但是，近 200 年来由于工业革命，科技迅速发展，居民城镇化，尤其是卫生设施的普及和食品工业的普遍发展，导致生活方式的改变……人类社会对人体细胞社会的微进化产生了巨大的、根本性的影响，许多人类宏进化历程中没有经历过的变化，与遗传基因组的主导作用相悖，导致各种基因不匹配，成为产生现代人类常见病、多发病的基础。例如，近半个世纪以来随着工业化和经济的发展、生活水平的迅速提高，肥胖症不仅在发达国家流行，在发展中国家肥胖者也明显增多。肥胖症是现代常见病、多发病的基础，包括胰岛素耐受、2 型糖尿病、高血压和心血管病、脂肪肝及某些类型的肿瘤，亦即肥胖是这些疾病的易感因素。然而，有些肥胖者并不罹患上述疾病，结实健康。推测他们可能有不同的基因，如何解释这种看似矛盾的现象呢？目前有三种假设：第一种是适应假设，认为有节约基因，在食物丰富时将过剩的能量以脂肪的形式储存，以备食物不足饥饿时维持生存。例如，骆驼、熊等动物有此机制，在生存竞争中起重要作用，人类是否也有此类机制？目前，可能多数人持有此类观点。第二种是错误适应假设，认为在人类进化过程中肥胖从来就没有选择优势，因为在进化过程中人类从未肥胖过，只有个别过食者肥胖，对生存竞争影响不大。现代社会出现的肥胖者是其他性状的选择结果。第三种假设认为肥胖是一类中性进化，是遗传漂移，并无强选择压作用(见第四章第二节)。

第二节　人体是复杂的微生态系统——超有机体

人体的微生物群系由多种共生和依生的微生物占据不同的微生境组成。受营养、生活方式、性别、昼夜节律和生理状态的影响或调节，体表微生物的种类和数量受外界环境和生活方式、卫生习惯的影响变化很大。体内微生物以呼吸道和消化道的菌群为主，受到广泛关注，至今研究得最多、最清楚的是肠道菌群，人体一生中肠道菌群的变化规律已基本阐明(图 1-1)。通常状态下正常菌群不致病，个人的肠道微生态状况可作为一些疾病危险性的指征。

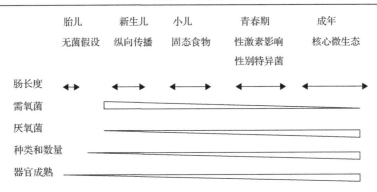

图 1-1　人类肠道微生态系统的发展

一、肠道菌群

人类进化过程中逐渐形成了有种属特异性的常驻肠道微生物群，研究表明不同个体有不同的主要肠道微生物群系，与个人生活史有关（图 1-1）；不同国家不同地区的人群有不同的肠道微生物群系，与工业化水平有关。肠道微生物约有 10^{14} 个，比人体细胞多 10 倍。大部分肠道微生物对人体的功能有广泛的影响，包括消化、免疫、能量平衡、维生素合成等。肠道菌群与人类健康及疾病的关系已有较多研究，如婴儿期（断奶前）正常肠道菌群的建立与婴儿湿疹相关。幼儿期正常菌群的建立是免疫系统正常发育的必要条件，否则可能导致哮喘、炎症性结肠病的发生。有人认为肠道菌群与骨质疏松症、阿尔茨海默病的发生也有关。

肠道微生物在人的一生中经历了多种变化，是人体"细胞王国"（超有机体）微进化的一部分。微生物的进化与人类细胞进化遵循不尽相同的规律，更多地受人类生活方式的影响，尤其是个人嗜好和药物的影响。例如，抗生药物大量应用后出现的耐药菌株和肠道菌群紊乱引起的疾病。

粪便微生物移植（fetal microbiota transplantation，FMT）又称为粪便菌群疗法或肠道微生物移植，是将健康人的粪便悬液通过上消化道或下消化道灌注。我国古代中医就用此法治疗食物中毒或严重的腹泻。20 世纪中叶开始用于治疗广谱抗生素引起的腹泻（伪膜性肠炎），后来用于治疗梭菌感染（*Clostridium difficile* infection），现在已经成为炎症性结肠病、激惹性结肠综合征、代谢病、一些自身免疫性疾病和变态反应疾病等的选择性疗法。

年老伴随着生活方式的改变，如活动减少、营养改变、有的移居他乡环境有较大的改变或服用一些药物等；同时年老伴随着消化道结构和功能的变化，如消化液分泌减少，以及血浆慢性炎症因子（TNF-α、IL-6、IL-8、IL-1β、C 反应蛋白等）水平的升高等都可以改变肠道的微生态环境（见第二章第三节）。

二、病毒也是超有机体成员

生命起源研究的进展对病毒的认识有所转变。病毒是作为能引起植物疾病的病原体被发现的，中文意译为病毒，原意是指能通过细菌滤器的病原体。经过一个世纪的研究，逐渐认识到许多病毒的致病性很弱，还有许多是不致病的共栖者，另有一些对宿主有益，是重要的互利共生者(表 1-3)。

表 1-3　互利共生的病毒-宿主关系

病毒	宿主	有利效益	互利类型
聚 DNA 病毒	寄生蜂	蜂卵在蜂体内生存所需	共生
逆转录病毒	哺乳类	参与胎盘进化	共生
副逆转录病毒	植物	抵御致病性病毒感染	共生
疱疹病毒	人类	抑制 HIV 感染	条件性互利共生
细小病毒	蚜虫	翅膀发育所需	条件性互利共生
噬菌体	细菌	侵袭新地区清除竞争者	
酵母病毒	真菌	利于抑制竞争者	条件性互利共生
真菌病毒	真菌和植物	增加耐热性	互利共生
植物病毒	植物	耐旱耐寒	条件性互利共生

细菌不等于病菌，病毒不都是病原体。从种类和数量上看只有一小部分病毒是病原体。随着医学病毒学的迅速发展病毒的概念有所扩展，衍生出"类病毒"、"巨病毒"、"朊病毒"、"内源性病毒"等新的术语，实际上是一大类非细胞结构的纳米级生物(详见第五章)。它们也是超有机体(holobiont)的成员，有些内源性病毒有功能，在机体的生长发育中起重要作用，实际上已融入人体细胞，成为细胞的组成部分。例如，胎盘融合细胞的形成，巨噬细胞集落刺激因子受体基因的形成等。

病毒作为细胞形成前的生物，在细胞形成和多细胞生物进化发展成高等动、植物后，有的病毒进入细胞或多细胞生物体内成为寄生物或共生物。寄生物依赖宿主从其取食对宿主有害无益；共生物与宿主互利；无益无害称为共栖。从长远考虑，共生和共栖可以长期共存，在宏进化过程中保留下来，成为超有机体的成员。作为寄生物的病毒(作为病原体的病毒)，在宿主种系进化中共进化博弈，若病毒致病性太强将宿主种系灭绝，则病毒也灭绝，宏进化结果无此类病毒。所以现存的病毒大多是共生、共栖，对宿主无害；对宿主非致命性伤害或在群体中能广泛迅速传播的被保存下来。快速变异是病毒与宿主共进化博弈中的成功策略，快速适应新宿主是病毒跨种传播的又一有效策略，形成新的自然疫源性传染病。

肠道中不仅有种类和数量繁多的细菌共生共栖，也检测出不少病毒的存在。肠道病毒（enterovirus）是 20 世纪中期伴随着对脊髓灰质炎病毒（Poliovirus）人胚组织分离培养成功，从粪便中分离出来的一大类性质相似的病毒。将粪便悬液离心沉淀后上清液用青霉素-链霉素处理过夜，接种人胚肾、肺、肌皮组织培养，或接种乳鼠，获得引起致细胞病变或对乳鼠致病的可传递因子。深入研究表明它们都属于不含脂质的小 RNA 病毒。除脊髓灰质炎病毒外多数肠道病毒的致病性不强，有一类柯萨基病毒（Coxsackievirus）可引发心肌炎，有些可引起无菌性脑膜炎。多数肠道病毒不知其病原学意义，许多成员无从分类，因而命名为人类肠道致细胞病变孤儿病毒（enterocytopathogenic human orphan，ECHO）。经过半个世纪的摸索发现有些肠道病毒感染可能与 1 型糖尿病有关，能引起胰岛 β 细胞的自身免疫病；ECHO3 可能与再生障碍性贫血有关。这些研究为一些病因不明疾病的研究提供了新的线索。肠道病毒的作用和生物学意义有待深入研究。

临床检验从粪便分离出的病毒除了肠道病毒，还有呼吸道病毒，如鼻病毒、肠道呼吸道病毒、腺病毒、肝炎病毒等。肠道不仅是多种细菌、真菌的栖息地，也是多种病毒的栖息地。

致病的病毒虽然是少数，由于它们的播散性不仅可以导致个体死亡，还可以损伤群体，在生存竞争中起重要作用。人类历史上有多次、多种病毒性传染病大流行引起的人群大量死亡。近代通过大规模疫苗接种基本上控制住了这些传染病的流行，但是要灭绝它们尚有大量工作要做。现代病毒性传染病引起大流行的关键之一在于这些病毒快速变异。艾滋病的难以治愈是由于抗原变异，病毒在机体内的微进化过程中出现明显的抗原变异，机体免疫系统产生的相应抗体和细胞免疫机制跟不上病毒抗原的改变，导致病毒能在体内持续繁衍和传播到其他机体。流感病毒在群体中的抗原变异是新变异株在人群中流行的主要原因之一。

多数病毒有种属特异性宿主，病毒变异的另外一种方式是跨种属感染，如禽流感、猪流感传染给人类。病毒感染由动物传递给人类是现代传染病的重要来源、病毒学和流行病学的重要课题，其生物学基础是病毒的微进化。病毒进化的模式是嵌合式进化，基因的横向传递起重要作用，变异快而明显。病毒生活史的复杂性增加了病毒微进化历程中嵌合式进化的复杂性，如虫媒病毒的传播至今困扰着许多热带地区的居民。

完全切断人类和动物间的联系是不可能的。但是，必须严格"把关"，加强检疫和食品检验，尽量减少可能出现的污染或感染。

医源性的病毒感染是现代传染病的新来源已经引起关注。医院人满为患，是多种病患的集散地，如何解决这当务之急，涉及更多的社会问题。但是，也有防治策略不当的医学生物学课题。例如，经过近半个世纪脊髓灰质炎活疫苗的大规模免疫接种，对活疫苗与灭活疫苗的争论有了结论。由于活疫苗病毒在人群中的传播导致毒力回升，从长期效果看，安全性是不过关的，所以又回到如何增强灭活疫苗的免疫效果的考虑。同时引发新的课题：活疫苗病毒在人群中的微进化过程中毒力是怎么回升的？如果是疫苗病毒中保留毒力基因所致，那么灭活疫苗从长期考虑也是不安全的。毒力基因如何激活的？……必然要考虑环境因素的网络作用，灭活疫苗的病毒是否也应该去除毒力基因？此外，病毒的微进化受人类社会活动的影响。例如，全球化、城市化和人类活动导致的气候变化、生态环境变化改变了昆虫的生存环境，间接影响虫媒病毒的进化历程。

三、环境化学污染物对微生态系统的影响

随着工业化的发展，人类社会环境中的化学污染物种类和数量越来越多，严重危害人类健康，是环境科学的重要课题。近年来的研究注意到环境化学污染物对人类危害机制的多样性和复杂性，环境化学污染物通过人体微生物的作用可能更深层而广泛，已经引起研究者的关注，正在深入研究中(图 1-2)。

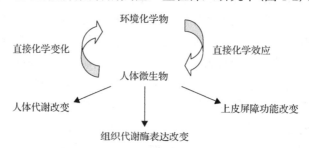

图 1-2　环境化学物与人体微生物的相互作用

环境化学污染物对人体微生物的直接作用可以影响整个超有机体调控网络，尤其是机体代谢的改变和代谢酶表达的改变，以及黏膜和皮肤上皮屏障功能的改变

第三节　生命的静态形式——休眠的机制和意义

休眠(dormancy)是生命过程中不可缺少的静态形式，普遍存在，不同层面有不同的机制和形式。休眠是维持生命网络的最低活动，新陈代谢降到最低点，苏醒后代谢逐渐增高。正常状态下休眠与活动交替进行，形成生命节律。对休眠的

重视和研究远远落后于对动态生命形式的关注。

一、机体的休眠——"磨刀不误砍柴工"

地球上的生物受地球自转周期的影响形成的昼夜节律有明显的休眠时相。人类的睡眠是整体的休眠，睡眠是健康生活的基本保证，是人体生命活动正常运行的基础。昼夜节律是超有机体的共同运行节律，细胞社会的所有成员按照同一生物钟节律运行，昼夜节律紊乱可以导致生理功能的紊乱，持续紊乱可以引发多种疾病(详见第四章第五节)。睡眠时机体的植物神经系统紧张地工作，修复各种活动导致的损伤或异常，排除各器官堆积的代谢物，补充能量和物质，清晨醒来觉得精力充沛。劳动时必须有阶段性休息，"磨刀不误砍柴工"，"不会休息的人就是不会工作的人"等，这些生活经验都基于这个生理学原理。睡眠是高等动物的重要生理机制，不同动物有不同的睡眠规律和机制，也有个体差异。睡眠是大脑皮层高级神经活动区域的休眠，体内不同的系统、器官组织有的处于完全休眠状态，如外周神经和肌肉组织，运动和感觉功能暂停，致力于代谢和修复；有的系统则处于积极的活跃状态，如消化系统和免疫系统，它们由植物神经系统自律调控，实际上是主要的工作时间，部分轮流休整、调整。不同年龄、不同个体有不同的睡眠时间需求：新生儿除了吃奶，就是睡觉。婴儿的睡眠时间逐渐减少，但是仍然以睡眠为主，睡觉仍然是生活的主要内容。断乳后的小儿睡眠时间需求出现个体差异。老年人的入睡时间少，实际上是深度睡眠时间少，但是卧床休息时间长，总的机体休眠时间需求也长。然而，过长的睡眠不利于健康，因为睡眠时交感神经系统抑制副交感系统兴奋，睡眠与觉醒有一定周期，亦即这两个系统控制的内脏和组织的兴奋和抑制有生理节律，破坏这种节律不利于整体健康。假期里睡多了头脑昏昏沉沉只是轻微的不适感受，长期睡眠过多抵抗力下降，这种情况正常情况下少见，应该就医找出原因。

睡眠作为机体网络的自我修复机制与饮食并列为生命活动的基础，睡眠生理的研究有重要的理论意义和实用价值，与动物的冬眠等课题相关形成了专门的研究领域。

二、群体的休眠——进化意义

生态学和进化生物学的研究表明，群体的休眠状态有重要的生物学意义。休眠作为度过不利条件的生存策略在生物界广泛采用，孢子、种子是微生物和植物繁衍后代、择优汰劣的策略(图1-3)。机体内的微生物休眠对微生物和超有机体的微进化都有重要的作用和意义，可能是形成内源性微生物和新病原体的机制之一(详见第三章第二节)。

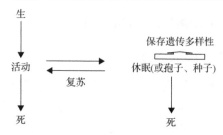

图 1-3　群体休眠的微进化意义

三、细胞的休眠

细胞的休眠有独特的机制，不同细胞增殖周期阻滞有不同的机制和意义。实际上细胞的休眠状态在体内外都是广泛存在的。近年来对干细胞的研究进展表明大多数干细胞处于休眠状态，在需要时少数干细胞被激活进入增殖、分化系列。有些分化了的记忆 T 细胞能够在静息状态下生存数十年，再感染时被激活。

超有机体中人类细胞转化产生的肿瘤细胞的休眠有重要的临床意义，是肿瘤发展成为疾病的关键所在。从肿瘤细胞考虑，休眠是对不利环境的保护性反应，在体内是与机体抗肿瘤免疫机制的共进化博弈过程，除了细胞休眠机制外，还受肿瘤微环境因素的制约，如血管供应、屏障机制、抗肿瘤体液因素等。肿瘤休眠与肿瘤微环境的研究成为近年来受到关注的重大课题。细胞转化是多细胞生物体内不可避免的事件，所以进化过程中产生了专职消除转化细胞的免疫机制。恶性转化细胞——肿瘤细胞借助细胞休眠机制逃逸免疫监视，和/或转移到适宜的微环境中成为形成肿瘤病的根源。许多慢性炎症导致肿瘤的发生、发展(如慢性肝炎→肝癌、慢性胃炎→胃癌、炎症性结肠病→结肠癌、胃酸反流食道炎→食道癌等)，可能有多种机制。例如，炎症增加自由基导致 DNA 双链断裂增加基因突变。近年来也注意到慢性炎症可能激活休眠的肿瘤细胞。能否保持休眠的肿瘤细胞持续或永久休眠是防治肿瘤的新策略。肿瘤休眠作为肿瘤防治的靶标日益受到临床和研究的关注(详见第六章第三节)。

四、病原体的休眠

微生物的休眠是适应不利环境的普遍现象，是生物进化过程中形成的保守的生存机制，包括细胞内的病原体如结核菌、艾滋病病毒。不同的病原体有不同的休眠形式和机制，从分子机制到细胞机制多种多样，成为耐药机制或复发机制。有些病毒以基因组的形式整合到宿主细胞的 DNA 中纵向传递，有些成为内源性病毒。有的病毒在细胞质中以多种形式(蛋白质或核酸产物)存在，可以通过宿主细胞的外泌体在体内传播。

细胞社会中休眠的肿瘤细胞和病原微生物普遍存在，正如人类社会中不法分子、犯罪分子一样，但在社会组织健全、正常运行状态下起不了作用——"邪不压正"，不会引起惊慌。细胞社会中只要机体健康状况正常，免疫机制和各层面的防御系统有足够的抵御能力阻止病原微生物的攻击或抑制休眠肿瘤的激活。所以有规律地生活，戒除不良嗜好，保持机体的健康是养生的基本要求。

休眠是生物生存的基本形式之一，也是进化过程中形成的适应不利生存环境的机制之一。随着生物进化，休眠机制在不同层面形成了不同的机制，有至关重要的正常生理作用，是机体正常运行的基础。肿瘤细胞和病原微生物的休眠可以成为疾病发生、发展的重要机制，是重要的研究课题。

第四节 超有机体的网络性质

从系统论的视角考察，生命系统是高度复杂的自动控制系统。现代医学将人体视为多个系统组成的统一的有机整体，由中枢神经系统和循环系统控制调节，这两个系统中的一个出现不可逆的故障即导致整体死亡。中医实际上把人体视为多个网络组合成的整体，通过阴阳五行、经络气血运行，是名副其实的网络医学。我国的现代临床医学实践正在结合现代医学和中医的精华，形成切合我国国情的临床医学，取得了明显的疗效，初步解决了一些单用西医方法难以治疗的慢性疾病。例如，合并运用中医药治疗哮喘效果明显好于单用西药；西医认为预后不良的慢性肾炎，用中医药治疗可以基本上不影响寿限；又如近年来出现了许多治疗心脑血管病的中成药，对于减轻症状有效，受到患者的好评。这些临床进展给基础医学和理论医学研究提出了令人深思的新课题，需要建立现代医学的更全面、更符合实际的理论体系。

系统生物学和系统医学试图用细胞生物学和分子生物学的测定结果阐述机体的结构和调控网络，初步研究结果表明这些数据往往是人工难于处理的高度复杂的"天文数字"，必须由计算机处理。随着研究的深入、方法的改进，所得网络模型趋于完善，但是更复杂。由于高等生物都是由分子—细胞—组织—器官—系统多层面组成的复杂系统，不仅在一个层面上有多个网络，在不同层面的网络之间也形成交叉网络，增加了生物网络的复杂性。

然而，网络并非都是复杂得深不可测，体内的有形网络——血液循环系统和神经网络已经阐明，早已在研究和临床实践中广泛应用。体内多层次的无形、有形网络——如激素的垂体-肾上腺皮质调控系统已在研究和临床上应用多年；细胞因子调控网络也在逐步阐明。

作为超有机体的人体网络研究尚在摸索阶段，由于生物网络都是复杂网络，其运行规律有明显的混沌性，古人早已认识到"天有不测风云，人有旦夕祸福"。

近年来复杂系统的研究受到关注，成为研究热点之一。生命科学中神经网络的阐明为信息科技的发展做出了巨大的贡献；有形网络心血管系统的深入研究揭示了另一类型的生命网络——多层次的复合网络，为心血管病的发病机制研究和防治提供了新的思路和策略。经络是有形网络还是无形网络有待研究阐明，它的客观存在已由数千年医疗实践证实，也有实验证据。经络在整体网络中的位置和功能的阐明不仅有重大的生物学意义，也可能阐明一批疑难病症的病因和发病机制，为这些疾病的防治提供新的途径。

一、生物体内网络的模块性

生物系统网络中广泛存在模块性，阐明模块的网络结构就基本上掌握了它的主要性状，在人体的多层次复杂网络中有许多模块有明显的自主性，在一定状态下各自为政，形成了各个器官、系统的功能，由植物神经系统支配协调。

近代医学正在对人体的结构和功能进行深入的研究，是现代临床医学的基础。近年来的研究进展表明，人类基因组和共生微生物基因组共同组成的超有机体全基因组(meta-genomic)在调控人体的结构和功能中的重要作用，是超有机体调控网络的基础之一。

生物的有形网络在进化过程中形成了空间结构可变的，有物质、能量、信息流通的动态网络。解剖学和组织学的资料表明人体器官、组织与非生物物质组成的机器有重大差别，活体器官、组织是柔韧的拓扑结构，不是我们直观世界的三维空间，而是弯曲的分维空间。现代社会的人类看到的现实空间：大尺度空间是球面的，高速行驶时是弯曲的(如速滑弯道、高速公路、铁路弯道)；用显微镜观察到的微观世界与直观世界相差甚远。植物有了维管才能吸收、运输水分和无机盐及光合作用的产物；动物有了循环系统才能自由运动成为名副其实的能运动的生物。人体内由管道构成的有形网络受空间结构的直接影响，心血管、呼吸道、消化道中的管道通畅是功能正常的基础，而一旦堵塞则产生许多疾病。如动脉粥样硬化斑块的形成使动脉的拓扑性质明显改变，加上血栓形成血流堵塞导致疾病的发生发展。血管结构和功能的正常调控网络形成了多层次的网络模块，研究动脉粥样硬化的发病机制就是要阐明该模块的改变过程。

二、微环境和体内大环境——局域网和互联网

微环境(microenvironment)的概念在肿瘤生物学和造血研究中已经应用了近半个世纪，这个概念也已被临床医师广泛接受，并推广到其他病理生理状况的研究中。造血细胞与其微环境之间通过对话(crosstalk)形成了造血调控网络，肿瘤细胞与其微环境之间也通过对话形成了调控网络。这些调控网络是局域网，有相对独立性，有独特的功能和性状。体内大环境(macroenvironment)是整体状况，通过

血液循环和神经系统联系全身，相当于互联网。"大环境"作为术语仅在肿瘤生物学文献中见到，实际上"大环境"的内涵在临床和基础研究中也广泛使用。通常在微环境和大环境间有多层次的屏障机制和联通机制。最常见的是各种基质细胞，组成的结缔组织具有连接、支持、营养、保护等多种功能。

计算机病毒的出现是计算机和互联网的一大危害。然而，在理论上却验证了生物病毒作用机制的网络原理，展现了调控信息的作用和意义，破除了生命现象的神秘感。生物界不仅有各种物理屏障也有信息屏障，如在基因水平有基本统一的遗传信息编码规则，即不同生物有基本相同的 RNA 和 DNA 核苷碱基配对和翻译成蛋白质的规则，是不同生物间相互为食，成为统一生态系统的基础。但是，不同生物间的遗传信息语言可以有较大差别，正如人类语言可以有很大差别，这种差别形成了信息屏障，成为相对独立和保守的保护机制之一。

三、生物调控网络的保守性、可塑性和多功能性

肉食动物与草食动物的消化系统有很大的差别，草食动物有很长的消化道，可以有多个胃，有独特的肠道微生物。遗传基因决定了动物的消化类型，然而，环境变化选择出了能够杂食的基因型。实际上兔子也能吃肉，猫、狗也能靠素食维持生存。多数动物是杂食的，亦即多数动物具备可塑性强的消化调控网络，适应环境的变化，可塑性强是一种生存优势，对个体和物种的生存和繁衍有利。多功能性可能是生物进化中的另一种生存优势，因为多功能可以节省空间和物资而提高效率。例如，免疫系统的核心部分由造血系统承担，外周屏障部分由皮肤、黏膜和结缔组织承担，在炎症、免疫反应时激发免疫功能，平时承担其他功能。类似于人类社会的国家武装部队战时与入侵之敌作战，平时抗震救灾。

生命源自海洋，有些物种经过漫长的进化历程丧失了在海洋生活的能力，鲸、海狮、海豹等由陆生动物重返海洋，经历了漫长的进化历程，然而保留了陆生动物的基本呼吸器官，显示了生物调控网络的保守性和可塑性的对立统一。这种性状在生物调控网络进化的其他层面也不难找出，尤其是在糖、脂质和蛋白质代谢的调控网络，不同种属的生物有如此多样的代谢途径，就是对不同食物适应的结果。生物调控网络的保守性是进化的另外一个层面，是生物多样性的基础。

生物调控网络的形成按照基因组的编排、表观遗传学的机制进行修饰，在运行过程中不断被优化。小世界网络是网络科学的重要一章，在人类社会中广泛存在，如"找熟人"，游戏中的"跳棋""走捷径"等，它是重要的优化机制，在各个层面的生物调控网络中起重要作用。例如，过敏反应是复杂的免疫反应网络的小世界网络；"熟能生巧"是神经网络的小世界网络，形成信号传递的绿色通道，极大地提高了工作效率。生物进化过程中在分子和细胞水平有大量的网络通过小世界网络优化，成为生物进化的机制之一。

个体差异即变异，是宏进化的源泉，这在达尔文进化论中早已阐明。然而，

变异在微进化中的作用和意义有待阐明，作为进化医学的重要内容之一，正在各个生物医学领域中研究。例如，近半个世纪以来移植治疗技术的发展，移植物抗宿主病的防治研究对免疫学提出了新的课题，免疫学教科书提供的概念和知识已不敷临床医疗之用(见第七章)。免疫系统的组成远远不止造血干细胞分化的细胞系列，实际上涵盖了大部分组织细胞(如多数细胞能诱生干扰素，有溶酶体、自噬、凋亡等防御机制)，类似于人类社会在外敌入侵时的"全民皆兵"。

　　生物网络都属于复杂网络，对复杂网络的研究除了数学模型还有多种模型，古今中外的研究可以找出不少例证。中医的阴阳五行和经络理论是古人在生活实践中总结得出的人体复杂网络的模式，数千年的临床实践证明其应用价值，有待深化提高。现代生命科学各个学科的研究也不断提出新的模式。例如，用"交响乐"表述细胞因子调节网络，20世纪末就有人将血清细胞因子的表达谱翻译为乐谱，演奏结果令人震惊，正常人的表达乐谱是悦耳的乐曲，肿瘤患者的是嘈杂的噪声。所以"交响乐式的调节"一词作为术语在文献中不断出现，其含义深刻，因为交响乐不仅有旋律，还有和声与对位，更有其内涵是另一类语言。音乐是跨种族的，全世界不同国家、不同民族的人都觉得《欢乐颂》好听；不会在听到哀乐后欢欣鼓舞。婴儿还不懂复杂的语言，但是在温柔的催眠曲声中很快就会入睡。军乐队演奏进行曲能鼓舞士气、令人振奋；冲锋号鼓舞士气奋勇杀敌。交响乐还有主题，内涵深刻，与文章类似。音乐是生物复杂系统信息传递的又一种表述方式，现在正在由音乐学、心理学、生理学等多学科协同研究。声音是传递生物信息的重要载体，不同生物在进化过程中发展出不同的信号传递方式，语言是其进化的高级形式。音乐是另一类型的声载信息传递模式，有重要的心理、生理效应，发达国家已经广泛使用"音乐介入"(music interpretation)作为康复治疗措施，一些神经系统疾病，尤其是脑损伤采用"音乐治疗"(music therapy)，有专业的"音乐治疗师"，有硕士、博士学位。音乐的进化及作用机制已经成为心理生理学领域的重要课题。20世纪上半叶巴甫洛夫学派建立的条件反射学说从神经生理学的视角阐释了符号、声音的第二信号作用。50年代初苏联的科普杂志《知识就是力量》上登载过"对牛弹琴，牛以乳报"，乳牛在优美音乐的环境下牛奶产量明显提高；之前网上报道养猪场放音乐结果猪长得膘肥体壮，猪肉产量增加。看来音乐是有深远的生物进化渊源的，也许虫鸣和鸟语是音乐的雏形。近年来，有人注意到音乐与蛋白质、氨基酸序列可能存在映射关系(表1-4)，把氨基酸序列译成五线谱进行深入研究。这种跨学科的研究不仅开阔了视野，更说明生物信息网络的多维度性和复杂性。阐明其机制不仅有理论意义，对于医学临床实际和畜牧业生产也有潜在的应用前景。声载信息传递的深入研究可能对于阐明网络科学中的"同步"机制(如蝉、蟋蟀等同步鸣叫，人和动物随着节奏同步行走、翩翩起舞)有重要意义，为深入研究细胞间功能的同步提供新的线索或奠定基础。

表 1-4　自然与文化的映射

分子-遗传学		音乐学	
生物化学	音乐	音乐	生物化学
氨基酸	单节	音符元素	原子
?	主题	音符	分子
蛋白质	音乐短句	音符序列/音符复合	多分子复合物

注：映射是数学术语，函数属于映射，表示事物间的对应关系。此表列出音乐的可能物质基础，通过多层次的复杂关系联系起来。犹如密码通过复杂的关系传递信息，最终表达为某种事物。音乐经过漫长的生物进化最终在人类社会中表现为文化的一部分，动物的虫鸣、鸟语，可能是其进化来源

四、病因的网络观

通常把病因分为理化因素和生物因素，即物理性损伤（如电离辐射、高温烫伤、低温冻伤等）、化学损伤（如化学毒物、致癌物、致畸物等）及致病微生物和寄生虫等，都已形成了专门的学科或领域。现代生活中出现的现代病有明显的不能归类于上述病因的致病因素：不良的生活方式（包括不良的饮食习惯）和精神因素。前者在第二至第四章中详细讨论。

现代社会中精神创伤的致病性越来越明显。例如，老年丧偶的另一半很易随之而去；家庭纠纷往往导致旧病复发或加重；工作或职业性的负性刺激导致心脑血管病猝发；自杀率的明显升高等，是普遍存在的新课题，有待深入研究。

从网络科学的视角纵观生物有机体，人体是多层面多维度的高度复杂的动态网络，不同性状的因素作用于生物有机体都要转换成该网络使用的信号才能有效影响网络的运行。动物的外界环境变化通过光、声、化学物（气味）等由感官传递给神经系统及其他器官，不同动物擅长不同的感官信号。例如，犬的嗅觉高度灵敏，蝙蝠的视觉退化用超声定位，马的听力与人类有不同的声波频率范围等。对于理化因素转换成生物信号的机制知之甚少，有的几乎是空白。遗传信息储存于核酸的结构中代代相传，现在可以通过测序破译其遗传密码。近年来对植物次级代谢产物类黄酮的广泛深入研究，揭示了这些生物活性物质结构的细微差异有明显的生物效应，有重要的信息差异，这些次级代谢产物的含量不高，但生物效应明显，显然有信号分子的作用，可能为研究生物信息提供新的思路。不同种类和/或数量的类黄酮在不同食品和不同场合有不同的生物效应，类似于血清对培养细胞的作用取决于细胞因子和微量物质，现已阐明细胞因子的信号分子作用及其作用机制。

物质、能量、信息是生命的三大基本要素，前两者已经研究得比较清楚，在营养学和临床实践中广泛应用，生物信息的研究尚待深入。20 世纪初遗传学研究提出的基因——遗传信息的概念到 20 世纪末，由于 DNA 结构的阐明、测序技术的普及才真正破译成为生命的遗传语言，成为当今生物信息学的核心。但是，其

他众多的生物信息研究尚无突破性进展,也许已有的形式已经反映了它们的本质,只是理解不足。例如,心电图、脑电图记录的波形也能作为一类信号,包含着重要的生物信息。语言是进化过程中动物交换神经系统信息的一种方式。生物的遗传信息有基本一致的遗传密码,但是语言没有统一的基本声符,不同动物、不同的人类族群有不同的语言,成为"人文科学"的研究课题。然而,人类语言携带的信息可以产生明显的生理病理效应,即生活中遇到的精神致病因素,中医将其归纳为"七情"。在过去似乎有些匪夷所思,在计算机和网络普遍应用的现代社会则不难理解,如有些计算机病毒(恶性软件)可以破坏计算机(硬件);又如红绿灯故障可以引发交通事故等。当然,精神因素致病的病理生理机制更为复杂,不同案例有不尽相同的机制,有待深入研究。

对生物信息的研究还在初始阶段,还有多种生物信息的本质有待阐明,除了一些野生动物的神奇功能,人类体内外的许多生物信息现象有待深入研究。例如,针灸治疗的效应已被确认,但是经络中运行的"气"的本质,尤其是术者和患者的"得气"的真实内涵尚属未知。

五、生物调控网络的可塑性和不确定性——适应性的基础

生物网络是与外界环境密切联系的开放网络,时刻受到外界环境因素的影响,生物网络只能在一定的环境下存在。生物网络一旦停止与外界环境的联系,生命活动即中止——进入休眠状态或死亡。外界环境往往是无限的,可以发生任何不测事件,所以生物网络可能发生任何"不测之灾祸",不过这是小概率事件,通常忽略不计。生命科学研究生物网络内源性的不测事件,尤其是在群体数量足够大的时候不能忽视小概率事件的发生。例如,病毒活疫(菌)苗的研制,在实验室里用体外试验不难选育出体外指标合格的减毒株,经过动物试验会筛除一批不合格的候选株,仅能通过小量人体试验的并不能投入使用,只有能通过大量人群试验的才能批量生产使用。经过若干年使用后往往会由于发现疫(菌)苗株产生新的问题而停用,因为人群和疫(菌)苗株都会发生难以预测的小概率事件,新药的研制也遇到类似的情况,能投入市场长期使用的不多。

对于"小概率事件"的发生,临床医学的对策有两类:一类称为"循证医学",用尽量多的试验和临床资料证明治疗措施的准确性,耗费大量人力、物力取得大量数据作为依据,在统计学认可的范围内使用,指出适应证和禁忌证及可能出现的毒、副作用,这是当前医药科研机构和各大医院的主要工作及临床应用的依据。另一类称为"选择医学(alternative medicine)"或"补充与替代医学",患者可以选用符合自己病情的方法和措施防治疾病,不囿于现代生物医学认可的防治措施,其中包含大量未经循证医学研究认可的药物和疗法,后果自负。大量使用后有可能出现这样或那样的问题,属于个例通常无人追究。现实生活中二者并存,各自发挥作用。中医药属于选择医学之列,经过了长期临床实践的考验,更重要的是

"辨证施治"，采用复方可以减少药物的毒副作用，增强协同作用，对于治疗慢性病有独到之处，所以在国内经久不衰，还受到国外一些地区和患者的欢迎。循证医学的方法论基础是实践论和形式逻辑，选择医学的方法论基础是辨证逻辑。在现实生活中二者往往互补，选择医学发掘了大量的医疗方法素材为循证医学研究提供了深入研究的线索；临床实际不乏例证说明临床医师和患者采用循证医学和选择医学提供的方法进行个体化治疗能够提高疗效。尤其是"辨证施治"的内涵与"个体化治疗"是一致的。现在的中医药治疗中有的加用了"西药"，有些西医也推崇中医的治疗，中西医结合在悄然进行中。

　　生物网络的可塑性是生物适应性的基础，阐明其机制有重要的理论意义和应用前景。20世纪末对细胞因子调控网络广泛、深入的研究阐明了炎症和免疫反应的主要机制及肿瘤发生发展的重要分子过程，从而奠定了生物调控网络研究的基础。近20年来对RNA调控网络的研究进展给生物网络的高度复杂、多样、可塑性调控机制的研究提供了新的思路和内容。RNA调控网络是高度复杂多维、多层面的调控系统，对其许多内容的认识尚属空白，其中研究最早、最深入的是miRNA，经过20多年的广泛研究已成为生物医学的热点领域(表1-5)。

表 1-5　非编码 RNA 的类型

名称	大小(bp)	定位	在人类的数目	功能
短链 ncRNA				
miRNA	19～24	广泛分布	>2 000	靶向 mRNA 及其他多种分子
piRNA	26～31	成簇，基因内	23 439	抑制转座子,DNA 甲基化
tiRNA	17～18	TSS 的下游	>5 000	调节转录?
中等大小 ncRNA				
snoRNA	60～300	内含子	>300	修饰 rRNA
PASR	22～200	蛋白质基因 5'端	>10 000	未知
TSSa-RNA	20～90	TSS-250 和+50	>10 000	维持转录?
PROMPT	<200	TSS-205 和-5kb	未知	激活转录?
长链 ncRNA				
lincRNA	>200	广泛分布	>1 000	DNA 染色质复合体
T-UCR	>200	广泛分布	>350	调节 miRNA 和 mRNA 水平
其他 lncRNA	>200	广泛分布	>1 000	X 染色体灭活 端粒调节

　　注: lncRNA. 长(链)非编码 RNA(long non-coding RNA); lincRNA. 大的基因间非编码 RNA(large intergenic non-coding RNA); miRNA. 微小 RNA(microRNA); piRNA. PIWI-相互作用 RNA; PASR. 启动子相关小 RNA(promoter-associatedsmall RNA); PROMPT. 启动子上游转录本(promoter upstream transcripts); snoRNA. 小的核内 RNA(small nucleolar RNA); tiRNA. 转录起始 RNA (transcription initiation RNA); TSSa-RNA. TSS 相关的 RNA(TSS-associated RNA); T-UCR. 转录的超保守区(transcribed ultraconserved regions)

　　动物的 miRNA 进化是高度保守的，约 55% 的线虫 miRNA 在人类中有同源基因。哺乳类动物的 miRNA 基因有多种异构体。多数 miRNA 基因分散在不同位点。50% 以上的 miRNA 基因成簇，正常情况下顺式转录。大部分 miRNA 基因由 RNA 多聚酶 II（Pol II）转录，保留 mRNA 的特征，如 5′帽结构和 3′ PolyA 尾；少数有重复 Alu 序列的 miRNA 由 Pol III 转录。miRNA 通过与靶标 mRNA 的 3′端非翻译区（3′ UTR）的互补位点结合负调节基因表达（表 1-5）。与抗原-抗体的特异性结合相反，miRNA 与 mRNA 靶标的结合是多元性的，一种 miRNA 可与百余种 mRNA 靶标结合，一种 mRNA 可被许多种 miRNA 修饰。所以通过 miRNA 形成的调控网络是极其错综复杂而多样的，它们的作用温和而缓慢，多数起负调节作用，对蛋白质基因的表达起缓冲作用。细胞因子的表达经过 miRNA 的修饰成为较稳健的反应过程。实验研究表明 miRNA 是动物生存、健康生长发育不可或缺的，它们往往以高水平冗余状态存在。剔除单个 miRNA 基因并无明确的表型变化，这提示它们存在于调控网络中。miRNA 能够缓冲基因表达，用于应对内源性和外源性的微小变化。miRNA 的调控机制有多种，常见的模式有图 1-4 所示的 3 种。miRNA 的调控有明显的不确定性（灵活性），有利于适应环境的变化。

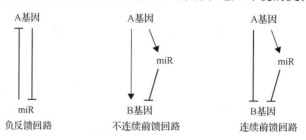

图 1-4　miRNA 的网络模块共性

　　RNA 是生命起源过程中最早的生命分子，与后来占主导地位的 DNA、蛋白质的关系除了中心法则所述的基础作用外，更多的复杂关系正在被逐渐揭示。物质的构成单元是原子、分子，它们间的网络关系形成了大千世界。近年来的研究进展表明在生命物质的网络关系中 RNA 起至关重要的作用，正在被深入研究阐明。miRNA 不仅是细胞间通信和网络调控的研究热点，还参与炎症、细胞周期调节、应激反应、细胞分化、凋亡和迁移的调节。在肿瘤、神经系统、心血管病等诸多临床学科的研究中受到广泛关注（见第三章）。

六、生物网络的领结结构

　　领结（bow tie）或沙漏（hourglass）结构是生物网络和技术网络中常见的结构。生命系统中各种多层次的网络结构往往形成其输入和输出成分大大超过连接成分的结构，即形成领结（蝴蝶结）构型（bow-tie architecture）——中间小、两头大的领结或沙漏样的结构，可以是有形的，更多的是无形而多维的复杂网络。从高空摄影可看出火车站是有形的领结构型，机场是有形、多维的领结构型；互联网是有高度复杂的无形领结构型。人体内有众多各层次的领结构型，如代谢网络呈典型的领结构型：摄入大量的食材，经过消化吸收转换为众多的代谢物……视觉系统将大千世界形成的大量、多样的光学信息通过有限的视觉感受器（视网膜）转换为神经脉冲，产生大量的视觉信息……人体各层面有众多领结网络结构（表1-6）。它们可以是同一层面的，也可以是不同层面和多层面的（图1-5）。

表1-6　人体内的领结网络结构例证

网络	输入	介导（核）	输出
代谢	营养物	12个代谢产物	巨分子复合物
发育的基因调节	模式基因	"选择"基因	发育程序
固有免疫反应	>1000个微生物分子	10 TLR，4 TIR 2 蛋白激酶	对 NF-κB 和 STAT1 反应的基因>500 二级和三级事件基因 >1000
免疫系统	环境刺激物 （细菌、病毒、毒物）	不成熟树突细胞 初始 CD4$^+$T 细胞	各种细胞因子和抗体
信号网络	受体	cAMP,钙	基因表达
视觉系统	眼睛的 10^8 个光受体	视神经	形成图像信息

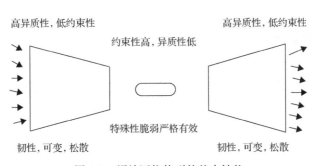

图1-5　领结网络构型的基本性状

大量输入经过"核"处理变成少量有限的成分，即"由多变少"，称为简并性（degeneracy）。例如，分子遗传学中密码子的简并性，多数氨基酸有多个密码子；miRNA 与靶 mRNA 有多个结合点等。通过核处理形成的少数成分能生成多种性状的输出物。例如，有限种类的氨基酸形成无限种类的蛋白质；少数种类的核苷酸形成无数种类的核酸，即"由少变多"，称为"多潜能性"（pluripotentiality）。这两种网络通过少数关键性节点作为"核"连接就形成网络的领结构型（图1-6）。

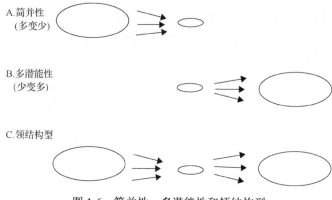

图 1-6　简并性、多潜能性和领结构型

　　近十多年的研究表明从微生物到人体都可发现领结构型，参与从基础的生物功能到复杂的多层次复杂功能。表 1-6 列举的人体内领结构型例证仅是其中的一部分，随着系统生物学和相关研究的深入，领结构型的作用和意义将得到进一步阐明，为疾病的防治提供重要的依据和线索。

　　坚韧性（robustness，鲁棒性）是生物网络的重要性状，正常生物网络的坚韧性是生命顽强性状的物质基础；肿瘤生物网络的坚韧性是恶性程度的基础；病原生物的坚韧性是致病性和耐药性的基础。所以生物网络坚韧性的研究有重要的理论意义和应用前景，已知的模块性、小世界网络和领结构型与网络坚韧性相关，引起研究者关注，成为新的研究领域。

七、生物网络的多维性——多维生物学

　　现代生物学的研究结果表明生物网络往往是多层面的，如各个感官的信号传导都涉及量子—分子—细胞—组织—器官多层面的作用，是多维的调控网络。空间的维度原本是数学概念，数学是从现实世界的运动规律中抽象而来的，经过逻辑推理、运算获得更深层的认识，往往超越人类的感性认识。多维空间的概念在物理科学中已经运用，在生态学中也引入了 n 维空间的概念，表示生物环境因素的多样性和复杂性。实际上生物网络的多层面性是更实在的生物多维性，与生物形态的分维性一样广泛存在，生物活性与生物多维性密切相关，休眠的生物关闭了许多关键性网络模块，降低了生物网络的维度。随着系统生物学研究的深入，生物网络的维度将逐渐阐明。

　　生物的生存环境不是所有的三维空间都能满足的，还有许多必需的环境条件，如适宜的温度、湿度、大气压……没有这些条件的三维空间生物是不能生存、繁衍的。因为这些条件与三维空间同样重要，所以生态学中的微环境是 n 维空间。随着生物的进化，对三维空间的适应性也有变化：水生、陆生、飞行，迁移或定居。鲸、海豹、海狮、海象从陆地重新进入海洋，其形态、结构和功能的变化巨

大，仔细分析这些生物的形态结构不仅受三维空间的影响，还受重力场的影响。我们在水中游泳时的感受与在陆地上的感受大不一样，水的浮力抵消了重力作用，在水中实际上是准二维空间。为了适应水中生活这些海洋哺乳类动物有鱼样的形态和功能，保留了哺乳类动物的基本结构和功能，陆地上抗衡重力的功能明显消减，甚至消失。水生生物的三维空间与陆生、飞行生物的三维空间有明显的不同，因为所受的重力场作用不同。

生物体内的微环境的生物维度不是简单的三维空间，而是有弹性的分维空间，随着无形网络的出现，调控网络随着生物的进化越来越复杂。细胞器和微生物的生命活动研究开始用纳米生物学和量子生物学的观点和方法探索，期望有突破性进展。分子、原子层面的时空观与直观、宏观世界不同，分别由量子力学和相对论研究。其实，人体内不同器官的生态环境也有很大差别。例如，肺脏和肝脏的环境大不相同；脑和中枢神经系统是高度敏感的恒定区域。然而不同部位消化道的酸碱度、温度有很大差别，胃是酸性环境，长期胃液反流损伤食道可导致食道疾病，长期流入十二指肠可致溃疡⋯⋯不同微生物能在消化道的不同部位生存、繁衍，生存环境不仅是三维空间，还必须有适宜的酸碱度、温度⋯⋯即多维的环境因素。三维空间的图像截为二维或一维，往往令人费解甚至不可思议；多维空间的事物截为三维空间表述也会令人费解。混沌现象就是复杂的多元变量事物映射到直观三维世界的结果，因此显得难以理解。随着生物的进化结构和功能越来越复杂，生物调控网络的层次增多，鲁棒性增加，脆弱结点也增加，阐明这些致病和/或致命的节点是医学生物学的重要和关键性课题。

现代科技的进步和宇宙学的发展证明宏观时空受引力场和速度的明显影响，在引力场作用下地球与宇宙都是有限无边的。如果把能量作为一维就很容易理解客观世界的运动性。进化、运动并非生物特有的，生物作为物质存在的一种形式其运动性和进化性最为突出。地球和太阳系有起源和演化进程，现在观察到的宇宙星系诞生于 137 亿年前的大爆炸，现在还在快速膨胀⋯⋯能量是运动、变化的基础，是不断变化、运动着的物质存在的一个方面。不同三维结构的物质呈现不同的形态，不同能量状态的物质有不同的性质，如不同温度的物质有不同的理化性状。在生物学范畴中温度对生物结构和性状的影响有决定性作用，是 n 维生态学因子中的首要因素。宇宙空间站的建立揭示了重力场对直观层面生物结构的决定性影响，宇航员在空间站内的活动类似于水中游泳；长期失重导致骨质疏松，提示水生生物与陆生生物的结构差异。能量(温度、重力场等)是表述生物结构不可缺少的影响因素。

体温是高等动物生命的重要体征之一，体温下降或体温升高对于恒温动物都是病理状态，对于变温动物则影响它们的生命状态。温度对于植物和微生物有明显的决定性影响。三维空间中的任何一维变化都可能破坏生物体的结构或功能，如果把能量(温度、重力场)作为生物生存的第四维考虑，各种形式不适当的能量能破坏生物体的结构或功能，也不难理解温度和重力场对生物的基础性影响：体温下降到临界温度以下可导致机体死亡，但是深低温对于许多细胞并无大害，反而可以长期保存，为深入研究细胞、组织、器官的低温保存提供新的思路；对于未来的宇宙航行和太空研究应该深入考虑引力场的影响。

20世纪下半叶细胞社会学受到研究者的关注，由于它的高度复杂性研究进展不大。但是，细胞社会学("细胞王国")的概念已被广泛接受，随着相关学科的研究进展不时取得新的突破，期望高度复杂的多维生物学也将在相关学科的研究进展中逐步证实。细胞社会学概念为理解人类现代病奠定了基础；多维生物学概念将为理解生物学中的混沌现象提供线索，对生命现象的本质将有更深层次的认识。

Anton等(2005)提出的表型与基因型的关系式(1-1)已经用于衰老机制的研究，也可以作为研究现代病的引导。本书参照这种思路讨论饮食、生活方式和环境在现代病发生、发展中的作用。

$$[表型]=[基因型]+[(饮食、生活方式和环境)] \tag{1-1}$$

如果将关系式(1-1)中的饮食扩大为营养，生活方式扩大为功能，环境缩小为微环境，即式(1-2)，可以指导组织、器官的生理和病理研究。

$$[表型]=[基因型]+[(营养、功能和微环境)] \tag{1-2}$$

式(1-1)和式(1-2)的正/逆向思索是本书相关内容的基本思路。

人体作为细胞社会("细胞王国")，从受精卵发育到胚胎→成体→衰老→死亡，都是在遗传基因调控下进行的。基因组的调控在饮食、生活方式等环境因素的影响下通过表观遗传学和细胞分子生物学调控网络进行。在众多的环境因素中饮食是关键的首要因素(见第四章、第八章)，生活方式起决定性作用(见第三章、第四章)，所以可以通过生活方式和饮食起居的优化来改善个人的健康。

(吴克复)

参 考 文 献

吴克复. 2012. 免疫的细胞社会生态学原理. 北京: 科学出版社.

吴克复. 2014. 进化医学引论. 上海: 上海交通大学出版社.

Anton B, Vitetta L, Cortizo F, et al. 2005. Can we delay aging? The biology and science of aging. Ann N Y Acad Sci, 1057: 525-535.

Dain A S, Bradley E H, Hurzeler R, et al. 2015. Massage, music and art therapy in hospice: results of a national survey. J Pain Symptom Manage, 49 (6) : 1035-1041.

Friedlander T, Mayo A E, Tlusty T, et al. 2015. Evolution of bow-tie architectures in biology. PLos Compul Biol, 11 (3) : e1004055.

Jan S. 2018. "The two brothers": reconciling perceptual-cognitive and statistical models of musical evolution. Front Psychol, 9: 344.

Kundu P, Blacher E, Elinav E, et al. 2017. Our gut microbiome: the evolving inner self. Cell, 171 (7) : 1481-1493.

Lewis T G. 2011. 网络科学: 原理与应用. 陈向阳, 巨修练等译. 北京: 机械工业出版社.

Luca F, Kupfer S S, Knights D, et al. 2018. Functional genomics of host-microbiome interactions in humans. Trends Genet, 34 (1) : 30-40.

National Academies of Sciences, Engineering, and Medicine. 2018. Environmental Chemicals, the Human Microbiome, and Health Risk: A Research Strategy. Washington, DC: The National Academies Press.

Nelson M D, Zhou E, Kiontke K, et al. 2011. A bow-tie genetic architecture for morphogenesis suggested by a genome-wide RNAi screen in Caenorhabditis elegans. PLoS Genet, 7 (3) : e1002010.

Ravignani A, Thompson B, Grossi T, et al. 2018. Evolving building blocks of rhythm: how human cognition creates music via cultural transmission. Ann N Y Acad Sci, doi: 10.1111/nyas.13610.

Savage P E. Brown S, Sakai E, et al. 2015. Statistical universals reveal the structures and functions of human music. Proc Natl Acad Sci U S A, 112 (29) : 8987-8992.

Tieri P, Grignolio A, Zaikin A, et al. 2010. Network, degeneracy and bow tie integrating paradigms and architectures to grasp the complexity of the immune system. Theor Biol Med Model, 7: 32.

Veglia F, Perego M, Gabrilovich D. 2018. Myeloid-derived suppressor cells coming of age. Nature Immunol, 19:108-119.

Vidigal J A, Ventura A. 2015. The biological functions of miRNAs: lessons from *in vivo* studies. Trends Cell Biol, 25 (3) : 137-147.

Yan J, Deforet M, Boyle K E, et al. 2017. Bow-tie signaling in c-di-GMP: machine learning in a simple biochemical network. PLoS Comput, 13 (8) : e1005677.

第二章　进化不匹配与疾病

生物的进化(evolution)是指生物的变化历程，严格说来应该译为"演化"。一个世纪前严复把达尔文的进化论译为"天演论"，后继的生物学者鉴于从总体看生物是从简单到复杂、低级到高级演变的，就意译为"进化"，时间长了大家就习惯用此译名。生命科学中名不副实的例子很多，对于这些名词只能"入乡随俗，随大流"，随着多数人已经形成的习惯使用。本书将进化与演化作为同义词。通常说的"进化"是指以达尔文进化论为基础，阐述宏观时空中生物的演变历程，现在称其为"宏进化"(macroevolution)，提示生物进化与时空相关。

时间和空间是事物存在的基础，普通生物学很少考虑这个因素，通常视同于物理学已有的观点和学说。但是，仔细思考生物学的时空观与物理学的时空观不尽相同。牛顿的绝对时空观在生物学中似乎不存在，生物结构是拓扑结构，生物体有时可以压缩，如数十米长的消化道可以巧妙地压缩在腹腔中行使消化功能；载有遗传基因组的染色质可以压缩在微小的染色体中；生物体没有严格的三维坐标，往往是分维的。各种生物在高速运行拐弯时都会自动减速或倾斜，因为高速运行时的空间实际上是弯曲的。近半个世纪以来空间站中宇航员和生物实验的资料表明，除了空间因素外，生物正常生存的要素还很多，如重力场是正常生活必需的，长期失重导致多项重要生理功能的失调，甚至基因发生变异(市场上已有太空育种的蔬菜)。现代生物学阐明了生物钟的机制与温度相关，温度是物质微粒平均动能的量度，温度高微粒运动快，温度低生命活动减慢，表明生物体内的时间与温度相关。现代技术可以把生物体的细胞、组织、器官甚至整体深低温保存，亦即生物体内的时间可以停滞或延缓。

从现有生物的结构和功能分析，生物体内的时间空间是灵活而且可变的。生物进化留下了时空的烙印，基因组是过去生命活动的结果，指导现时和后代(未来)的生命活动。神经系统能够储存(记忆)外界的事物，免疫系统能够记忆过去的细胞和分子事件，以备应对实时和未来的事件所需。大脑对事物的过去、实时和未来有清晰的概念。动物对时空的理解、想象和叙述往往有所取舍、扭曲，有其物理学和生理学基础。

同一空间内不同生物的时空可以不同，微生物的生命周期短暂，与宿主的生命周期往往不同步，"快速增殖"成为病原微生物致病的重要策略。经过近一个世纪的研究表明，微生物的进化机制及宿主机体细胞和分子水平的进化机制与达尔文阐明的生物进化机制不尽相同，前者归纳为"微进化"（microevolution），以"嵌合式进化"和"中性进化"为主；后者即"宏进化"，以"树式进化"为主（吴克复，2014）。高等生物从受精卵发育为胚胎到成体直至死亡是细胞群体的微进化过程，时间限于机体的一生，空间限于机体内部。人的一生是"细胞王国"名副其实的微进化历程，其异常可以引起许多现代人类的疾病，包括现代病。

"细胞王国"（超有机体）作为一个调控网络运行的规则由基因组决定，受环境因素影响通过表观遗传机制实施。宏进化决定了人类基因组，微进化通过环境因素影响超有机体的宏基因组，影响超有机体调控网络的运行。当个人的微进化进程与宏进化决定的基因组不匹配时，超有机体调控网络的运行就可能出现异常，导致疾病。现代病是指古人没有或少见，而现代人常见或多发的疾病。按进化医学的观点现代人类的常见疾病可分为三大类：①作为宏进化（系统发育）结果的基因组与现代人类的生活不匹配引起的疾病，如代谢综合征、肥胖症、2 型糖尿病、心脑血管疾病、变态反应性疾病（如哮喘）、自身免疫病等；②由于科技进步、社会发展和寿限增加，人类所受的自然选择压减少，微进化的影响明显增加，微进化（个体发育）异常及病原微生物与人类机体共进化博弈引起的疾病，包括新型急性传染病，如重症急性呼吸综合征（SARS）、禽流感和艾滋病等，以及由部分病毒（HPV、HBV、HCV 等）诱发的肿瘤；③衰老相关的老年病。古时候人的寿限短，"人生七十古来稀"。现代人的寿限迅速延长，许多国家的人均预期寿命已经超过70 岁，人类基因组中缺乏管理现代老人生命活动的适宜基因，成为另一类进化不匹配。衰老相关的老年病很多，常见的如痴呆和许多肿瘤，目前正在研究中。

近 30 多年来，临床、流行病学和实验动物的研究结果对人类现代病的发生、发展机制提出了许多假设，尤其是个体发育（微进化）对健康和疾病影响的假设和学说很多，有的已被广泛接受，如"健康和疾病的发育基础"（developmental origins of health and disease），有重要的理论意义和应用价值，是进化医学研究的重要课题，其作用机制正在深入研究中。

第一节　宏进化不完善引起的疾病

人类学研究认为古人的食物 50%～80%源自植物，主要由复杂的碳水化合物组成，饱和脂肪酸的含量很低；生活内容主要是收集维持生存所需的食物和水，只有临时的睡眠地方。高血压、心脏病很少，几乎没有肿瘤，没有罹患心理和精神疾病的证据。但寿限较短，只有少数人活过 50 岁。

基因组测定的研究表明现代人的基因组与 20 万年前的人类基因组几乎没有差别，但是生活环境和生活方式差别很大（表 2-1）。尤其在工业化国家，大多数人生活在城市，与自然环境接触少，以车代步，随着机械化、自动化程度的迅速提高，体力劳动强度减轻，白领阶层的体力活动更少，能量消耗明显减少。由于经济发展，生活水平迅速提高，进食过多，尤其是加工食品多，摄食量超过古人的摄食量，导致基因组与功能不匹配，是现代病发生、发展的基础。现代人类寿限延长出现的老年病是古老的人类基因组与现代人生活方式不匹配的结果。

表 2-1　人类进化的生活环境及共进化生物

生活环境	共进化生物
旧石器时代（250 万～1 万年前）	
百人以下群居，采集；沿河湖生活，有原始发酵饮料	环境腐生菌（分枝菌等） 共生生物肠道菌丛（包括幽门螺杆菌） 多种寄生虫和病毒（疱疹、甲肝、乙肝病毒，肠道病毒，乳头状瘤病毒等）
新石器时代（1 万～3000 年前）	
较大的社会人群，用动物耕作， 　畜牧业发展与动物接触增多，家鼠增多	微生物快速进化，出现霍乱、鼠疫、伤寒 更多病毒性疾病，人-畜寄生虫生活史改变
青铜器时代（2000～3000 年前）	
出现 20 万人的城市	出现乙型和丙型流感、水痘、麻疹、鼠疫等流行病，呈地区流行
铁器时代（1500～1800 年前）	
97%的人口仍在乡村居住，与动物接触多，饮用未处理水	接触的共进化生物变化甚微
现代（从 19 世纪中叶开始至今）	
随着工业化与泥土接触减少，水处理、 　食物处理肠道传染减少，与动物接触减少， 　大量使用抗生素、杀虫剂、消毒剂	环境腐生菌接触少；寄生虫大量减少， 皮肤菌丛改变；肠道传染微生物减少， 抗生素改变肠道菌丛

一、人体结构改变与功能不匹配所致疾病

生物学研究资料表明，生物进化适应环境不一定十分完美，进化不完善往往成为生存竞争中的弱点或导致疾病的基础。例如，人类直立行走，前肢变双手成为人类的优势。但是，直立后进化不完善之处可以成为现代人类一些外科疾病的基础，如各种疝、痔、椎间盘突出、骨盆狭窄导致的难产、子宫脱垂等。这些疾病都是古代人类进化过程中机体结构改变与功能不匹配的结果。又如近年来手机普及，许多人沉迷于手机上网、游戏，导致近视眼发病率剧增，古人没有持久近距离凝视的调节基因，所以近视也是宏进化不匹配所致的疾病。有些进化不完善可以成为致命的弱点，如咽喉部的气管与食管交叉可以导致婴儿和老弱患者因饮

食不当，食物误入气管引起窒息；老弱患者便秘时用力过猛可以引起心脑血管意外。在细胞和分子水平也有进化不完善成为疾病的隐患，如 HLA-DQ 位点的多态性可以引起某些病毒感染后胰腺 β-细胞产生异型胰岛素，导致自身免疫性糖尿病（1 型糖尿病）。

二、功能与人类基因组不匹配所致疾病

用牛奶喂养婴儿有的可行，有的因为腹泻、呕吐等不可行；成人饮用新鲜牛奶后腹胀、腹泻是消化功能与人类基因组不匹配的典型例证。经研究得出这是由于我国多数人缺乏乳糖水解酶。游牧民族经过约 8000 年的进化选择，产生了相应的适应基因（乳糖水解酶基因），因此对乳糖耐受，有此基因者自幼就能饮用乳品。随着科技的进步和食品工业的发展此类例证将越来越多。例如，女性口服避孕药干扰雌激素代谢导致乳腺癌发病率增高；寄生虫消失导致免疫发育异常从而增加自身免疫病的发生（见第三章）。

人类进化过程中运用火，摄取熟食是一大进步，消化系统发生相应的改变。食盐的摄取是人类进化中较晚的事件，随着食盐生产的发展，饮食中大量食盐和大量、多种小分子调味品以及添加剂的使用是古代人类食物中没有的，基因组中没有相应的调节基因。我国许多地区喜咸食，这成为高血压患病率高的重要因素。我国的饮食文化有其特点，往往加工过度，味美但是营养价值不高，饮食习惯对健康和体质的影响如何？应该深入探讨（见附录）。

第二节　微进化不匹配引起的疾病

在人类数十万年宏进化过程中绝大部分时间生活方式没有根本改变，以天然食物为主，生活在自然环境中。农耕、狩猎和饲养家畜的发展逐渐形成了农业和畜牧业，奠定了人类食物的基本结构同时形成了许多人畜共源的传染病，持续了20 万年。仅在近 200 年来随着工业的发展，生活城市化，尤其是上下水卫生设施的发展，饮食起居和生活方式迅速改变，远离自然环境，受到的自然选择压迅速减小（图 2-1），个人的生存越来越依赖人类社会。人类的婴儿肥胖而不成熟，有很长的婴幼儿期和青春期，经历近 20 年的生长发育才完全成熟。经过不足 40 年的青壮年期就衰老。从细胞水平考虑，由受精卵到胚胎发育到成人直至死亡是超有机体的微进化过程，现代人类的生活环境和生活方式与古人差异巨大，适于古人生活的遗传基因组与现代人的微进化历程有越来越多的不匹配之处，导致多种现代病的发生。阐明这些不匹配对机体功能的影响和导致疾病发生、发展的机制，改变生活环境和/或生活方式是保持机体健康和防治现代病的基础。

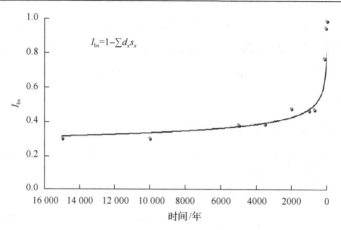

图 2-1　近 15 000 年人类生物学状态指数的变化（Ruhli and Henneberg，2013）

生物学状态指数（biological state index，Ibs）：$I_{bs}=1-\sum d_x s_x$。d_x 为死亡的平均年龄；S_x 为该年龄的生殖能力。I_{bs} 值是平均每人能完全参与繁殖后代的概率。I_{bs} 值低意味着自然选择的因素作用大

一、早期营养/发育状况对成年后健康和疾病的影响

根据近 30 多年来的临床观察和动物实验的资料，提示个体的早期生长发育对其一生的健康和疾病有很大的影响，有研究者提出"健康和疾病的发育基础假设"，认为营养（对饮食的摄取，包括消化和吸收）和消耗应该平衡，如果消耗明显大于摄取即营养不良，反之则营养过剩。胎儿时期的营养供给取决于母体，有很强的可塑性和编程性。孕妇充足、平衡的饮食是胎儿正常发育的基础。然而，如果母体营养过剩会导致胎儿营养过剩，形成巨大胎儿，不仅对分娩不利，可能对出生后婴儿的长远健康也有不利的影响，目前正在观察研究中（图 2-2）。

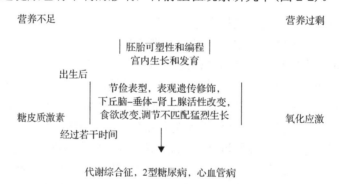

图 2-2　健康和疾病的发育基础假设

另一些研究者对经历过灾荒、饥饿地区的人群进行流行病学调查和临床研究，结果表明：胎儿、婴幼儿时期的营养状况与许多现代常见病、多发病的发病率明显相关，因而提出了早期营养/发育状况与成年后的健康和疾病相关的假设。例如，

出生时体重过低，反而老年容易罹患肥胖症、糖尿病、高血压、动脉粥样硬化等疾病。肠道感染和营养不良是儿童时期主要的常见病，影响生长和发育。在细胞分子生物学层面通过基因甲基化、组蛋白乙酰化或其他表观遗传学调节机制长远影响机体代谢，成为罹患肥胖症代谢病的基础（图2-3）。

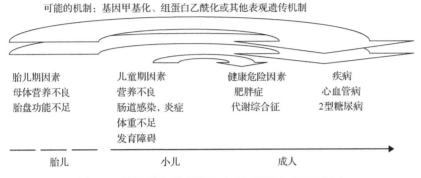

图 2-3　早期营养/发育状况对成年健康和疾病的影响

儿童时期最常见的疾病是肠道感染，若未及时治疗或治疗不当，反复感染或持续性感染，往往因为吸收不良、营养丢失而导致营养不良，形成恶性循环。早期生长发育不良往往成为成人时期疾病的基础，亦即微进化异常导致的多种现代病，不仅出现消化系统疾病，也可以涉及其他系统的疾病，如代谢综合征、心血管病等（图2-3 和图2-4）。所以婴儿保健的意义不仅在于儿童健康，而是终生健康的基础。

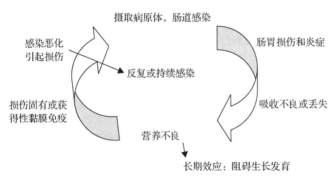

图 2-4　儿童期肠道疾病可以成为成人疾病的基础

有些婴幼儿肠道疾病是肠道菌丛紊乱所致。肠道菌丛的基因组比人类基因组多 100 倍，是超有机体宏基因组（metagenomics）的重要组成部分，现在已经开始认识到它们对人类健康和疾病的重要影响。肠道微生物不仅对机体的全身代谢有影响，也可以影响局部器官的组成和功能。例如，肠道内分泌代谢、脂肪组织和肝脏的储脂功能、眼组织的脂肪组成、骨骼肌的能量代谢等。也可以影响一些疾病的发生、发展，如牙周病、动脉粥样硬化、脂肪肝。有人认为甚至影响行为和运动能力（图2-5）。肠道微生物丛在老年性炎症和代谢性炎症中起核心作用，它们能释放炎性产物，影响昼夜节律及器官和系统间的相互作用，有待深入研究。

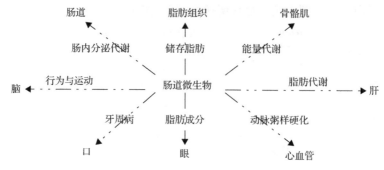

图 2-5　肠道微生物的作用与疾病的关系

近年来对心血管病患者的研究分析表明，此类疾病的发生、发展有复杂的遗传敏感性，受早期（包括胎儿期）生活环境和成年生活方式相互作用的影响，是多基因、多因素诱发的复杂疾病（图2-6），心血管病的防治需要长期、多方面的细致工作。个人能做的预防措施主要是平衡的饮食和合理的生活方式，以及戒除烟、酒等不良嗜好。

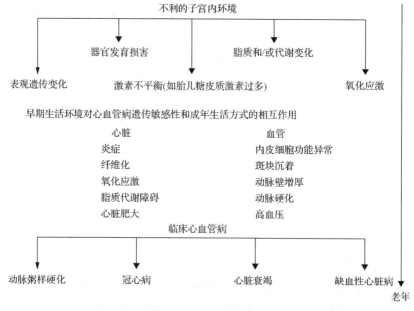

图 2-6　有害的早期生命环境影响心血管系统导致易于衰老和死亡

二、微生物与"细胞王国"的进化博弈

微生物是生物进化历程中早期出现的原始生物，其种属演化延续至今，与高等生物(宿主)的关系可以是共栖、共生或寄生。共生者成为"细胞王国"的成员，寄生者引起机体免疫反应导致疾病的发生。寄生生物在宿主间传播成为传染病，在自然环境下寄生生物通过水源、土壤、空气很容易扩散传播，传染病是古代人类的主要致死原因之一，严重时可以导致种属灭绝。随着生产发展、科技进步，尤其是工业化后上下水源的控制，卫生设施的普及，人类与土壤、污物的直接接触明显减少，消化道和接触性传染病的种类和传播明显减少，自然疫源性的人畜共患疾病和呼吸系统传染病成为现代人类的主要传染病。

现代微生物引起的人类传染病有两个问题：最常见的是对常用抗生素的耐药性；其次是毒力变异，二者相关。微生物的进化是嵌合式进化，基因可以横向传递、容易变异、增殖周期短、易于适应环境是其与高等生物进化博弈中的优势，也是病原微生物快速进化的基础，病原体产生耐药机制比机体防御系统的反应快。例如，艾滋病病毒在体内的快速抗原变异使机体免疫机制难以抵御，是对机体免疫的耐受机制。微生物不仅自身基因变异、增殖快，未接触过抗生素的微生物还可以通过基因的横向传播从耐药微生物获得耐药基因(详见第五章第二节)。共生生物只有在平衡稳态状况下才能与宿主互利共生，当内、外环境变为有利于微生物时有可能发生基因重组，毒力变异。脊髓灰质炎减毒活疫苗毒株在人群中传播后的毒力回升是突出的例证。毒力变异与微环境的变化密切相关，尤其是温度的变化起重要作用。体外试验表明脊髓灰质炎减毒活疫苗毒株在39℃的增殖滴度大大低于36.5℃的增殖滴度，与神经毒力一致，是毒力的重要指标。遗传稳定性差的减毒株在人群中传播遇到发烧患者有可能筛选出毒力升高的变异株，成为局部流行的源泉。人畜共患疾病的病原体在不同宿主间流传，微环境变化大容易变异引起毒力升高，也可能低温减毒，从而产生自然弱毒株流传，起自然免疫效应。

微生物与宿主在长期进化过程中的共进化博弈形成了多层次的，"我中有你，你中有我；既共生互利又伺机而起"的复杂关系。病毒诱发的肿瘤就是例证，从白血病病毒病因的研究可以体会出这类复杂关系。半个世纪前对实验动物的系统研究，以及由于养禽业的发展对鸡白血病淋巴瘤的研究证明了逆转录病毒可以诱发动物的白血病或淋巴瘤。后续研究发现人类基因组有大量内源性逆转录病毒(约占8%)，但是临床和流行病学研究尚无相应病例报道，仅在局部地区有逆转录病毒相关的成人T细胞白血病流行，导致研究者产生困惑。近年来对APOBEC3的深入研究揭示了人类对逆转录病毒诱发白血病的抵御机制，展现了生物进化历程的多态性和复杂性。

APOBEC3 是人类抵御内源性逆转录元件致病性的关键因子，共有 7 个成员（APOBEC3A、APOBEC3B、APOBEC3C、APOBEC3D、APOBEC3F、APOBEC3G、APOBEC3H），其基因均定位于 22 号染色体上，蛋白质产物能编辑病毒核酸，使病毒丧失致病能力，APOBEC 及其变异体的过表达与某些肿瘤的发生、发展相关。有些病毒能够通过独特的机制逃避 APOBEC3 的限制作用而产生致病性。例如，HIV-1 病毒的附属蛋白 Vif 能结合 APOBEC3C、D、F、G、H，防止它们进入病毒颗粒，并将它们募集到 E3 泛素连接酶，使其泛素化降解。

成人 T 细胞白血病/淋巴瘤（ATL）是由人逆转录病毒诱发的白血病/淋巴瘤，其病原体 HTLV 属于灵长类嗜 T 细胞病毒，是复合的逆转录病毒，3 万多年前在非洲由猴传给人。然而，绝大多数 HTLV-1 感染是无症状的，仅 3%～5%的感染者在初次感染数十年后发病。HTLV-1 通过性、输血或哺乳途径传播，其病毒颗粒的逆转录酶活性弱，所以传染性很低；传播途径依赖感染病毒的细胞，即细胞—细胞传递。由于传播途径的限制和传染性不强，仅在日本西南部、加勒比地区、中南美洲和非洲少数地区及中东的局部地区出现少数病例，涉及地区人口总数不足 1000 万。至今已发现的 HTLV 有 4 个型，研究最多的是 HTLV-1。虽然对 HTLV-1 感染的发病因素，以及引发 ATL 进程的研究取得了不少进展，明确了从感染到发病至少经历 5 个步骤，但是决定因素尚不清楚。HTLV-1 对 APOBEC3 的抗病毒效应比较耐受，高变异性较少，也是对人类保持致病性的重要因素。

病毒的致病作用可以是多样的，与机体状态密切相关。在感染某一病毒的人群中不仅有发病与不发病之分，发病者还有不同的临床表现。HTLV-1 感染白血病/淋巴瘤的临床表型分为冒烟型、慢性、急性和淋巴瘤型，其生存期数月至数年不等，取决于临床类型。HTLV-1 还能引起溶骨、高血钙症等症状，与炎症性疾病有关。

人类疱疹病毒中有多种病毒致病，在人群中广泛传播，有的致病性很弱，对大多数人并不致病，仅在一定情况下对少数人致病。现有资料表明经典型霍奇金淋巴瘤（classical Hodgkin's lymphoma, cHL）与 EB 病毒相关，发达国家 17%～30%的 cHL 病例伴有 EB 病毒感染，发展中国家可高达 100%。但是绝大多数 EB 病毒阳性者未罹患此病，提示决定发病的致癌因素仍未阐明。HHV-6A 和 HHV-6B 两种病毒都与肿瘤相关，致病条件和因素十分复杂，有待深入研究。

已有的研究结果表明，人类白血病的发生、发展需要两次致病作用，称为"两次打击论"。病毒感染可以是其中的一次打击。例如，儿童最常见的前 B 细胞急性淋巴细胞白血病（BCP-ALL）的发生、发展是对感染的延迟反应，与免疫系统的发育异常密切相关，产生对感染（包括普通病毒感染）的异常免疫反应，并不需要白血病病毒的特殊作用，病毒感染可以是 BCP-ALL 的发病机制之一，关键在于免疫系统发育异常。

病毒感染对肿瘤的影响有三类：①感染引起肿瘤缓解。有些病毒有感染肿瘤细胞并使其溶解的能力，是"融肿瘤治疗"策略的来源。融肿瘤病毒的作用往往通过增强机体的免疫机制，深入研究也为肿瘤免疫治疗提供新的线索。②有些病毒感染对肿瘤本身的影响不大，但是能改变机体的免疫和代谢状况，从而影响肿瘤病情的发展。③晚期肿瘤重症病例的病毒感染可以对肿瘤的发展起重要作用，往往加速病情的恶化。

病毒感染是病毒与机体共进化博弈的过程，结果往往是一方取胜，少数病毒成为当代人类的病原体。但是，共进化博弈的结果也可以是部分妥协，成为慢性或持续性感染，病毒在人群中传播，除了传染病外还能引起机体其他病症，如病态造血，可以长期罹患或发展成为肿瘤、白血病等其他疾病。病毒感染作为环境因素对肿瘤、白血病的发生和发展起着复杂而重要的作用。

第三节　微进化和衰老相关的疾病

自然环境下任何生物都是食物链的一环，被其他生物掠食是个体死亡的重要方式之一，衰老死亡是其余个体的归宿。人类作为进化高端生物，由于人类社会的发展人体在食物链中处于被微生物、寄生物分食的位置。随着科技的进步、抗生素的发展、人类寿限的延长，衰老作为归宿成为医学生物学的重要研究课题。

衰老是生命过程的组成部分，只能后延，不可避免。衰老过程有多层面的机制。整体水平衰老的生理学定义即对环境变化适应能力的降低。例如，老年人对环境温度改变的适应能力下降，酷暑或严寒往往导致年迈体弱者死亡；局部受凉可能是老年人疼痛的基本原因。又如老年人对缺氧的敏感性升高，在人多通风不良处可以导致晕厥，轻者头疼、不适。衰老的表现在不同的器官、系统、个人出现的时期不尽相同。运动员在壮年时期就退役，因为有的器官已经开始衰退。

分子水平的衰老与蛋白质变性有关。细胞衰老研究较多，尤其是对体外培养的人二倍体细胞株有系统的研究，这为老年病和衰老机制的研究提供重要依据。肿瘤细胞系的不朽性(immortalization)研究也为细胞衰老的机制提供了许多重要的线索和依据。体内细胞的衰老是经常发生的，机体有专门的机制(如凋亡、自噬等)清除衰老细胞，是机体新陈代谢的重要内容之一。随着机体的衰老，新陈代谢机制的衰老是更深层面的衰老——调控网络的衰老，往往以疾病形式显现，如心血管病是心血管网络的疾病，神经系统疾病是神经网络的异常等。

慢性炎症可以导致多种无形网络的异常。纵观衰老发生、发展的机制，可归纳为 7 个医学生物学基础事件：干细胞再生、表观遗传、代谢、应激、巨分子损伤、蛋白质平衡和炎症。这 7 个基础事件是衰老和老年相关病的共同基础，通过炎症反应相互作用（图 2-7）。

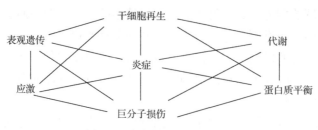

图 2-7　衰老的 7 个基础事件

衰老性炎症（inflammaging）是老年发生的慢性、无菌性低度炎症，与代谢性炎症（metaflammation）有共同的分子通道和作用机制，是许多现代病发生、发展的基础。影响衰老性炎症的因素很多，包括促炎性基因启动子区的多态性、病毒感染（如 CMV）对免疫细胞的慢性刺激，以及细胞衰退、肥胖症、肠道菌丛改变引起的肠道通透性升高等。这些因素导致固有免疫和获得性免疫组成的缺陷，致使免疫力下降，易于患病。

一、衰老相关的慢性低度炎症状态

对老年人的临床观察表明，多数老年人伴有老年性慢性低度炎症，即衰老性炎症，表现为促炎症细胞因子（如 TNF-α、IL-1、IL-6、IL-8 等）和多种炎症介质水平的低度升高，容易导致多种慢性炎症性疾病和多种肿瘤的发生、发展。

肥胖症患者易于发生慢性炎症反应，脂肪组织的缺氧、脂肪细胞死亡释放的细胞内容物（尤其是线粒体 DNA）可以引发慢性炎症反应，脂肪组织中的巨噬细胞产生多种细胞因子、趋化因子和血管、淋巴管生长刺激因子，在这些因子作用下形成易变和促进细胞生长的微环境，增强肿瘤细胞的增殖和浸润转移能力，所以肿瘤成为老年人的常见病、多发病之一（图 2-8 和图 2-9）。

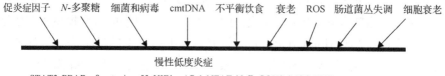

STAT3, PPARg, β-catenin, p53, HIF1α, AP-1, NFAT, Nrf2, COX2, iNOS, TNFα
IL-1, IL-6, IL-8, CXCR4, miR-21, miR-126, miR-146a

NF-κB

肿瘤

图 2-8　衰老相关的慢性低度炎症

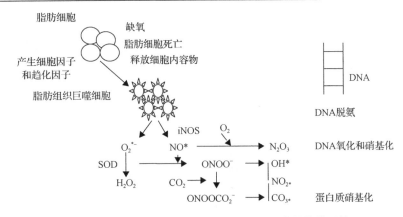

图 2-9 慢性炎症反应形成易变和促进细胞生长的微环境

(一)慢性炎症、组织变性的分子机制——蛋白质的分子老化和蛋白质自稳系统

随着年龄的增长，尤其是更年期后，促炎症机制增加成为健康的不利因素，总的效应是增加炎症状态，可持续数年或数十年导致老年性炎症状态。这个过程受多种因素的影响，包括遗传、生活方式和习惯、免疫史和解剖结构的变化，形成复杂多层次的领结网络结构(见第一章第四节)(图 2-10)。

代谢性炎症是由营养物和代谢物过剩引发的炎症，其信号通道与低度炎症反应相同，营养过剩是老年性炎症常见的病因。机体内的蛋白质处于非酶调节的分子老化过程，导致蛋白质的不可逆损伤，病理状态下加剧(如糖尿病)。机体有相应的蛋白质自稳系统，包括降解系统(蛋白酶体和溶酶体)、折叠系统(分子伴侣)

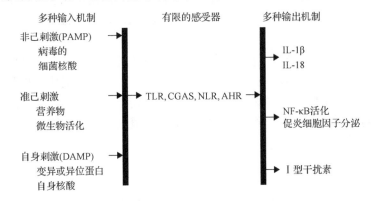

图 2-10 衰老性炎症网络的领结结构

异质和多样的外源性和内源性刺激通过有限的细胞表面和胞质内感受器产生多种炎症反应，呈两头大中间小的领结构型。PAMP. 病原相关分子模式(pathogen-associated molecular pattern)；DAMP. 损伤相关分子模式(damage associated molecular pattern)；AHR. 芳基烃受体(aryl hydrocarbon receptor)；CGAS. 环状 GMP-AMP 合成酶(cyclic GMP-AMP synthase)；NF-κB. 核因子-κB(nuclear factor-κB)；NLR. NOD 样受体(NOD-like receptor)；TLR. Toll 样受体(Toll-like receptor)

和蛋白质修复的酶机制。蛋白质自稳系统的病理生理作用日益受到关注。现有的资料表明神经元内的错误折叠和变异蛋白的积聚与神经变性疾病的发生、发展密切相关，其机制涉及分子伴侣、泛素蛋白酶系统和自噬途径(图 2-11)。

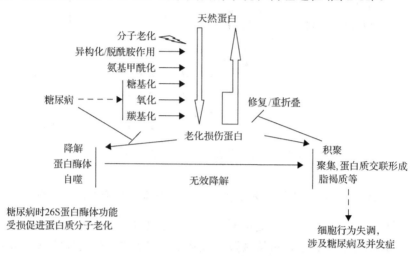

图 2-11　蛋白质自稳系统损伤导致损伤蛋白的积聚

血管内皮细胞在炎症反应时由于蛋白酶体活性的增强从而分泌细胞因子和黏附分子，增加动脉粥样硬化斑块的脆性，增加心肌蛋白的降解(图 2-11)。

近年来的研究表明变异途经(mutational pathway)在动脉粥样硬化发病中起主要作用，多种内源性和外源性危险因素都能激活这些变异途径。外源性因素源自环境，包括化学污染物和物理致畸因子，通过直接和间接机制引起细胞核和线粒体 DNA 改变，血管细胞长期积累损伤变异的 DNA，可以导致动脉粥样硬化斑块的发生、发展。

自噬的抑制可以引起 2 型糖尿病患者的 β 细胞死亡；降低巨噬细胞对变异蛋白的清除能力，导致糖尿病相关的动脉粥样硬化发生以及脂褐质沉积和内皮细胞成熟前衰退。溶酶体酶的改变降低溶酶体降解损伤蛋白的能力，增加脂褐质的积聚。自噬刺激可以特异性地降解内皮细胞上的管道生长因子受体 2 从而抑制血管新生。

(二)蛋白质折叠错误和聚集引起的疾病

多种神经变性疾病是由蛋白质折叠错误和聚集引起的。这些由于细胞内蛋白质的折叠错误、聚集引起的神经退行性疾病虽然有类似的临床表现，但是往往有不同的遗传背景或危险因素，有特殊的蛋白质参与，有各自的病理特征，发生在中枢神经系统的不同部位(表 2-2)。

表 2-2　蛋白折叠错误和聚集引起的神经退行性疾病

疾病	基因	涉及蛋白	病理	脑定位	症状
阿尔茨海默病	*APP, Presenilin1, 2*	Aβ,Tau	Aβ 斑, Tau 缠结	海马，前皮质	记忆丢失，忧郁，个性改变，压抑
帕金森病	*Park, UCHL-1, α-Synuclein*	α-Synuclein Tau	Lewy 体纠结	纹状体，黑质	感觉运动协调损伤
亨廷顿病	*Huntingtin*	Huntingtin	包涵体	纹状体	失控地活动
朊病毒病	*PRNP*	PrP^{sc}	朊病毒斑	中枢神经	记忆丢失，个性改变，运动困难
多发性硬化	*HLA, IL2RA*	—	神经脱髓鞘	脑脊髓白质	体力和认知丧失
Tau 病	*Tau*	Tau	Tau 缠结	中枢神经	记忆丢失

注：Tau. 微管相关蛋白

不同神经退行性疾病的蛋白质折叠错误或聚集机制有所不同。图 2-12A 列出了在经受细胞应激反应后形成不同异常蛋白簇的步骤。图 2-12B 列出了形成的不同淀粉样蛋白纤维。

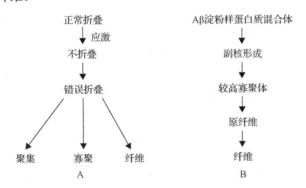

图 2-12　神经细胞内的蛋白质折叠错误和聚集

二、痴呆是怎么引起的

世界卫生组织统计：2016 年全球约有 4750 万人罹患痴呆，每年新增病例 770 万例，平均生存期只有 5.9 年。痴呆已经成为继心血管病、脑血管病和癌症后老年人的"第四大杀手"。痴呆是一组异质性的疾病，包括血管性痴呆等病因不同的痴呆，最常见的是阿尔茨海默病（Alzheimer's disease，AD）。AD 是发生在老年期或老年前期（早老性痴呆）的退行性脑病，在没有意识障碍的状态下，记忆、思维、分析判断、视力空间辨认、情绪等方面有明显的障碍。大脑皮层萎缩，记忆性神经元大量减少，神经组织老年斑形成。神经病理特征包括 β-淀粉样蛋白（Aβ）和高磷酸化的 Tau 蛋白积聚，神经原纤维缠结，神经胶质过多，神经突触和神经元丧失。目前尚无特效治疗药物，也无逆转疾病进展的治疗药物，从而引起大众的广泛关注和忧虑。虽然高学历、用脑多的人患痴呆的概率相对较低，但不乏高智力的名人也受痴呆症的困扰和折磨，如英国前首相撒切尔夫人、美国前总统里根、诺贝尔物理学奖得主"光纤之父"高锟、诺贝尔文学奖得主马尔克斯、著名妇产科专家林巧稚等。

从进化医学的视角看阿尔茨海默病是个谜。有关 AD 病因和发病的假设很多，至今尚无证据充分和公认的学说。目前文献和日常生活中有关痴呆的阐述大多数是指 AD，本书将二者作为同义词使用。

已知引发痴呆的常见因素有：年龄——60 岁后每增加 5 岁，痴呆患病率增加 1 倍；可能有家族史；多伴发"三高"、中风、糖尿病等其他疾病；不爱用脑或有不良生活习惯等。近年来引起关注的是痴呆的发病呈年轻化趋势，四五十岁就痴呆的人数在逐年增加；血管性因素在发病中所起的作用日益突出。95%的 AD 病例属于偶发性或晚发性 AD，其原因有待研究阐明。

近 20 年来的研究表明糖尿病患者罹患阿尔茨海默病的概率明显增加，阿尔茨海默病与 2 型糖尿病在发病机制和环境危险因素方面有共同之处，尤其是空气微粒污染及有机氯和有机磷杀虫剂污染。由于 AD 患者往往有脑内的胰岛素耐受，有人将 AD 称为 3 型糖尿病。

近年来对微管相关蛋白 Tau 在神经变性中的作用进行了深入研究，发现 Tau 淀粉样蛋白在 AD 患者的脑组织中积聚。淀粉样蛋白纤维(Aβ)的形成过程引起了研究者的关注，因为 Tau 淀粉样蛋白在大脑中的积聚不仅发生在 AD 中也发生在许多其他的 Tau 病和朊病毒(prion)病中。Tau 基因突变能引起非结构性的单体生成或翻译后改变，或与聚阴离子作用而易于聚集。Tau 的自组装成为淀粉样纤维的作用在多种神经变性疾病中出现，有朊病毒样的作用机制。

Aβ 是沉积于 AD 患者组织老年斑中的主要成分，Tau 是神经细胞内神经原纤维缠结的主要成分，可能是 AD 发病的关键物质，作为治疗靶标研究。Aβ 是从 β-淀粉样蛋白前体蛋白衍生而来，经过两个天冬氨酸蛋白酶(β-和 γ-分泌酶)水解，分泌型的 Aβ 再经数次蛋白酶解。当 Aβ 产生增加或降解减少就导致 Aβ 积聚，引起 Tau 介导的神经毒性和 AD 症状。近年来的研究发现部分丢失 γ-分泌酶活性可以产生毒性 Aβ 异构体。还发现有些散发性 AD 患者的 Aβ 清除能力降低，其机制和意义正在深入研究中。

神经炎症过程是 AD 发病机制的核心过程，神经小胶质细胞过度激活，其结果是促炎症细胞因子的产生增加，另外抗炎症系统的缺陷可能也参与神经炎症过程。近年来的研究结果表明一些炎症相关基因的多态性与 AD 的发病相关，主要有 IL-1、IL-6、TNF-α、IL-4、IL-10 和 TGF-β，而且这些炎症细胞因子的功能活性与 AD 病理相关。游离饱和脂肪酸、病原体、脂多糖和氧化应激能激活星形胶质细胞产生炎症细胞因子和环氧化酶-2，增加 Aβ 的产生。研究发现类黄酮、姜黄素、胡椒碱等多酚物质有抗神经炎症效应，有人建议用作防治 AD 的保健品。

　　由于正常老人和其他病理状态时也发现有 Aβ 沉积，研究者假设 AD 发病起始时神经细胞内积蓄的是可溶性寡聚体，而不是单体或不溶解的淀粉样蛋白纤维。因为在 AD 患者的脑组织中观察到特征性的毛细血管弯曲血流供应阻碍，导致神经细胞和胶质细胞营养不良，尤其是葡萄糖和氧缺乏。红细胞是组织供氧的主要载体，所以红细胞代谢和功能异常也可以成为导致 AD 发生的危险因素。

　　已有的资料表明蛋白质稳定性的改变是 AD 的显著特点，作为蛋白质折叠和分泌主要成分的内质网在 AD 时有明显的变化。内质网应激引发未折叠蛋白反应，通过信号转导引发恢复稳态程序或不可逆损伤细胞凋亡，还影响突触可塑性和记忆。所以非折叠蛋白反应可能成为 AD 的治疗靶点。

　　血脑屏障是阻止血浆神经毒物、细胞和病原体进入脑内的防御机制，在 AD 发病早期，出现痴呆之前就已显现血脑屏障功能破坏或失调的迹象，是 AD 病因发病学的重要环节。什么因素导致血脑屏障的失调或损伤？有待深入研究。

　　氧化应激在许多疾病的发病机制中起重要作用，尤其是 AD 和老年神经退行性疾病及能引起痴呆的疾病。

　　神经突触的丧失是神经元丢失过程的早期机制，氧化应激是衰老和多种神经退行性疾病(包括痴呆)的相关因素。随着衰老和疾病相关的线粒体功能丧失，金属离子平衡的改变和抗氧化防御的减少直接影响神经突触的活性和神经传递，改变认知功能。反应氧簇(ROS)的分子作用靶：包括核和线粒体的 DNA、脂质、蛋白质、钙平衡、线粒体动力学和功能、细胞结构、受体途径、内吞和能量平衡(图 2-13)。异常的细胞代谢能影响 β-淀粉样蛋白和高磷酸化 Tau 蛋白的产生和

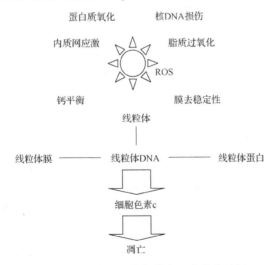

图 2-13　细胞内反应氧簇(ROS)的分子靶

细胞内有多处产生 ROS 的位点，线粒体产生 ROS 失控是主要来源，可使整个细胞内环境成为有害的因素。中等水平的 ROS 可逐渐影响多种细胞功能，包括突触活性。严重的线粒体损伤释放细胞色素 c 启动细胞凋亡

积累，加重线粒体功能失调和 ROS 的产生，形成恶性循环(图 2-14)。虽然大量的资料表明 ROS 在痴呆发生发展中的病因学作用，抗氧化治疗的临床试验没有获得一致的结果，提示有更多更复杂的机制有待阐明。

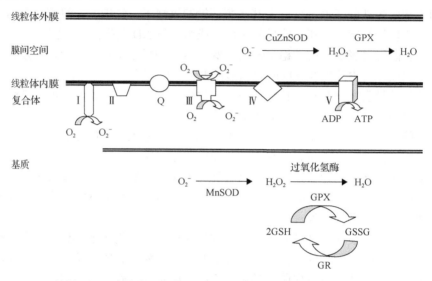

图 2-14　线粒体氧化磷酸化和抗氧化机制中氧反应簇的产生

线粒体电子传递链的复合体 I 和复合体Ⅲ是需氧呼吸时产生超氧阴离子(O_2^-)的部位。在内膜 O_2^- 由 MnSOD 或 CuZnSOD 转换成过氧化氢，再进一步由解毒酶过氧化氢酶或谷胱甘肽过氧化物酶(GPX)转换为水。GPX 以谷胱甘肽(GSH)为还原剂，结果氧化的谷胱甘肽与另一谷胱甘肽分子形成二硫谷胱甘肽(GSSG)，储存在谷胱甘肽还原酶(GR)中。这些反应发生在线粒体基质中

综合多年来各实验室和临床、流行病学的研究资料表明阿尔茨海默病是多因素疾病，致病的核心机制是炎症，若干危险因素(包括遗传因素和环境因素)可以综合影响炎症过程。AD 发病率的性别差异提示性激素对 AD 的发病机制有影响，性激素有抗炎症作用。神经组织的炎症伴随着小胶质细胞和星形胶质细胞的活化，促炎症细胞因子表达的升高导致病理性 β-淀粉样蛋白和 Tau 蛋白的积蓄。空气污染(气体和颗粒物混合污染)可以引起慢性系统性炎症、氧化应激、神经炎症和产生 β-淀粉样蛋白，与炎症因素结合增加罹患阿尔茨海默病的风险。固醇类性激素可以通过抑制炎症，调节胶质细胞及其他因素的相互作用影响罹患阿尔茨海默病的风险。肥胖在中年人中是 AD 的强相关危险因素，因为肥胖相关的血管病增加炎症，改变血脑屏障，降低固醇类性激素水平(图 2-15)。

近年来的研究结果表明遗传因素在 AD 的发病中起重要作用。有 3 种不同染色体显性基因与少数家族性、早发性 AD 有关：*Presenilin 1*、*Presenilin 2* 和淀粉样蛋白前体(amyloid precursor protein)。晚发性 AD 有 10 个相关基因：*ABCA7*、

ApoE、*BIN1*、*CD2AP*、*CD33*、*CLU*、*CR1*、*MS4A6A*、*MS4A4E* 和 *PICALM*。加上近年来的研究已经发现有 30 多个基因与 AD 相关,但是只有少数家族遗传性病例显示完全是由单个基因突变引起的,大部分散发病例是由许多基因与环境因素共同作用引起的。*ApoE* 是研究得最深入的 AD 相关基因之一(图 2-16)。

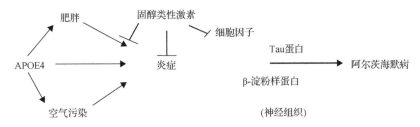

图 2-15 炎症对阿尔茨海默病发生、发展的影响

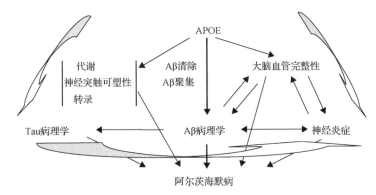

图 2-16 APOE 介导致阿尔茨海默病的途径

APOE 主要通过影响 β-淀粉样蛋白病理学变化导致阿尔茨海默病途径,聚集在基质斑块中的 β-淀粉样蛋白和大脑淀粉样蛋白血管病变激发神经炎症。此外,可以通过不依赖 β-淀粉样蛋白的机制直接影响神经炎症、大脑血管完整性、代谢、突触可塑性和转录。有些途径受异构、水平和脂化程度而异。APOE. 载脂蛋白 E;Aβ. β-淀粉样蛋白

载脂蛋白 E4(APOE4)是最重要的阿尔茨海默病的危险遗传因素。APOE 有 3 个亚型:APOE2、APOE3、APOE4,最常见的是 APOE3(77%),最少见的是 APOE2(8%)。APOE4 阳性者的阿尔茨海默病发病率比阴性者高 3~4 倍。但是,APOE4 并非罹患阿尔茨海默病的必需条件,也非充分条件,APOE4 与其他因素作用才起作用。例如,免疫和固醇类性激素的状态、雌激素治疗对非 APOE4 携带者有延缓认知减退和记忆增强作用,对 APOE4 携带者无效。

不同实验室从不同视角对阿尔茨海默病的发病机制进行了深入研究,如同盲人摸象反映了不同的侧面。图 2-17 强调 ROS 损伤的作用,阐述了遗传、环境危险因素和较多系统的综合作用。

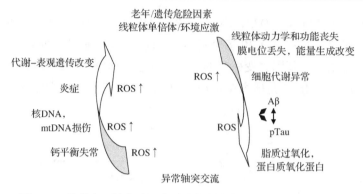

图 2-17　遗传和环境危险因素对晚年散发性阿尔茨海默病的作用

随着衰老线粒体功能失调，ROS 产生增加引起多个系统和机制的恶性循环，产生更多的 ROS，
加速神经细胞损伤，导致轴突功能失调

虽然已经知道环境因素在 AD 的发生、发展中起作用，许多无机物、有机物在实验室被证实有神经毒性，但是尚无确凿的证据说明某一物质能够单独引起阿尔茨海默病。虽然食品和生活用品中的有毒物质已被监控，然而随着科技进步、生产发展，人类生活环境中化学产品的种类和数量仍在不断增加，研究者假设随着人类寿限的延长，毒性物质在体内的积蓄增加可以导致神经系统中毒，所以 AD 发病率随着年龄的增长而增加，也是 AD 发病率增加的危险因素之一（图 2-18）。

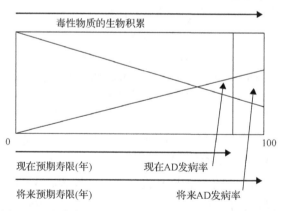

图 2-18　人类寿限延长提高阿尔茨海默病发病率的假设

人体每天有大量的细胞死亡和新生（新陈代谢），单个细胞的寿命是以小时、日或月计的，造血系统、上皮组织等损伤、消耗多的组织细胞更新快，这是数亿年生物进化的结果。作为整体的生物，高等生物寿命以年计，衰老-死亡是生物的转归。但是机体的不同组织、器官的衰老进程不尽同步，胸腺在青春期后就开始退化，生殖系统到更年期退化，神经系统退化是晚期事件，不过因人而异：有的

早、有的晚、有的重、有的轻，重的成"痴呆"。有些基因使神经系统容易衰老，有些因素导致神经系统损伤而提前衰老，也许"痴呆"就是这样必然发生的，正如肌少症（见第四章第三节）导致体力衰退，行动不便，只能坐轮椅，甚至卧床不起。许多人没活到那种衰老的地步就终止了整体生命，随着现代人类寿限的延长，走到那一步的人越来越多了，所以年事越高，"痴呆"的发病率越高（图 2-18）。

（吴克复　宋玉华）

参 考 文 献

敖平. 2018. 时间为何不同于其他维度？科学通报, 63（2）: 119-126.

张建树, 管忠, 于学文. 2006. 混沌生物学. 第二版. 北京: 科学出版社.

吴克复. 2006. 细胞通讯与疾病. 北京: 科学出版社.

吴克复. 2009. 肿瘤微环境与细胞生态学导论. 北京: 科学出版社.

吴克复. 2014. 进化医学引论. 上海: 上海交通大学出版社.

Bouwman A, Rühli F. 2016. Archaeogenetics in evolutionary medicine. J Mol Med（Berl）, 94（9）: 971-977.

Costa J P, Vitorino, Silva G M, et al. 2016. A synopsis on aging—Theories, mechanisms and future prospects. Ageing Res Rev, 29: 90-112.

Cuyvers E, Sleegers K. 2016. Genetic variations underlying Alzheimer's disease: evidence from genome-wide association studies and beyond. Lancet Neurol, 15: 857-868.

Dubey H, Gulati K, Ray A. 2018. Recent studies on cellular and molecular mechanisms in Alzheimer's disease: focus on epigenetic factors and histone deacetylase. Rev Neurosci, pii: /j/revneuro.ahead-of-print/revneuro-2017-0049/revneuro-2017-0049.xml. doi: 10.1515/revneuro- 2017-0049.

Eliassen E, Lum E, Pritchett J, et al. 2018. Human herpesvirus 6 and malignancy: a review. Front Oncol, 8: 512.

Fox M. 2018. 'Evolutionary medicine' perspectives on Alzheimer's disease: review and new directions. Ageing Res Rev, pii: S1568-1637（18）30118-1.

Franceschi C, Garagnani P, Parini P, et al. 2018. Inflammaging: a new immune-metabolic viewpoint for age-related diseases. Nat Rev Endocrinol, doi: 10.1038/s41574-018-0059-4.

Frasca D, Blomberg B B. 2016. Inflammaging decreases adaptive and innate immune responses in mice and humans. Biogerontology, 17（1）: 7-19.

Gerakis Y H. 2017. Emerging roles of ER stress in the etiology and pathogenesis of Alzheimer's disease. FEBS J, doi: 10.1111/febs.14332.

Hotamisligi G. 2017. Inflammation, metaflammation and immunometabolic disorders. Nature, 542;177 doi:10.1038/nature21363.

Kosenko E A, Tikhonova L A, Montoliu C, et al. 2018. Metabolic abnormalities of erythrocytes as a risk factor for Alzheimer's disease.Front Neurosci, 11: 728.

Kurakin A. 2011. The self-organizing fractal theory as a universal discovery method: the phenomenon of life. Theor Biol Med Model, 8: 4.

Liao F, Yoon H, Kim J. 2017. Apolipoprotein E metabolism and functions in brain and its role in Alzheimer's disease. Curr Opin Lipidol, 28: 60-67.

Montagne A, Zhao Z, Zlokovic B V. 2017. Alzheimer's disease: a matter of blood-brain barrier dysfunction? J Exp Med, 214(11): 3151-3169.

Paul K C, Jerrett M, Ritz B. 2018, Type 2 diabetes mellitus and Alzheimer's disease: overlapping biologic mechanisms and environmental risk factors. Curr Environ Health Rep, doi: 10.1007/540572-018-0176-1.

Pimenova A A, Raj T, Goate A M. 2018. Untangling genetic risk for Alzheimer's disease. Biol Psychiatry, 83(4): 300-310.

Ruhli F J, Henneberg M. 2013. Newperspectives on evolutionary medicine: the relevance of microevolution for human health and disease. BMC Medicine, 11: 115.

Schmitz M L, Shaban M S, Albert B V, et al. 2018. The crosstalk of endoplasmic reticulum (ER) stress pathways with NF-κB: complex mechanisms relevant for cancer, inflammation and infection. Biomedicines, 6: 58.

Selkoe D J, Hardy J. 2016. The amyloid hypothesis of Alzheimer's disease at 25 years. EMBO Mol Med, 8: 595-608.

Su F, Bai F, Zhang Z. 2016. Inflammatory cytokines and Alzheimer's disease: a review from the perspective of genetic polymorphisms. Neurosci Bull, 32(5): 469-480.

Tomita T. 2017. Aberrant proteolytic processing and therapeutic strategies in Alzheimer disease. Adv Biol Regul, 64: 33-38.

Tonnies E, Trushina E. 2017. Oxidative stress, synaptic dysfunction and Alzheimer's disease. J Alzheimer's Disease, 57: 1105-1121.

Uchoa M F, Moser V A, Pike C J. 2016. Interactions between inflammation, sex steroids, and Alzheimer's disease risk factors. Front Neuroendocrinol, 43: 60-82.

Yegambaram M, Manivannan B, Beach T G, et al. 2015. Role of environmental contaminants in the etiology of Alzheimer's disease: a review. Current Alzheimer Res, 12: 116-146.

第三章　免疫异常与现代病

生物有机体摄取与储存的能量和资源是有限的，有一定的波动范围，处于动态平衡状态。机体的四大功能——维持生存、生长发育、生殖和防御——竞争机体有限的能量和资源。在能量或资源不足的情况下，生物进化的结果是保障生殖所需，牺牲个体的生存、生长发育和防御，保证种族的繁衍，而不是首先保证个体的健康和长寿。此时，种族与个体是不一致的，这是一类进化不匹配。从个体的健康考虑防御和维持生存是其他功能的基础，合理地摄取和分配资源，保持机体正常运行是个体健康的基础，有的现代病是不合理摄取和分配资源所致（见第四章）。本章讨论防御异常（主要是免疫异常）导致的现代病。

健康是机体按照正常生理功能的规则圆满地运行。免疫是维护个体健康的基础，广义的免疫异常与多数疾病相关。免疫系统的核心功能是保护"自我"，识别"自我"是正常免疫的基础，识别错误可以导致疾病的发生、发展，对病原生物的识别能力减弱或损伤导致感染；对转化细胞的识别能力减弱或损伤导致肿瘤的发生、发展；对损伤的自身细胞误判导致自身免疫病的发生；对异体移植物的识别导致的排斥反应是宏进化不匹配的结果，在移植治疗中成为必须要克服的治疗瓶颈，是近30年来发生的医源性疾病（见第七章）。

多年的研究结果表明免疫异常与许多现代病的发生、发展密切相关。人类经过数百万年的进化形成的人类基因组是现代人体"细胞王国"的"基本法"。随着近200年来人类社会的工业化和科技的迅速发展，尤其是生活水平大幅度地提高，生活环境和生活方式的明显改变，出现的许多现代病与免疫异常有直接或间接的相关性。现代人的免疫系统遭遇到许多宏进化过程中未曾应对过的事件，从胚胎发育→婴幼儿生长发育→青春期→青壮年→衰老，整个"细胞王国"的微进化过程与人类基因组记录的宏进化对策不匹配，导致免疫异常和组织、器官结构、功能的紊乱，是许多人类现代病发生、发展的基础。

免疫研究源于对抗病原微生物机制的探索，经过1个多世纪的发展扩展到对非感染免疫机制的研究。比较生物学研究的资料揭示了免疫系统的发生、发展历程，为充分发挥现代人类免疫机制的作用和功能奠定了基础。免疫学作为近半个多世纪以来生命科学的生长点蓬勃发展，不断地为疾病发生、发展机制的研究和临床诊疗提供新的思路和途径。

第一节　免疫系统的进化

一、免疫机制的发展

免疫系统是宿主与寄生生物共进化博弈的产物，"道高一尺，魔高一丈"或"魔高一尺，道高一丈"。在数亿年的宏进化过程中寄生生物依靠"船小好调头"的灵活、快速、易变的优势生存和繁衍；宿主形成了固有免疫机制应对，并发展出能个别应对的获得性免疫机制。动物经过数亿年的进化形成了复杂有效的多层面免疫机制，人类的免疫系统是生物进化高端的范例(表 3-1)。

表 3-1　动物免疫机制的进化

免疫机制	棘皮类	头索类	尾索类	无腭类	软骨鱼	硬骨鱼	两栖类	爬行类	鸟类	哺乳类
淋巴样组织										
胸腺	—	—	—	+	+	+	+	+	+	+
骨髓	—	—	—	—	—	—	+	+	+	+
脾脏	—	—	—	+	+	+	+	+	+	+
淋巴结	—	—	—	—	—	—	—	?	?	+
肠淋巴组织	—	—	—	+	+	+	+	+	+	+
免疫细胞										
单核/巨噬	+	+	+	+	+	+	+	+	+	+
树突状	—	—	—	?	?	+	+	+	+	+
NK	—	—	—	?	?	+	+	+	+	+
αβT	—	—	—	VLRA	+	+	+	+	+	+
γσT	—	—	—	VLRC	+	+	+	+	+	+
B	—	—	—	VLRB	+	+	+	+	+	+
基因										
RAG1/RAG2	—	—	—	—	+	+	+	+	+	+
AID/APOBEC	—	—	—	+	+	+	+	+	+	+
Ig 重链	—	—	—	—	M,D,NAR	M,D,Z/T	M,X,Y,D,F	M,Y,A,D	M,Y,A	M,G,A,D,E
Ig 轻链	—	—	—	—	σ,κ,λ	σ,κ,λ	σ,κ,λ	κ,λ	λ	κ,λ
VLR	—	—	—	A,B,C	—	—	—	—	—	—
MHC-I/II	—	—	—	—	+	+	+	+	+	+
功能										
基因重排	—	—	—	—	+	+	+	+	+	+
基因转换	—	—	—	+	—	—	—	?	+	+

续表

免疫机制	棘皮类	头索类	尾索类	无腭类	软骨鱼	硬骨鱼	两栖类	爬行类	鸟类	哺乳类
亲和力成熟	—	—	—	?	+/—	+/—	+/—	+	+	+
Ig 类别变换	—	—	—	—	—	—	+	+	+	+
免疫记忆	—	—	—	?	+	+	+	+	+	+
同种异种反应	+	?	+	+	+	+	+	+	+	+
补体										
凝集素途径	+	+	+	+	+	+	+	+	+	+
经典途径	—	—	—	—	+	+	+	+	+	+
选择途径	+	+	+	?	+	+	+	+	+	+

注：RAG. 重组激活基因（recombination-activating gene），为免疫球蛋白基因重排所需。

VLR. 可变的淋巴细胞受体（variable lymphocyte receptor）

二、固有免疫与获得性免疫

脊椎动物的免疫系统已经进化到能够感知病原微生物的入侵，对感染引起的组织损伤及异常细胞生长或外伤做出反应，进化出能区别自我和非我的免疫机制。最先形成的是多种模块组成的固有免疫系统，后来进化出由 B 细胞和 T 细胞组成的获得性免疫系统，维持机体的稳态（表 3-2）。

表 3-2 固有免疫与获得性免疫

	固有免疫	获得性免疫
性状	区别自我和非我 一般性保护	区别自我和非我 抗原特异性保护
	即刻，早期相反应 不需要原先暴露 重复暴露反应不变，无记忆	晚期相反应 要求原先暴露过 重复暴露反应加强，有免疫记忆
组成		
理化屏障	皮肤，黏膜及黏液膜，眼泪，唾液，鼻分泌物，汗，防御素，表面活性物	表面的淋巴细胞
体液成分	补体，凝集系统，乳铁蛋白，转铁蛋白，溶解酶，干扰素，白介素-1	B 细胞
细胞成分	单核细胞衍生的巨噬细胞，树突细胞，肥大细胞，粒细胞，自然杀伤细胞	T 细胞

　　宏进化过程中，在固有免疫系统的快速感知(和反应)与获得性免疫系统的慢速反应之间形成了连接机制——固有样 T 细胞和固有样 B 细胞，作为固有免疫系统与获得性免疫系统间作用的桥梁。固有样(innate-like)淋巴细胞是一组能够通过体细胞重组表达受体的淋巴细胞，与通常的淋巴细胞不同之处在于呈现固有样免疫识别和反应能力。固有样 T 细胞包括 γσT，NKT，黏膜相关的 T 细胞和表达 CD8α 的小肠上皮细胞内的 T 淋巴细胞。固有样 B 细胞有 B1-B 细胞和边缘区 B 细胞。图 3-1 以 NKT 为例阐述其"桥梁"作用：NKT 细胞通过细胞表面的 CD1d-NKTCR 和 CD40-CD40L 向 B 细胞和树突细胞直接传递信息，通过 CD1d-NKTCR 向巨噬细胞和中性粒细胞直接传递信息，NKT 细胞通过分泌细胞因子和趋化因子调节固有免疫系统和获得性免疫系统细胞的活性(图 3-1)。

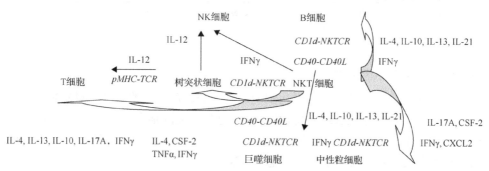

图 3-1　固有样 T 细胞(NKT)的固有免疫-获得性免疫的桥梁作用

　　机体是细胞与共生微生物构成的微生态系统，免疫系统不仅抵御外界微生物的入侵，也协调与共生微生物的关系。机体内环境由血液循环维持，造血系统产生的血细胞是免疫系统的基础成分，免疫与造血密不可分，在进化过程中形成了多层面错综复杂的调控网络。淋巴祖细胞是淋巴系列免疫细胞的始祖细胞，从总的固有淋巴祖细胞分化出的细胞介导的免疫机制分为 3 个类型：1 型免疫——抵御细胞内的寄生物——细菌、原虫、病毒，由产生 γ 干扰素的细胞构成，包括 NK 细胞、ILC1、Tc1 和 Th1。2 型免疫——是从抗寄生虫机制进化而来的，对蠕虫、过敏原、某些蛋白酶和颗粒物起反应，由产生 IL-4、IL-5 和 IL-13 的细胞组成，包括 ILC2、Tc2 和 Th2。近年来发现 2 型免疫机制对机体稳态的摄动起保护性反应，如代谢病、动脉粥样硬化和组织损伤等。3 型免疫——抵御细胞外的细菌和真菌，由产生 IL-17、IL-22 的细胞组成，包括 ILC3、Tc17 和 Th17(图 3-2)。

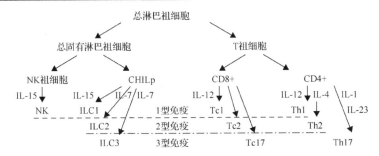

图 3-2 细胞介导的固有免疫和获得性免疫的 3 个类型

(一)体液免疫机制

细胞介导的免疫机制可以直接或近距离杀伤病原体,机体在炎症反应过程中,常常伴有一些病原体远离炎症部位和多器官功能障碍等系统性变化,通过抗体、炎症因子等体液免疫机制起作用。急性相反应蛋白(acute phase reaction protein,APRP)是机体发生感染、炎症、组织损伤及肿瘤等应激状态时,浓度发生明显变化的一类血浆蛋白。包括 α1-抗胰蛋白酶、α1-酸性糖蛋白、结合珠蛋白、铜蓝蛋白、补体 3 和补体 4、纤维蛋白原、C-反应球蛋白和血清淀粉样蛋白 A(serum amyloid A,SAA)等,是机体非特异性防御机制的一部分,其形成和作用机制尚待深入研究阐明。当机体处于炎症或损伤状态时,由于组织坏死及组织更新的增加,血浆蛋白质相继出现一系列特征性变化,这些变化与炎症创伤的时间进程相关,可用于鉴别急性、亚急性与慢性病理状态(图 3-3)。

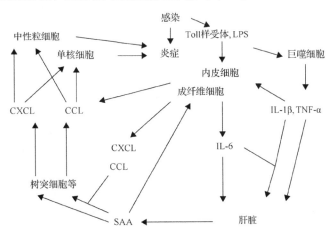

图 3-3 细胞因子-血清淀粉样蛋白-趋化因子网络

细菌或病毒感染通过 Toll 样受体或内源性炎症介质(如脂多糖 LPS)刺激巨噬细胞产生肿瘤坏死因子-α(TNF-α)和白介素-1β(IL-1β),进一步诱导肝脏产生急性相蛋白血清淀粉样蛋白(SAA);同时 TNF-α 和 IL-1β 刺激内皮细胞和成纤维细胞产生白介素-6(IL-6),IL-6 本身或与 TNF-α 和 IL-1β 协同也使肝脏产生 SAA。内源性的 TNF-α、IL-1β 和 SAA 诱导各种细胞(如树突细胞、巨噬细胞、单核细胞、内皮细胞、成纤维细胞)产生趋化因子 CXC 和 CC。趋化因子刺激细胞向炎症部位迁移,不同的趋化因子间有协同作用,增强炎症部位对白细胞的募集

　　人类 11 号染色体上有 4 个 SAA 基因编码血清淀粉样蛋白 A，各个基因编码不同的蛋白质。与其他急性相反应蛋白一样，SAA 蛋白主要由肝脏产生，近年来的临床研究发现，肥胖症患者的脂肪组织也能产生 SAA，进而诱导 IL-6、TNF-α、IL-1β 等促炎症细胞因子产生，所以肥胖症实际上是一类慢性炎症。随着减肥治疗的进行，肥胖症的减轻，SAA 的产生也减少，所以 SAA 可以作为临床诊治的监测指标(表 3-3 和表 3-4)。

表 3-3　血清淀粉样蛋白呈现生物学功能的最低浓度

功能	SAA (ng/mL)
诱导趋化因子	10
趋化作用	12.5
诱导细胞因子	500
诱导基质降解酶	100
抑制中性粒细胞氧化爆发	100
革兰氏阴性细菌调理作用	1 000
在细胞膜上形成离子通道	1 000
抑制丙肝病毒进入肝细胞	2 000
维生素 A 视黄醇结合蛋白	3 200
诱导 M2 巨噬细胞极化	6 000
胆固醇转移	10 000~20 000
刺激血管新生	10 000
减少抗体生成	20 000
抑制血小板活化和聚集	50 000

表 3-4　血清淀粉样蛋白与慢性炎症的相关性

疾病	相关性
类风湿性关节炎	促炎性(标志)，血管新生
肥胖症	促炎性，胰岛素耐受
2 型糖尿病	病因性? 促炎性
动脉粥样硬化症	病因性? 促炎性
肿瘤	抗/促瘤性? 急性相标志
阻塞性肺病	促炎性
Crohn 氏病	急性相标志
阿尔茨海默病	不明显
淀粉样蛋白病	SAA 作为病因

（二）胸腺和细胞免疫机制

胸腺是所有脊椎动物都有的 T 细胞发育的基础淋巴器官，从有颌脊椎动物开始就有组织学结构完整的胸腺，数亿年宏进化没有明显变化。胸腺组织结构和 T 细胞分化惊人的保守性是所有脊椎动物共有的性状。胸腺发育包括胸腺基质微环境和 T 细胞发育两部分，胸腺提供 T 细胞发育和分化程序必需的微环境，皮质支持早期 T 细胞的发育和分化，以及胸腺细胞的程序性选择；髓质支持新产生的 T 细胞建立自身耐受，通过与阳性筛选胸腺细胞接触，进一步进行阴性选择产生调节 T 细胞。胸腺皮质有皮质胸腺上皮细胞(cTEC)网络和高密度的不成熟胸腺细胞，还能找到巨噬细胞和树突细胞。胸腺皮质和髓质有共同的分子标志和系列的特异标志，可以用免疫细胞化学和流式细胞术分析胸腺皮质上皮细胞和髓质上皮细胞(图 3-4)。

	皮质上皮 (cTEC)			髓质上皮 (mTEC)		
共有分子	MHC I	MHC II	EpCAM-1	CD40	LTβR	FoxN1
系列特异	β 5t	prss16	CD205	Ly51	Aire	ERTR5	MTS10	CD80
	Cathepsin-L		CCRL1	δ l-4		CD86	RANK	UEA^hi
					Cathepsin-S		Claudin3/4^hi

图 3-4　胸腺皮质上皮和髓质上皮的分子标志

胸腺细胞来自骨髓，骨髓的造血干祖细胞经血流迁入胸腺后，先在皮质增殖分化成淋巴细胞，大部分死亡，小部分继续发育进入髓质，成为近成熟的 T 淋巴细胞。这些细胞穿过毛细血管和微静脉管壁，循血流迁移到周围淋巴结的弥散淋巴组织中的胸腺依赖区。整个淋巴器官的发育和机体免疫力都必须有 T 淋巴细胞，胸腺为周围淋巴器官正常发育和机体免疫所需。当 T 淋巴细胞充分发育，迁移到周围淋巴器官后，胸腺的重要性逐渐降低，由于淋巴细胞的长生存期和可复制性，胸腺的作用由周围淋巴器官代替，所以胸腺成为人体微进化历程中最早开始衰退的器官。

CD4$^+$辅助 T 细胞和 CD8$^+$细胞毒 T 细胞是两类主要表达 α βTCR 的淋巴细胞亚群，由 CD4$^+$CD8$^+$双阳性的胸腺细胞分化而来，它们的命运在中心决定，在外周修饰，经历了多层次的调节修饰，其中，两个转录调控因子 ThPOK 和 Runx3 的相互作用起决定性作用(图 3-5)。

脊椎动物的抗原受体在抗原多样性的识别中起主要作用。抗原受体通过 V(D)J ［可变区(variable，V)，多样性(diverse，D)，接合区(joining，J)］重组装配而成，基因片段随机利用和组合，基因重组和突变插入也都是随机的，所以抗

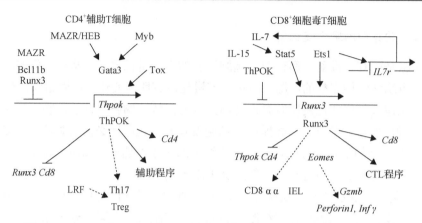

图 3-5　ThPOK 和 Runx3 在 CD4$^+$和 CD8$^+$ T 系列的转录调控网络中的作用

原受体的产生要经过严格的系统筛选，以确定对识别外来抗原是否有用，这个质量控制过程在胸腺中通过阳性筛选和阴性筛选完成。有资料表明胸腺中的阳性筛选只有一次，但是对外周的影响是终身的。

　　防止自身免疫是自身耐受的核心，增强对自身抗原的耐受是胸腺的重要功能之一。对 **CD4$^+$Foxp3$^+$调节性 T 细胞(Treg)** 的研究加深了这方面的认识。胸腺衍生的中心 Treg 经过二级淋巴器官再循环进一步分化，在 TCR 和 CD28 信号和转录因子 IRF4 和 Blimp-1 作用下分化为效应 Treg。在炎症信号作用下效应 Treg 由于附加的转录因子抑制效应辅助 T 细胞，促使效应 Treg 表达特异性趋化因子受体迁移到靶组织中。在非淋巴组织中效应 Treg 和组织 Treg 抑制炎症和免疫反应，促进组织平衡和修复。组织 Treg 有效应 Treg 的表型，其起源有待研究(图 3-6)。

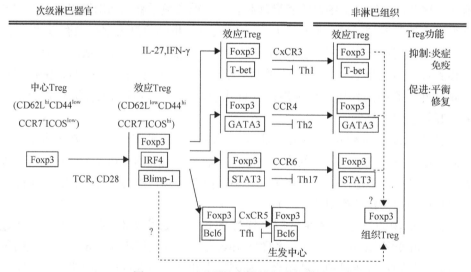

图 3-6　Treg 亚群的多样性和功能特异性

T 淋巴细胞的持续产生源自骨髓造血前体细胞向胸腺输送淋巴祖细胞。正常情况下不成熟的造血细胞不能进入外周血，然而淋巴祖细胞能够进入胸腺。近年来的研究表明胸腺通过选择素配体、趋化因子受体和整合素等多种因子的细微检测让特定的造血前体细胞进入胸腺，成为免疫系统的核心之一。

三、非编码 RNA 的免疫调节作用

近半个世纪的研究进展揭示了许多细微的免疫调控机制，其中非编码 RNA（ncRNA），尤其是微小 RNA（miRNA）是研究最多、最深入的一大类。近年来的研究资料表明人类基因组的 70%～90% 存在转录交叉。人类转录体组（transcriptome）包括约 9000 个微小 RNA、10 000～32 000 个长链非编码 RNA 及约 11 000 个假基因，非编码转录本分短链的和长链的两大类（图 3-7）。

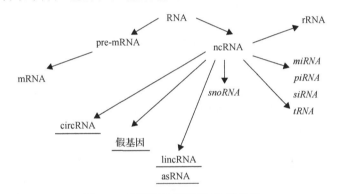

图 3-7　编码和非编码 RNA 的分类

前体信使 RNA（pre-mRNA）发展为编码蛋白质的信使 RNA（mRNA）；非编码 RNA（ncRNA）包括核糖体 RNA（rRNA）和其他种类的 RNA，通常分为短链和长链 ncRNA；短链 ncRNA（用斜体表示）包括微小 RNA（miRNA），与 Piwi 相互作用的 RNA（piRNA），小干扰 RNA（siRNA），转移 RNA（tRNA）和小的核内 RNA（snoRNA）；长链 ncRNA（lncRNA，用下画线表示）包括长的基因内 ncRNA（lincRNA），反义 RNA（asRNA），假基因和环状 RNA（circRNA）

miRNA 是决定造血细胞命运的关键性转录后调节物，它们对主要免疫发育基因的表达进行负调节，尤其在感染和老化的应激环境下起作用。有些 miRNA 的异常表达可以导致病理状态，如自身免疫和造血肿瘤。

miRNA 是细胞内长度约为 22bp 的非编码小 RNA，在细胞内发挥非常重要的调控作用。关于 miRNA 的调控机制目前已经研究得比较清楚，在编码基因的转录本上（mRNA）存在多种 miRNA 的应答元件（miRNA response element，MRE），miRNA 通过 MRE 与 mRNA 结合，引起 mRNA 降解或者抑制其翻译，导致基因沉默。所以 miRNA 在细胞内的调控功能主要以负调控方式调节基因的表达水平。

近年来的研究结果表明 miRNA 参与决定造血干细胞命运的调控，主要是负调节基因的表达。已经确定一些 miRNA 参与造血干细胞命运的调控网络，缓冲对环境应激的反应，或者提高分化过程中关键性检测点的蛋白质表达门槛水平。有些 miRNA 与造血干细胞的生存和功能有关，参与各种过程的调控，包括造血干细胞的重组潜能、自复制、分化、自噬、凋亡和对炎症的反应(图 3-8)。

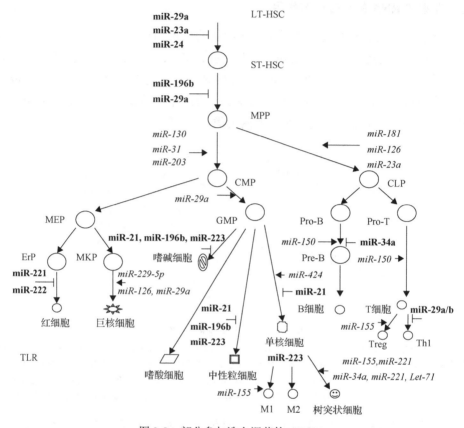

图 3-8　部分参与造血调节的 miRNA

起阻滞作用的miRNA用加深字体，起促进作用的用斜体。LT-HSC. 长生存造血干细胞(long-term hematopoietic stem cell); ST-HSC. 短生存造血干细胞(short-term hematopoietic stem cell); MPP. 多潜能细胞(multipotent progenitors); CMP. 髓系共同祖细胞(common myeloid progenitor); CLP. 淋巴系共同祖细胞(common lymphoid progenitor); MEP. 巨噬-红系祖细胞(megakaryocyte-erythroid progenitor); GMP. 粒-单核细胞祖细胞(granulocyte-monocyte progenitor). ErP: 红系祖细胞(erythroid progenitor); MKP. 巨核系祖细胞(megakaryocyte progenitor)

miRNA 对固有免疫细胞发育的调节已有较多的研究，尤其是对巨噬细胞和粒细胞研究得最多、最深入。巨核和红系细胞发育过程中 miRNA 的作用知之尚少。已经阐明了一些 miRNA 调节获得性免疫细胞发育和功能的机制，包括调节分化检测点的关键性调节物、信号转导途径的微调和修改免疫反应(图 3-9)。

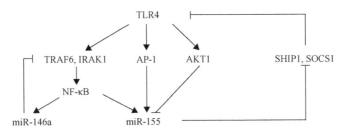

图 3-9　miRNA 对固有免疫细胞发育和功能调节的复杂性

有些 miRNA 参与固有免疫细胞的发育调节，如 miR-155 和 miR146a 参与十分复杂的免疫反应网络。miR-155 参与一个由 Toll 样受体(TLR)起始的不连贯的前馈回路，当 TLR 激活时不仅活化 NF-κB 还激活 AKT1 抑制 miR-155 表达，这个 miRNA 通过抑制含 SH2 结构域的磷酸肌糖-5′-磷酸酶 1(phosophatases SH2 domain-containing inositol 5′-phosphatase 1，SHIP1)和细胞因子信号途径抑制物 1(suppressor of cytokine signalling 1,SOCS1)反馈。miR-146a 通过抑制 TNF 受体相关因子 6(TNF receptor-associated factor 6，TRAF6)和干扰素受体相关激酶 1(interleukin-1 receptor-associated kinase 1，IRAK1)减弱 NF-κB 的作用

细胞内除了 mRNA 之外，还有其他的 RNA 分子(如长链非编码 RNA，lncRNA)也有 miRNA 应答元件(MRE)，当 lncRNA 与 mRNA 存在相同的 MRE 时，形成竞争关系，细胞内 lncRNA 的表达水平影响相应 miRNA 的数量。lncRNA 通过 MRE 间接调控 mRNA 的表达水平，从而调控细胞功能。

近年来提出的内源性竞争 RNA(competing endogenous RNA，ceRNA)调控网络揭示了比 miRNA 调控网络更为精细和复杂的调节机制,涉及更多的 RNA 分子，包括 mRNA、假基因、长链非编码 RNA 和 miRNA 等。ceRNA 可以通过应答元件(MRE)与 miRNA 结合，从而影响 miRNA 导致的基因沉默。

环状 RNA(circRNA)

环状 RNA(circRNA)由于其高稳定性及与 miRNA 和蛋白质的作用，成为近年来备受关注的非编码 RNA。1976 年首次发现 circRNA 时被认为是人工产生的，没有引起重视。随着二代测序技术的广泛应用，从 2012 年起报道的 circRNA 越来越多，而且有细胞、组织和发育阶段特异性，在脑组织中的表达明显高于在肺、心、肾、睾丸和脾中的表达，呈现进化保守性。深入研究表明 circRNA 可以由前体 RNA(pre-mRNA)通过一种"反向剪接反应"(back-splicing)的特殊选择性剪接产生(图 3-10)。

circRNA 的高丰度表达和高稳定性及进化保守性提示它们可能在细胞内多种过程中起重要作用，如已报道的 miRNA 吸附物(miRNA sponge)作用或与 RNA-相关蛋白结合形成 RNA-蛋白复合体调节基因转录(图 3-11)。

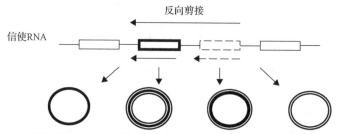

图 3-10　circRNA 剪接

circRNA 可以由特殊的选择性剪接——反向剪接(back-splicing)产生。下游的剪接子参与上游的剪接子。
circRNA 可以是外显子区的、内含子区的或二者组合的，也有单内含子区的

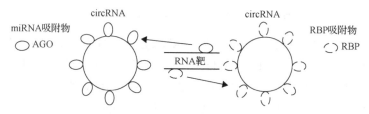

图 3-11　circRNA 吸附物

circRNA 能从它的信使 RNA 靶通过 RBP(RNA 结合蛋白)和 AGO(Argonaute 蛋白)结合 miRNA

　　由于 circRNA 的高度稳定性和对核酸酶降解作用的耐受，细胞内可能堆积过多的 circRNA。细胞有对胞内 circRNA 水平的调节机制，形成细胞外囊泡(包括外泌体)，可以通过血液外泌体测定 circRNA 水平。至今已经发现数千种 circRNA，它们有特异的组织、细胞分布，从一些患者标本中发现的 circRNA 显现出可能与疾病相关(表 3-5)，并引起关注，正在深入研究，期望获得新的诊断标志或治疗靶标。

表 3-5　人类疾病中的 circRNA

疾病	circRNA	功能
缺血性心脏病	cANRIL	INK4A/ARF 位点受抑，动脉粥样硬化患病率增高
	cZNF292	在内皮细胞中受低氧调节，控制血管新生
	hsa-circ-0124644	冠心病患者上调
阿尔茨海默病	ciRS-7	上调 UBE2A 清除淀粉样多肽
	circPVT1	细胞衰退抑制物
糖尿病	ciRS-7	抑制 β 细胞 miR-7 功能改善胰岛素分泌
胃癌	hsa-circ-002059	表达下调
结肠癌	circ6229cirlTCH	表达下调

续表

疾病	circRNA		功能
膀胱癌	circFAM169A	表达下调	
	circTRIM24	表达上调	
	circTCF25	表达上调	
	circZFR	表达上调	
	circPTK2	表达上调	
肝癌	hsa-circ-0001649	表达下调	
	ciRS-7	表达上调	
	hsa-circ-0005075	表达上调	
食道癌	cirITCH	表达下调	
肺癌	cirITCH	表达下调	

RNA 是生命起源过程中早期出现的主要物质，是 DNA 和蛋白质前产生的生命物质，在进化过程中许多功能被 DNA 和蛋白质取代。令人深思的是这类稳定、保守的分子机制为什么在进化过程中持续显现，提示它们有更重要而基础的功能有待阐明。

免疫系统是机体防御功能的核心，以分子和细胞层面的作用为主。组织、器官和整体层面的防御功能由神经-体液调控，形成病理生理反应，临床表现为常见的症状，如发烧、咳嗽、流涕、呕吐、腹泻等，有明显的直观防御效应：发烧有杀伤微生物的效应；咳嗽和流涕有排除气道异物(包括病原体)的效应；呕吐、腹泻是对异物的保护性排除反应等。然而，当这些防御性反应过度时对机体有害，成为治疗的内容，进化过程中这些防御功能不断完善、优化，如果进化不匹配则成为致病因素。

第二节　免疫系统的改变与"卫生假设"

对人类免疫系统的宏进化已有初步认识，有待深入研究。对个体的免疫系统微进化过程的认识还在初始阶段，异质性很强，即个体差异很大。无菌动物的研究表明正常的天然免疫是"有菌免疫"("感染免疫")，机体作为"细胞王国"是人类细胞与微生物、寄生物动态平衡的共生体，免疫系统是"细胞王国"不同成员间的协调机制，"细胞王国"成员间的平衡改变必然影响免疫机制的组成或功能，可以引起疾病，成为许多现代病发生、发展的基础。

一、人类社会发展对人体免疫系统发育的影响

个体发育反映系统发育，即微进化应该与宏进化一致，否则遗传机制与发育进程不协调就可能导致疾病的发生发展。人类进化过程中随着人类社会的发展和进步，人类生存的微生态环境多次发生重大变化，对人体的结构和功能产生重大影响。例如，由于火的普遍使用，人类的进食方式发生重大改变，由生食改为熟食，不仅改变了消化系统的结构，也改变了肠道菌丛的结构和组成，对免疫系统有重大影响。工业革命后卫生设施的革命性改变，尤其是饮用水的净化，人类与土壤接触机会减少，切断了大多数肠道微生物和寄生虫的循环传播途径，延迟和改变了免疫系统的发育，导致哮喘、过敏等变态反应现代病发病率的大幅度升高。

蠕虫病是古代及现代热带地区和中低收入国家人群的常见肠道寄生虫病。半个世纪前蠕虫寄生虫病在我国还普遍存在，幼儿园有蛲虫、蛔虫传播，门诊还能见到胆道蛔虫症，普通药房出售"打虫药"。近三四十年来由于生活水平的迅速提高，社会环境和卫生状况的改善，寄生虫病的发病率大幅度下降，已不属于常见病、多发病之列。但是，有利有弊，在人类进化的数百万年历程中寄生虫是重要的常见致病生物、免疫系统基本的防御对象之一，致使微进化过程中寄生虫成为免疫系统正常发育的主要刺激物之一。对无菌动物的系统研究表明：在个体的正常生长发育过程中如果没有寄生虫的免疫刺激，就不能形成正常、健全的免疫系统，即免疫缺陷，可能罹患自身免疫性疾病。深入研究发现蠕虫病高发地区的炎症性结肠病和其他免疫病理性疾病的发病率低；临床研究表明某些蠕虫制剂对一些自身免疫性疾病有治疗效应（表 3-6 和图 3-12）。

表 3-6　蠕虫对自身免疫病的免疫调制

机制	疾病	蠕虫
Th1 向 Th2 转换	类风湿性关节炎	*Acanthocheilonema vitae*
	多发性硬化	*Trichenilla spiralis*
	Graves 症	*Schistosoma mansoni*
	1 型糖尿病	*Trichenilla spiralis*
		Schistosoma mansoni
Th17 下调	多发性硬化	*Trichenilla spiralis*
	炎症性结肠病	*Heligmosomoides polygyrus*
Th22 上调	类风湿性关节炎	*Acanthocheilonema vitae*
	炎症性结肠病	*Trichuris trichura*
Treg 扩增	类风湿性关节炎	*Fasciola hepatica*
	多发性硬化	*Trichenilla spiralis*
		Schistosoma mansoni

续表

机制	疾病	蠕虫
Treg 扩增	1 型糖尿病	*Schistosoma mansoni*
	炎症性结肠病	*Trichenilla spiralis*
		Schistosoma mansoni
B10 细胞扩增	类风湿性关节炎	*Acanthocheilonema vitae*
	多发性硬化	*Schistosoma mansoni*
		Acanthocheilonema vitae

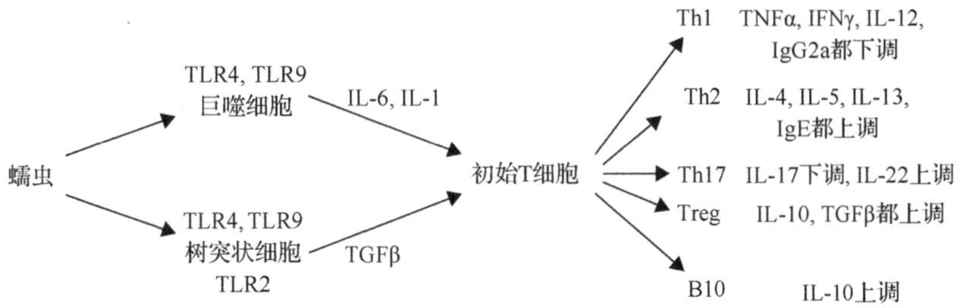

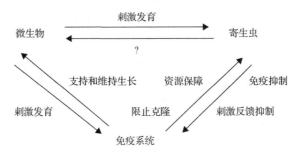

图 3-12　蠕虫的免疫调制作用

蠕虫是多细胞寄生虫，可以在体内许多部位寄生，多见于胃肠道。通常以长期、慢性感染的方式存在，影响宿主
免疫系统的固有免疫和获得性免疫，阻断变态反应和自身免疫的炎症反应通道

二、"卫生假设"

工业化社会卫生设备的普及阻断了寄生虫在人群中的传播，导致人体生态系统中寄生虫消失和共生菌丛改变，影响免疫系统的正常发育，可能是免疫相关疾病发生的基础。20 世纪 80 年代注意到大家庭的孩子的变态反应患病率明显低于小家庭孩子的患病率，仔细分析研究后提出"卫生假设"（图 3-13）。

图 3-13　体内共生生物与免疫系统的相互作用

"卫生假设"认为感染性疾病减少是自身免疫和变态反应性疾病增多的原因，并得到临床和流行病学调查资料的支持。已有资料表明这些疾病的发生与社会工业化水平、卫生设施（上、下水系统，公共卫生设施等）的普及相关，发达国家的发病率比发展中国家的发病率高，城市的发病率比农村的发病率高；个人和家庭调查表明，幼时接触动物多的发病率低，大家庭成员中排行靠后子女的发病率低。反映出出生后缺乏环境腐生菌和肠道共生菌对早期免疫系统的激发，影响固有免疫系统的健康发育，导致过敏性免疫反应的发生。

"卫生假设"的提出推动了免疫系统发育的研究，是变态反应性疾病、哮喘等防治研究的重要基础，端正了人们对微生物的认识，验证了机体是"细胞王国"的理论，通俗易懂，有实际意义。有人担心"卫生假设"会否定人们的卫生习惯，影响传染病的防治。其实不然，许多不精确的科学名词在生活中广泛应用并无大碍。民间有俗语道"不干不净，吃了没病"，老北京卖冰棍的叫卖"冰棍败火，拉稀不赖我！"这些"谬论"并未造成多大的不良后果，反而引起人们对生活方式和习惯的深思和反思。由于生活水平的迅速提高，生活方式的改变，清洁卫生是主要内容之一；另外由于"医保"的普及，抗生素的大量使用……"卫生假设"提供的大量证据为进化医学研究和临床实践开辟了新的视角，有理论意义和应用前景。

第三节　现代病中的慢性炎症

研究表明有些慢性炎症与现代病有关，除了变态反应、自身免疫病和炎症性结肠病与"卫生假设"相关外，还有肥胖症、动脉粥样硬化和伴有外周血促炎症因子水平升高的神经系统疾病(抑郁症、阿尔茨海默病、帕金森病等)，以及部分病毒、细菌诱发的肿瘤。

一、支气管哮喘和变态反应

哮喘是涉及固有免疫和获得性免疫系统的常见呼吸道疾病。全球约 3 亿人罹患此病。临床上有两类哮喘：非变态反应性(内源性)和变态反应性(过敏性)。儿童和近半数成人哮喘属变态反应性哮喘，由吸入或摄入变应原引起，如室内尘埃、动物皮毛或植物花粉等。内源性哮喘通常见于老年人，由下呼吸道病毒性感染或受香烟、寒冷空气的刺激或应激所致。也可见二者混合型的患者。

过敏性哮喘发作前有先兆症状如打喷嚏、流鼻涕、咳嗽、胸闷等，如不及时处理，可因支气管阻塞加重而出现哮喘，哮喘是综合征，有多种类型。变态反应型的哮喘可从儿时开始，是富裕社会的多发病。非变态反应型的哮喘女性患者较多，与遗传及环境因素有关。

哮喘是呼吸道的慢性炎症性疾病，由固有免疫和获得性免疫系统的多种细胞与上皮细胞相互作用导致支气管过敏反应状态：黏液分泌过多，气道管壁重构，气道狭窄，反复发作气短、气喘和胸闷等症候。研究表明哮喘往往合并其他呼吸道症状，多数哮喘患者伴发鼻炎；近半数过敏性鼻炎患者伴发过敏性哮喘；哮喘患者容易合并鼻窦炎。哮喘发作时上、下呼吸道都是过敏性炎症状态，病变一样只是部位不同，由于解剖结构的连续性和病理生理功能的相似性，下呼吸道过敏性炎症实际上是过敏性鼻炎上呼吸道炎症的延伸，由过敏性鼻炎发展而来，可以称为"过敏性鼻炎-哮喘综合征"。

引起哮喘的变应原种类繁多。除感染外，不同个体有不同的变应原，要仔细寻找确定。季节性变应原，如花粉能引起间歇性/季节性变应性鼻-结膜炎。最常见的变应原如动物皮毛和屋尘螨，因为这些变应原常年存在引起持续性哮喘和/或鼻炎。变应原的致敏性与颗粒大小有关，如花粉较大，易被上呼吸道屏障过滤，所以，花粉过敏以上呼吸道症状为主，出现鼻塞改为口腔呼吸时，避开了上呼吸道的滤过功能，可导致下呼吸道的症状。屋尘螨和宠物变应原较小，容易进入下呼吸道诱发哮喘。

呼吸道相关的树突状细胞摄取变应原后加工成小肽，在淋巴结内提呈给初始细胞，在 IL-4 存在下导致初始细胞向 2 型辅助 T 细胞(Th2)分化并迁移到黏膜上。Th2 细胞分泌多种细胞因子(IL-3、IL-4、IL-5、IL-9、IL-13 和 GM-CSF)，这些细胞因子形成炎症反应，导致哮喘发生。这些反应包括 IL-3、IL-5 和 GM-CSF 刺激嗜酸性粒细胞成熟、迁移和生存及募集嗜碱性粒细胞。IL-4 刺激 B 细胞产生的免疫球蛋白型别转换为 IgE，而 IL-3、IL-9、IL-13 促进肥大细胞分化、成熟。经过变应原的作用，嗜酸性粒细胞和肥大细胞分泌组织胺、白三烯、细胞因子、趋化因子等产生哮喘症状。

过敏性鼻炎和哮喘在吸入过敏原后的免疫反应是一致的：外周血嗜酸性粒细胞增多；上呼吸道和下呼吸道的过敏性炎症有相似的炎症细胞渗出，都有 Th2 细胞、肥大/嗜碱细胞、嗜酸性粒细胞参与，以及 IgE 和细胞因子、炎症因子的参与，如 IL-4、IL-5、IL-13、RANTES 和 GM-CSF 等。与 IgE 结合的组织肥大细胞和嗜碱性粒细胞，在接触变应原后，被激活释放组胺、白三烯和其他介质，引起速发性鼻部刺激症状——打喷嚏、流鼻涕和鼻塞；下呼吸道的速发症状是支气管痉挛和黏液的高分泌，引起咳嗽、呼吸困难、胸闷和喘息。

鼻病毒是导致哮喘病加剧的最常见的病因，鼻病毒感染导致气道反应性增高，促进变应原引起的哮喘反应的发展，增加变应原激发后的嗜酸性粒细胞在气道内募集，再通过产生细胞因子网络正反馈调控，加重症状。即使在没有感染时，持续接触低水平的变应原也可导致气道的炎症浸润和 ICAM-1 表达，称为最小持续炎症。ICAM-1 是鼻病毒的主要受体。

肥胖是影响哮喘的重要危险因素。肥胖哮喘包括多种类型：由普通的较瘦哮喘患者发展成肥胖哮喘患者；由于环境污染严重产生的独立表型－肥胖罹患哮喘－肥胖哮喘。肥胖和哮喘两者结合起来使病情复杂，肥胖者罹患哮喘的危险性增加，肥胖的哮喘患者症状更重、更频发，更易恶化，对一些治疗的反应性差，因而生活质量差。目前，肥胖哮喘已作为专题研究，探讨其发病机理和临床处理新方案。研究表明代谢失调比脂肪堆积对哮喘的影响更大(图 3-14)。

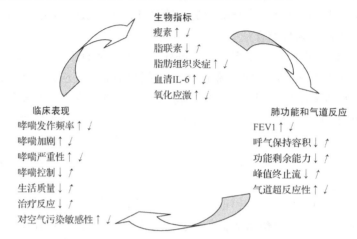

图 3-14　肥胖作为成人哮喘的生物指标和临床转归
垂直箭头表示肥胖引起的效应；斜箭头表示减肥引起的效应；FEV1. 1s用力呼气容积
(forced expiratory volume in one second)，是诊断哮喘的常用指标

哮喘的特征是气道的高反应性(hyperresponsiveness)、可逆性阻塞，产生过多的黏液和气道重建。气道上皮的树突状细胞和 Th2 细胞在哮喘发作中起关键作用。近年来的研究发现除了 Th2 细胞外，其他 CD4$^+$T 亚群细胞(Th17、Th9)和固有免疫系统的细胞，如肥大细胞和 2 组先天性淋巴样细胞 2 型(ILC2)也能产生 IL-9 参与哮喘的各种病理生理反应。Th9 细胞是初始 T 细胞在 IL-4 和 TGF-β 作用下形成的产生大量 IL-9 的细胞，由于 IL-9 的多嗜性，通过 STAT1、STAT3 和 STAT5 影响 T 细胞、B 细胞、肥大细胞、气道上皮细胞等靶细胞的多种功能。深入研究发现肥大细胞、ILC2 和嗜酸性粒细胞也能产生 IL-9，正反馈地促进 T 细胞增殖和活化、增加 B 细胞产生 IgE，促进肥大细胞的增殖和分化。Th9 在哮喘中的作用正在继续研究，可能成为新的防治靶标。

许多研究者怀疑哮喘和肥胖都有遗传背景，从肥胖哮喘综合征患者发现少数候选基因，如参与脂肪积蓄和 Th2 炎症的 CHI3L1 和 PRKCA、LEP、DENNDIB。有人认为肥胖哮喘可能不受遗传多态性直接影响，是表观遗传或转录调节的结果，正在研究中。

二、作为自身免疫病的 1 型糖尿病

糖尿病(diabetes mellitus)是以糖代谢紊乱为主要特征的综合病症，是高度异质性的一组疾病，有类似的发病机制和主要征候。古代人类也有此病，但是不多见，祖国医学称为"消渴症"，与现代医学描述的"多饮、多尿、多食，消瘦"("三

多一少"）一致。世界卫生组织将糖尿病分为 4 型：1 型糖尿病、2 型糖尿病、继发性糖尿病和妊娠期糖尿病。虽然症状相似或相同，但是病因和人群分布不同。本节主要讨论作为自身免疫病的 1 型糖尿病。

许多 1 型糖尿病患者有明显的家族史，有些患者的病因不明。糖尿病是因胰岛素绝对或相对不足，靶细胞对胰岛素敏感性降低而引起的蛋白质、脂肪和电解质代谢紊乱的综合征，以高血糖为主要标志。高血糖是由于胰岛素分泌缺乏或耐受引起的，长期高血糖可导致多种组织，尤其是眼、肾、心脏、血管、神经的慢性损害和功能障碍。

从病名看糖尿病患者的尿是甜的，即尿糖阳性。其实不然，有的患者肾糖阈增高，即使血糖达到糖尿病诊断标准，尿糖仍可阴性。因此，尿糖阳性不作为诊断标准，血糖异常升高是诊断糖尿病的唯一标准。有"三多一少"症状者，一次异常升高的血糖值即可诊断。

按照发病机制的不同，临床上将糖尿病分成 1 型和 2 型两大类，二者都有明显的遗传背景，近半数的患者有糖尿病家族史。已经发现了与 2 型糖尿病相关的多种基因突变，如胰岛素基因、胰岛素受体基因、葡萄糖激酶基因、线粒体基因等。1 型糖尿病有多个 DNA 位点参与发病，以 HLA-DQ 位点多态性关系最为密切，在某些因素作用下形成杂种胰岛素（hybrid insulin）导致自身免疫病，发展为 1 型糖尿病（图 3-15）。

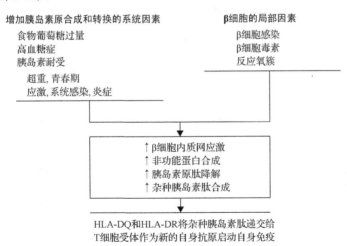

图 3-15　环境因素内质网应激和 β 细胞自身免疫的启动

深入研究发现 1 型糖尿病患者往往有免疫系统异常，在某些病毒（如柯萨奇病毒、风疹病毒、腮腺炎病毒等）感染后胰岛 β 细胞被破坏，导致自身免疫反应，发展成自身免疫病。1 型糖尿病患者严重高血糖时出现典型的多饮、多尿、多食、乏力消瘦症状。其病理生理学机制：血糖升高引起渗透性利尿，所以多尿；因而口渴，导致多饮；糖尿病患者的外周组织对葡萄糖利用发生障碍，脂肪分解增多，因饥饿而多食；同时导致蛋白质代谢负平衡，因而乏力、消瘦。在酮症或酮症酸中毒时"三多一少"症状更为明显。

自身免疫病是 1 型糖尿病的第一阶段，如果不经有效控制，可以导致急性并发症，如低血糖症、酮症酸中毒、非酮高渗性昏迷等。严重的长期并发症有：心血管疾病、慢性肾衰竭(糖尿病肾病)、视网膜病变(糖尿病眼病)、神经病变及微血管病变。其中，微血管病变可能导致阳痿和伤口难以愈合。而足部难以愈合的伤口则可能导致坏疽(称为"糖尿病足")，严重时导致截肢。糖尿病还容易引发牙周病。

进食过多、体力活动减少导致的肥胖症是 2 型糖尿病主要的致病性环境因素，有 2 型糖尿病遗传易感性的个体容易罹患 2 型糖尿病(详见第四章)，若得不到及时诊治也可发展上述并发症。

虽然 1 型糖尿病的发病有遗传因素，近 30 年来全球的 1 型糖尿病发病率升高了好几倍，虽然有全球一体化、移民迅速增加的因素，但是遗传因素的改变不可能这么快，研究资料表明只能用环境因素或生活方式的改变影响胰腺的结构和功能，诱发胰岛的自身免疫性疾病来解释(表 3-7)。环境影响因素包括胎儿、婴幼儿和生长发育期的肠道病毒感染、饮食和毒物，阐明这些危险因素的作用机制是预防或延缓 1 型糖尿病发生、发展的基础。

表 3-7　可能激发和预防胰岛自身免疫反应的环境因素

胎儿期	婴幼儿期	成人期
促进因素		
先天性风疹	**肠道病毒感染**	持续或反复肠道病毒感染
母亲肠道病毒感染	频发呼吸道或肠道感染	**体重超重或快速增重**
剖宫产	异常肠道菌群	高血糖、果糖摄入
出生体重大	过早进食牛奶、蛋类、谷类	饮食硝酸盐或亚硝胺
高龄产妇	**婴儿体重超重**	**青春期**
母亲进食蔬菜少	严重疾病	类固醇治疗
		胰岛素耐受
		心理应激
保护性因素		
大量摄入维生素	第 1 个月内用益生菌	未知
	高 ω-3 脂肪酸	
	母乳喂养 4 个月后	
	开始补充固态食物	

注：黑体字表示研究报道较多

三、动脉粥样硬化症——难以消除的慢性炎症

动脉粥样硬化症是由血浆高浓度低密度脂蛋白胆固醇引起的炎症性疾病。胆固醇是细胞膜结构的重要成分，机体可以合成一部分，还可以从食物中摄取一部分。古人从食物中摄取的胆固醇不多，不易导致疾病；现代人食物中富含胆固醇，饮食不当可导致血液中胆固醇过高，黏附并进入血管内皮引起血管壁的炎性病变。内皮细胞的病变和功能失调是动脉粥样硬化斑块形成和变化的关键。内皮细胞功能失调影响白细胞的炎症反应和血小板的凝血机制，也影响血管壁的平滑肌细胞。持续的炎症反应导致巨噬细胞和淋巴细胞积聚形成斑块。由于低密度脂蛋白胆固醇黏附穿入内皮细胞需要细胞损伤的基础，大中动脉（尤其是分叉处）容易发生血液流变学和动力学异常作用引起损伤，是动脉粥样硬化斑块的好发部位，容易发展成为心脑血管疾病。

动脉粥样硬化的致病因素比较复杂，低密度脂蛋白胆固醇水平升高是直接因素，高血压、糖尿病、吸烟者易发，还受遗传因素影响，疱疹病毒（尤其是 HCMV）感染可加重疾病进程，往往是多种因素的组合。对动脉粥样硬化病损部位的研究分析，与其他脏器的炎症比较，可以认为动脉粥样硬化斑块本质上是血管壁的一类特殊的慢性炎症（表 3-8）。典型的急性炎症是自限性的，有促炎症机制，募集成熟的炎症细胞形成炎症反应，炎症后期有通过凋亡和清理机制消除炎症残留物，有明显的组织修复机制。动脉粥样硬化斑块有明显的白细胞募集效应，但是缺乏有效的白细胞消退和修复机制，可能是斑块不消退，导致持续慢性炎症状态的病理基础。到疾病晚期细胞凋亡及炎症残留物清除机制（efferocytosis）受损，斑块破裂与血小板形成血栓导致严重的疾病。

表 3-8　动脉粥样硬化与其他慢性炎症的比较

疾病	炎症细胞成分			结缔组织成分或细胞	胞外基质	发病机制
	巨噬细胞	淋巴细胞	粒细胞			
动脉粥样硬化	＋	＋	－	平滑肌	Ⅰ、Ⅲ、Ⅳ胶原，弹性蛋白，蛋白多糖，纤维结合素	内皮损伤功能失调，基质降解形成坏死，形成纤维帽新基质
肝硬化	＋	＋	－	成纤维	Ⅰ、Ⅲ胶原	基质细胞损伤坏死，新基质和疤痕替代
肾小球硬化症	＋	＋	－	肾小球膜	Ⅰ、Ⅳ胶原，纤维结合素	上皮和内皮损伤功能下降，新基质形成
类风湿关节炎	＋	＋	±	滑膜成纤维	Ⅰ、Ⅲ胶原，蛋白多糖	滑膜细胞损伤，新基质结痂
肺纤维化	＋	＋	±	平滑肌成纤维	Ⅲ、Ⅳ胶原，纤维结合素	肺泡气管炎性渗出，基质沉淀成痂
慢性胰腺炎	＋	＋	－	成纤维	胶原，纤维结合素，蛋白多糖	上皮损伤管道周围炎，间质坏死，新基质形成

注：＋.阳性；－.阴性

近年来的细胞分子生物学研究表明胆固醇晶体通过溶酶体和炎症体途径可以激发白介素-1β 的产生分泌至细胞外，通过血液循环激发肝脏产生白介素-6 最终导致炎症状态(图 3-16)。从理论上阐释了高胆固醇血症和/或内源性胆固醇合成高的患者形成动脉粥样硬化慢性炎症状态的机制。

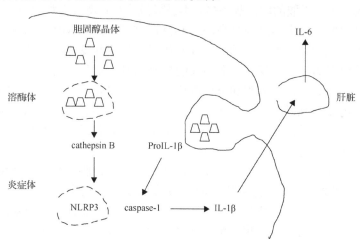

图 3-16　细胞内胆固醇晶体与炎症的关系

巨噬细胞吞噬或胞内重新形成胆固醇晶体，引起溶酶体活化释放组织蛋白酶 cathepsin B 至细胞质中，激活含有 NLRP3 (nucleotide-binding leucine-rich repeat-containing receptor 3) 的溶酶体产生和分泌白介素-1β (IL-1β)，最终导致肝脏产生白介素-6 (IL-6)，这条作用途径将高胆固醇血症与血管炎症连接起来

多年的临床和实验研究表明 HCMV 的隐性或慢性感染与动脉粥样硬化的发展相关。HCMV 感染血管壁可以影响多种细胞，包括单核/巨噬细胞、平滑肌细胞和内皮细胞。感染平滑肌细胞使血管壁增厚、管腔狭窄，促进斑块形成；感染单核/巨噬细胞促进病毒播散；内皮细胞起病毒储存库的作用。多种因素导致 HCMV 持续感染，引起内皮细胞功能失调，激活促炎症信号系统，包括 NF-κB、SP-1、PI3K 和 PDGF 受体，这些信号途径的活化增加单核细胞的迁移和增殖，平滑肌细胞的脂质积累加深了动脉粥样硬化斑块的病损。HCMV 感染还增加内皮细胞的黏附分子表达，改变单核细胞和巨噬细胞的溶解蛋白质能力，从血流中募集初始单核细胞，与已感染 HCMV 的内皮细胞接触使病毒颗粒转入单核细胞而播散；另外内皮损伤促进血栓形成，成为心、脑血管病的诱发因素。临床研究表明：稳定冠心病和急性冠心病发作患者的外周血 HCMV DNA 水平明显高于健康对照，同时有 C-反应蛋白水平的升高，并测出动脉粥样硬化斑块中 HCMV DNA 的水平与斑块中淋巴细胞免疫激活状态相关，表明 HCMV 的再激活与动脉粥样硬化进展相关。

经过多年的系统研究，对照实验性小鼠动脉粥样硬化模型和临床动脉粥样硬化病损及患者血液标本的资料，已经取得了动脉粥样硬化症本质上是慢性炎症性疾病的充分证据(表3-9)。动脉粥样硬化症是难治的动脉管道的慢性炎症,防治策略除了从病因方面考虑外,还需考虑抗炎症和免疫机制。

表 3-9　动脉粥样硬化免疫机制的作用——细胞介质和生物指标

	小鼠动脉粥样硬化	人类动脉粥样硬化	评注
细胞类型			
CD4$^+$辅助T细胞	IFN-γTh1为主,增加病损发展	IFN-γ和IFN-γ-Th17双阳性细胞	Th2和Th17不明
CD8$^+$细胞毒T细胞	较少见	较CD4$^+$Th少	当细胞抑制通路受损时促硬化
Treg细胞	CD25$^+$Foxp3$^+$Treg	CD25$^+$Foxp3$^+$Treg	人比鼠的CD25$^+$与Foxp3$^+$
	病患进展时减少	病患进展时减少	相关性小
B1细胞	产生ox-LDL的自然抗体	?	可能有保护作用
B2细胞	存在硬化动脉外膜中	?	可能有促进作用
单核细胞	促炎Ly6C^{hi}Gr-1$^+$	促炎CD14^{hi}CD16$^-$	人与鼠可比性小
巨噬细胞	主要炎症细胞,偏M1	主要炎症细胞,偏M1	
中性粒细胞	可能存在于极早期病损中	尚无证据证明	血栓中可测出
肥大细胞	参与病损发展	不如小鼠明显	
生物指标			
高反应急性相蛋白(hsCRP)	低或无	临床危险指征	反映总的炎症程度,不参与局部病损
抗ox-LDL抗体	高胆固醇血症和病损相关	高胆固醇血症和病损相关	抗体有保护作用
抗ox-Hsp60抗体	高胆固醇血症和病损相关	高胆固醇血症和病损相关	

注:ox-LDL,氧化低密度脂蛋白;ox-Hsp60抗体,氧化Hsp60抗体

四、反向胆固醇输送与免疫反应

食物与炎症的关系是有待深入研究的领域。"神农尝百草",人类在进化过程中识别了可食和不可食的生物,积累了有关的生活经验;中医的"食疗学"总结了许多对疾病有影响的食材,用于防治一些疾病,其作用机制有待深入研究阐明。现代医学对食品与炎症的关系研究方兴未艾,其中对胆固醇与炎症关系的研究较多,尤其是反向胆固醇输送(reverse cholesterol transport,RCT)与免疫反应的关系受到广泛关注,可能解释动脉粥样硬化的部分发病机制。

动脉粥样硬化是大、中动脉的慢性病,由胆固醇沉积刺激引起以巨噬细胞为主的炎症反应。胆固醇血症导致胆固醇在巨噬细胞和其他免疫细胞中堆积,促进炎症反应,包括Toll样受体(TCR)信号途径扩大、炎症体激活和骨髓及脾脏中单核细胞、中性粒细胞产生。在细胞层面TCR信号途径活化导致胆固醇流出减少,胆固醇积蓄增多,炎症反应增加。

反向胆固醇输送是将胆固醇从外周组织通过血液运回肝脏的多步过程。从外

周组织来的胆固醇分别由 ATP 结合盒运输者 ABCA1 和 ABCG1 运送至阿扑脂蛋白 A1(apolipoprotein, APOA1)和高密度脂蛋白(HDL)。HDL 中的胆固醇脂可被转移，在胆固醇脂转移蛋白辅助下与三酰甘油交换进入富含 APOB 的脂蛋白(如低密度脂蛋白 LDL 和极低密度脂蛋白 VLDL)中。也能被肝脏的清道夫受体 B1(SRB1)摄取，肝脏中的胆固醇能转化为胆酸而被清除。

　　生理状态下，肝脏和小肠分泌以 β 高密度脂蛋白(βHDL)为主要蛋白成分的 APOA1，被组装到肝细胞和肠道上皮细胞中与 ATP-结合蛋白转运者 A 亚族成员 1(ABCA1)相互作用形成 βHDL 颗粒。巨噬细胞上的 ABCA1 促使胆固醇和磷脂流向脂质较少的 βHDL 前体颗粒启动 RCT 过程。ABCG1 进一步促进胆固醇流向 HDL 颗粒，HDL 中游离的胆固醇被卵磷脂-胆固醇乙酰转移酶(LCAT)酯化成胆固醇酯。游离的胆固醇或胆固醇酯在肝脏里可被清道夫受体 B1(SRB1)直接清除，在血液循环中 HDL 的脂质成分大部分被去除，蛋白部分继续在血液中循环。存贮在肝脏中的胆固醇通过 RCT 以分泌型富含甘油酸三酯的形式循环，或在极低密度脂蛋白中通过 ABCG5 和 ABCG8 分泌至胆汁而排出。血浆胆固醇酯转移蛋白(CETP)介导 HDL 中的胆固醇酯转换成 VLDL 中的三酰甘油。由脂蛋白酯酶和肝脂酶介导的溶脂级联反应引起三酰甘油水解，结果形成富含胆固醇和胆固醇酯的 LDL。虽然大部分 LDL 在肝脏内被清除，也可以向外周组织提供胆固醇，其中有一部分可以被动脉壁摄取，其中改变了的氧化或聚集的胆固醇由巨噬细胞摄取，通过 Toll 样受体途径形成泡沫细胞，导致髓系过氧化酶的产生和形成炎症(图 3-17)。

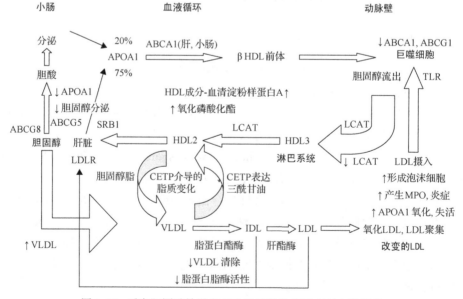

图 3-17　反向胆固醇输送(RCT)及天然免疫反应对它的调节

胆固醇代谢是多层面、错综复杂的过程。不同个体的差异很大，受遗传、个体发育、饮食习惯等的多方面影响。反向胆固醇输送(RCT)是胆固醇代谢的重要方面，与炎症相关，急性相反应抑制RCT，急性感染时HDL变成有促炎症作用的因素。

对动脉粥样硬化斑块形成机制的研究表明，低密度脂蛋白经过轻微的氧化改变即可被抗原递呈细胞的模式识别受体摄取，但是不改变阿扑脂蛋白的肽链，在主要组织相容性抗原和辅佐刺激因子作用下刺激抗原特异性T细胞克隆增殖，加重动脉粥样硬化斑块病变。在动脉粥样硬化斑块中主要的炎症细胞是偏向于M1的促炎性巨噬细胞，可以见到CD4$^+$T细胞、CD8$^+$T细胞和调节性T细胞(Treg)，也有髓系抑制细胞(MDSC)。但是没有中性粒细胞参与的证据。根据小鼠实验性动脉粥样硬化和人类动脉粥样硬化斑块的观察假设的动脉粥样硬化斑块形成的免疫机制如图3-18所示。

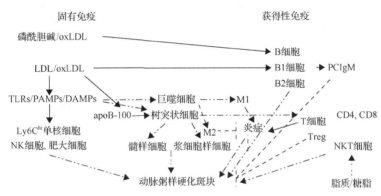

图3-18 动脉粥样硬化斑块形成的免疫机制
不同的线条代表不同的作用机制和途径

巨噬细胞在动脉粥样硬化中的作用机制已经研究多年，随着对单核/巨噬细胞系统认识的深入，逐步阐明了单核细胞在动脉粥样硬化斑块中的不同分化和作用。动物实验研究表明去除单核细胞可以明显地减少斑块形成，去除分化了的巨噬细胞对斑块的大小没有影响。血管壁中的巨噬细胞能增殖，有些由于异常的基因表达能逃逸凋亡机制而长期存在，导致斑块增大(图3-19)。

对多种动物实验模型的研究和临床病例资料的分析，发现冠状动脉粥样硬化(冠心病)有复杂的遗传背景，已查出100多个遗传基因多态性的位点与其相关，有待进一步实验和临床研究的证实。表观遗传学的机制也有待深入研究。表3-10摘录部分经基因组相关研究测出的与冠心病相关的基因，所涉及的基因广泛，不仅有脂质相关基因，还有各种非脂质相关基因，尤其是与心脏、血管、血液调控相关的各个系统的基因，反映出心脏结构和功能调控网络的高度复杂性。该网络的任一节点异常都可能影响冠心病的发生发展。

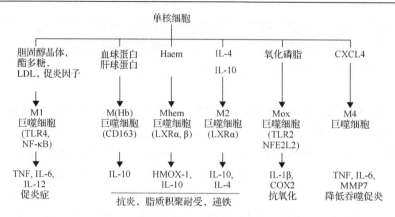

图 3-19　动脉粥样硬化斑块中不同类型的巨噬细胞及其作用

表 3-10　基因组相关研究测出的与冠心病相关的基因

基因符号	基因名称	基因功能
脂质相关基因		
ABCA1	ATP 结合框，A 亚族	胆固醇流出
APOA5	载脂蛋白 A-V	胞质三酰甘油和高密度脂蛋白
CETP	胆固醇酯转移蛋白	在脂蛋白间转移胆固醇酯
LDLP	低密度脂蛋白受体	低密度脂蛋白更新
LPA	脂蛋白	抑制血浆激活因子抑制物的丝氨酸蛋白酶
非脂质相关基因		
ABO	ABO 血型组	糖基转移酶
CDKN2A	依赖周期素的激酶 2A	细胞周期调节物
COL4A1	胶原 IV 型 α1	胶原
CXCL12	CXC 趋化因子配体 12	激活淋巴细胞
DNM2	动力素 (dynamin) 2	内吞作用和细胞运行性
HSP90B1	热激蛋白 90β，成员 1	辅助分子伴侣
PDGFD	血小板衍生的生长因子 D	生长因子
PPP1R3B	蛋白磷酸化酶 1，调节亚单位 3B	调节肝糖原合成
TCF21	转录因子 21	上皮细胞和间质细胞表达的转录因子
ZNF259	锌指蛋白 259	神经发育调节物

　　动脉粥样硬化在古代的达官贵人中并不少见，但是平民百姓中不多见，堪称"富贵病"。用动物建立动脉粥样硬化模型时发现有的动物很难产生动脉粥样硬化斑块，这些动物往往好动（如大鼠、小鼠、狗）；有的有自发性动脉粥样硬化发生，

这些动物则少动(如猪);有的很容易建立动脉粥样硬化模型(如鸽子)。提示动脉粥样硬化是进化过程中早已出现的老问题,到现代社会随着物质生活水平的提高,由于不良的生活方式成为人类的主要"杀手"。

炎症可以由不同的刺激诱发,包括感染因子、组织损伤、自身免疫病和肥胖症。有些炎症呈急性感染而且能够修复,其他的则成为慢性炎症,可以是全身性地或是局部地持续影响机体。动脉粥样硬化是局部慢性炎症,但是可以影响全身,受多个系统的影响,主要是脂质代谢紊乱,容易涉及糖代谢异常并发糖尿病;如果涉及肾素-血管紧张素-醛固酮系统(renin-angiotensin-aldosterone system,RAS)等导致高血压可使病情更为复杂,若不及时控制容易恶化、加重。

从一个半世纪前魏尔啸对动脉粥样硬化的早期研究,认为是血管壁由脂质引起的连续性炎症,到现代动物实验的进行性和退行性动脉硬化(atheroprogression and atheroregression)模型,都显示了动脉粥样硬化的失败性炎症本质(failed inflammation)。针对这个特征拟采取的治疗策略是抑制炎症的再发生和诱导消炎机制的作用,具体措施正在探索研究中。综观人类临床研究和动物模型的情况,可以说动脉粥样硬化是免疫失败的炎症,机体难以通过免疫系统战胜炎症,还要通过饮食、行为等其他方面的措施才能战胜疾病。有人正在研究找出启动清除机制的疗法,提高动脉粥样硬化斑块的稳定性或缩小斑块大小。近年来我国中医药治疗动脉粥样硬化对于稳定病情、减轻症状取得了明显疗效,但有待深入研究阐明。临床医师总结出防治动脉粥样硬化、糖尿病等疾病的经验为"管住嘴,迈开腿",反映了生活方式与这些疾病的关系(见第四章)。

五、作为老年病的肿瘤

虽然衰老和肿瘤是两个概念,但是二者有明显的相关性,尤其是细胞的衰退和炎症反应,以及临床和流行病学资料显示随着年龄的增长肿瘤发病率增高。有些学者将肿瘤视为一类老年病,有的认为肿瘤是老年相关性疾病。

细胞衰退(senescence)与细胞凋亡类似,是正常细胞的生活过程,机体衰老(aging)与细胞衰退也相关,老年组织中的细胞积累了过去各种原因引起的基因损伤。基因组损伤积累学说认为:机体的衰老是背景(本底)辐射和氧化应激作用下产生的基因组损伤积累所致,到生命的晚期产生影响。细胞衰退是机体的一种防癌机制,在年轻时可能起作用,但是也诱导衰老。衰老组织过度刺激导致稳态失衡,可以促进肿瘤生长。

炎症反应可以是细胞衰退(senescence)的标志之一,炎症可以促进肿瘤增殖和浸润。衰退细胞虽然不能增殖,仍然是代谢和转录活跃的,能通过产生大量的炎症介质影响微环境。衰退细胞的这种表型称为"衰退相关分泌表型"(senescence-associated secretory phenotype，SASP)，分泌大量的炎症细胞因子和趋化因子影响邻近细胞，产生衰退炎症反应(senescence inflammatory response，SIR)。衰退细胞相关的炎症反应对机体有利有弊，肿瘤中的衰退细胞可以通过 SASP 募集免疫细胞清除肿瘤，持续的 SASP 则引起免疫抑制和肿瘤增殖、浸润。

　　衰老促进肿瘤的机制：过度活跃的 DNA 损伤反应可以促进遗传基因突变和表观遗传突变。进化过程中形成的 DNA 损伤反应是用于应对基因毒应激的，但其结果有两面性：严重的损伤导致程序性细胞死亡或细胞周期休止，发挥了防癌效果，同时也减少了干细胞的库存。此外，DNA 和染色质修复错误可以在衰老组织中导致基因突变和表观遗传突变，以及细胞增殖失控增加肿瘤生长的危险性。衰老与肿瘤间调节和平衡的关系十分复杂，在细胞水平 DNA 损伤积累是衰老和肿瘤产生的共同原因，可以解释 P53 的抗癌和促衰老的多效作用；在机体水平抑制 IGF-1 和生长激素的作用可同时起抗衰老和抗肿瘤生长作用。虽然，IGF-1 在骨骼肌生长和维持中起重要作用，但是没有临床诊疗价值。

　　进入老年各个器官、系统开始衰退，免疫系统的衰退导致机体处于慢性炎症状态，肿瘤发病率增加。从临床和流行病学的资料分析，许多肿瘤实际上是一类老年病。但文献报道高龄老人的肿瘤病死率并无明显升高，百岁老人死于肿瘤的少见。看来免疫系统的衰退并非致死性或不可挽回，许多百岁老人善终，堪称无病仙逝，表明他们的免疫系统还在发挥正常的功能。如何保持免疫系统的正常功能，发挥免疫系统的潜力可能是老年抗癌的关键因素之一，充分发挥免疫系统的抗癌作用不仅有理论意义，也是临床防治肿瘤的关键之一，除了现有的免疫疗法，还需更深层次的探讨。

　　免疫系统是机体防御外敌和维持内部稳态机制的总称，包括分子、细胞和多种组织、器官形成的多层面复杂调控网络，犹如水面上的冰山，直观所见仅是小部分。中、西医对这个系统有不同的理解，中医从临床视角对人体的生理和病理有独到的认识和体会，有哲理性；西医在近 200 年的生物医学实验研究和临床、流行病学观察基础上逐步接近其真髓，已经探明了"冰山"的水面以上部分，近20 年来接触到水面以下的"冰山"。例如，ceRNA 调控网络对免疫的调控，开拓了免疫调节研究的新领域或新篇章。在肿瘤生物学研究中发现致癌机制不仅有"癌基因"和"抑癌基因"的关键性作用，还有"抑肿瘤 miRNA"和"肿瘤 miRNA"的重要作用(表 3-11、表 3-12 和图 3-20)。

表 3-11　抑肿瘤 miRNA

miR	染色体位点	肿瘤	靶标	附注
miR-15/16	13q14.2，3q25.33	CLL	BCL2	细胞系：结合后诱导凋亡
		结肠癌	COX-2	miR-16 与 HuR 拮抗
		滤泡淋巴瘤	CHEK1	伴随增殖加速和晚期 B 表型
miR-15/16	13q14.2，3q25.33	乳腺癌	WIP1	调节 Wip1 磷酸酶
		卵巢癌	BMI-1	低增殖和克隆性生长
		肺癌	CCND1&2，CCNE1	过表达 miR-15/16 致 G1-G0 阻滞
miR-34	1p36.22，11q23.1	结肠癌	SIRT1	有野生型 p53 时诱导凋亡
		胃癌	BCL2，NOTCH，HMGA2	
		肺癌	AXL	需要启动子甲基化
Let-7 族	9q22.32，Xp11.22	肺癌	KRAS，HMGA2	
	22q13.31，21q21.1	Burkitt	MYC	参与肿瘤的发生和维持
	19q13.41，11q24.1	淋巴瘤		
	3q21.1，12q14.1	乳腺癌	I16	炎症激活正反馈维持表观遗传转化状态
		前列腺癌	E2F2，CCND2	肿瘤抑制物
		肝癌	BCL-XL	诱导凋亡
miR-200 族 1p36.33,12p13.31		乳腺癌	ZEB1，ZEB2	下调引起乳腺癌进展
		膀胱癌	ERRFI-1	保持 EGFR 的配体依赖性
		鼻咽癌	ZEB1，CTNNB1	抑制细胞生长、迁移和浸润
		肺癌	FLT1/VEGFR1	抑制转移
		卵巢癌	p38a	改善生存和治疗反应

表 3-12　肿瘤 miRNA

miR	染色体位点	肿瘤	靶标	附注
miR-17-92	13q23.1	结肠癌	TEP-1，CTGF	上调 K-Ras、c-Myc，抑制 P53
		前列腺癌，Burkitt 淋巴瘤，睾丸癌	E2F2，E3F3	形成自调节回路
		肺癌	HIF1α	形成 c-myc，miR17/92，HIF1α 回路
		T-ALL	BIM，PTEN 等	抑制 PI3K
		乳腺癌	HBP1	抑制 Wnt/β-catenin
		成胶质细胞瘤	TGF-β2	肿瘤生长

续表

miR	染色体位点	肿瘤	靶标	附注
miR-222/221	Xp11.3	成胶质细胞瘤，甲状腺癌，前列腺癌	p27 (Kip1)	高水平 miR-222/221 维持低水平 p27 (Kip1) 刺激增殖
		肺癌，肝癌	PTEN，TIMP3	增强迁移
		乳腺癌	FOXO3A	
miR-21	17q23.1	胆管癌	PTEN	降低凋亡
		乳腺癌	TPM1	
		成胶质细胞瘤	RECK，TIMP3	
		前列腺癌	MARKS	启动凋亡耐受，迁移和浸润
miR-155	21q21.3	大 B 淋巴瘤	HGAL	
		鼻咽癌	JMJD1A	
		乳腺癌	WEE1	增加变异
		胰腺癌	TP53INP1	
		AML	CEBPB，PU.1	
			CUTL1，PICALM	

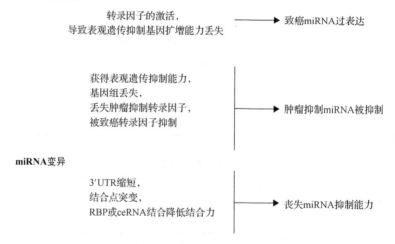

图 3-20　肿瘤中 miRNA 的失调

　　编码蛋白质的基因仅占人类基因组的很小部分（<2%），是水面上的"冰山"；编码 miRNA 的基因约占 2%，属水面下的"冰山"。对 RNA 调控网络的深入研究可能有助于中西医结合研究探明免疫和衰老的机制和原理，可以给作为老年病的肿瘤防治提供新的思路（表 3-12 和图 3-20）。

　　肿瘤细胞是从正常细胞变异而来，细胞变异由基因变异或表达异常引起，调节系统异常可以由环境因素或衰老所致。近年来对 RNA 调节系统的研究揭开了致癌机制研究的新篇章，可能为肿瘤防治开辟新的思路。

大量的动物肿瘤模型研究和带瘤生存者的临床资料表明，带瘤生存取决于三方面因素的影响：机体免疫状态、致癌因素的持续作用和肿瘤的遗传不稳定性。机体免疫状态是首要影响因素，随着机体的衰老免疫功能下降，肿瘤作为疾病的发病率增高。转化细胞在体内普遍存在，发展成为肿瘤是在机体免疫功能下降或异常的状态下出现的，所以肿瘤是老年病。

现代社会致癌因素广泛存在，因为多数病例难以找出确切的致癌因子，现在临床治疗中对致癌因素的消除往往被忽视，如果患者的致癌因子在食物或日常生活环境中持续接触，在致癌物持续作用下治疗效果很难评价。消毒的概念应该从杀灭微生物扩大到消除一切有害物，包括致癌因素。

遗传不稳定性是肿瘤的重要性状，是肿瘤发展和耐药的基础，是影响抗肿瘤治疗效果的主要因素。大多数肿瘤在肿瘤进展的某一段时期会出现遗传不稳定性，有时经过一段不稳定时相后回到相对稳定期。其作用机制和原因是错综复杂、多方面的，正在深入研究。

基因组不稳定性定义为基因组变异的趋势增加，其变化可以从核苷酸序列改变到染色体改变。基因组不稳定性由端粒损伤、中心体扩增、表观遗传变化和损伤引发。基因组不稳定是癌症发展的前提，发生在基因组维护系统不能保证基因组完整时，往往是遗传缺陷或环境因素（化学、生物因子或辐射）。除了确认的致癌物外，现代社会出现的低浓度化学物质在体内的积蓄可能间接影响基因组不稳定性，出现致癌效应，在老年时显现，所以肿瘤成为老年病。

（吴克复 宋玉华）

参 考 文 献

宋玉华, 吴克复. 1991. 人成纤维细胞衍生的抑制因子对肿瘤和转化细胞增殖、分化的影响. 中国医学科学院学报, 13: 48.

吴克复. 2012. 免疫的细胞社会生态学原理. 北京: 科学出版社.

Bernardes de Jesus B, Blasco M A. 2013. Telomerase at the intersection of cancer and aging. Trends Genet, 29(9): 513-520.

Bloomfield S F, Rook G, Scott E A, et al. 2016. Time to abandon the hygiene hypothesis: new perspectives on allergic disease, the human microbiome, infectious disease prevention and the role of targeted hygiene. Perspectives Public Health, 136(41): 213-215.

Boehm T, Takahama Y. 2014. Thymic development and selection of T lymphocytes. Current Topics in Micrology and Immunology, 373(1): 11-12.

Bonizzato A, Gaffo E, te Kronnie G, et al. 2016. CircRNAs in hematopoiesis and hematological malignancies. Blood Cancer J, 6: e483.

Chan J J, Tay Y. 2018. Noncoding RNA: RNA regulatory networks in cancer. Int J Mol Sci, 19(5): 1310.

Di Leva G, Garofalo M, Croce C M. 2014. MicroRNA in cancer. Annu Rev Pathol, 9: 187-314.

Esteller M. 2011. On-coding RNAs in human disease. Nature Rev Genetics, 12: 861-876.

Falandry C, Bonnefoy M, Freyer G, et al. 2014. Biology of cancer and aging: a complex association with cellular senescence. J Clin Oncol, 32(24): 2604-2610.

Ferguson L R, Chen H, Collins A R, et al. 2015. Genomic instability in human cancer: molecular insights and opportunities for therapeutic attack and prevention through diet and nutrition.Semin Cancer Biol, 35 (Suppl): S5-S24.

Greene J, Baird A-M, Brady L, et al. 2017. Circular RNAs: biogenesis, function and role in human diseases. Front. Mol. Biosci, 4: 38.

Huang Y J, Marsland B J, Bunyavanich S, et al. 2017. The microbiome in allergic disease: current understanding and future opportunities-2017 PRACTALL document of the American Academy of allergy, asthma & immunology and the European Academy of allergy and clinical immunology. J Allergy Clin Immunol, 139(4): 1099-1110.

Koch S, Sopel N, Finotto S. 2017. Th9 and other IL-9-producing cells in allergic asthma.Semin Immunopathol, 39(1): 55-68.

Langie S A S, Koppen G, Desaulniers D, et al. 2015. Causes of genome instability: the effect of low dose chemical exposures in modern society. Carcinogenesis, 36(1): S61-S88.

Lasry A, Ben-Neriah Y. 2015. Senescence-associated inflammatory responses: aging and cancer perspectives. Trends Immunol, 36(4): 217-228.

Leong X F, Ng C Y, Jaarin K. 2015. Animal models in cardiovascular research: hypertension and atherosclerosis. BioMed Res Internal, Article ID 528757, doi.org/10.1155/2015/528757.

Mehta A, Baltimore D. 2016. MicroRNAs as regulatory elements in immune system logic. Nature Rev Immunol, 16: 279-294.

Montagner S, Deho L, Monticelli S. 2014. MicroRNA in hematopoietic development. BMC Immunol, 15: 14.

Peters U, Dixon A E, Forno E. 2018. Obesity and asthma. J Allergy & Clin Immunol, 141(4): 1169-1179.

Raut S K, Khullar M. 2018. The big entity of new RNA world: long non-coding RNAs in microvascular complications of diabetes. Front.Endocrinol, 9: 300.

Rewers M, Ludvigsson J. 2016. Environmental risk factors for type 1 diabetes. Lancet, 387: 2340-2348.

Rothstein D M, Camirand G. 2015. New insights into the mechanisms of Treg function. Curr Opin Organ Transplant, 20(4): 376-384.

Schumski A, Winter C, Döring Y, et al. 2018. The ins and outs of myeloid cells in atherosclerosis. J Innate Immun, doi: 10.1159/000488091.

Sekar S, Cuyugan L, Adkins J, et al. 2018. Circular RNA expression and regulatory network prediction in posterior cingulated astrocytes in elderly subjects. BMC Genomics, 19: 340.

Sokolowska M, Akdis C A. 2017. Highlights in immune response, microbiome and precision medicine in allergic disease and asthma.Curr Opin Immunol, 48:iv-ix.

Sullivan A, Hunt E, MacSharry J, et al. 2016. The microbiome and the pathophysiology of asthma. Respiratory Res, 17: 163.

Tall A R, Yvan-Charvet L. 2015. Cholestrol, inflammation and innate immunity. Nat Rev Immunol, 15(2): 104-116.

Varyani F, Fleming J O, Maizels R M. 2017. Helminths in the gastrointestinal tract as modulators of immunity and pathology. Am J Physiol Gastrointest Liver Physiol, 312 (6) : G537-G549.

Viola J, Soehnlein O. 2015. Atherosclerosis—A matter of unresolved inflammation. Semin Immunol, 27 (3) : 184-193.

Wu K F, Pope J H, Ellem K A O. 1985. Inhibition of growth of certain human tumor cell lines by a factor derived from human fibroblast-like cell line. Int J Cancer, 35: 477.

Yau M, Maclaren N K, Sperling M. 2018. Etiology and pathogenesis of diabetes mellitus in children and adolescents. *In*: De Groot L J, Chrousos G, Dungan K, et al. Endotext [Internet]. South Dartmouth (MA): MDText.com, Inc.; 2000-.2018 Feb 13. PMID: 29714936 Free Books & Documents.

第四章　生活方式与现代病

"用进废退"是生物进化的规律之一，虽然在宏进化过程中的作用有些争议，但在微进化中的作用是无可争辩的：组织、器官越用越发达，不用就退化，"用进废退"规律驾驭着个体发育和机体的生命进程。第三章讨论了免疫系统发育过程中免疫原的决定性作用，无菌动物由于缺少免疫原的刺激，免疫系统无用或少用而发育不佳或发育异常；现代人类的婴幼儿在成长发育过程中往往会缺少宏进化过程中的"老朋友"——古人生活中的共生微生物或致病微生物，导致免疫系统发育不佳甚至异常，容易罹患哮喘等变态反应性疾病，证明了"用进废退"规律在免疫系统中的基础作用。本章讨论机体更广泛的"用进废退"——生活方式对健康和疾病的影响。

生活方式包括衣、食、住、行、日常生活和习惯的各个方面，它们与生物学行为和社会活动对健康和疾病的发生、发展起重要的作用和影响。与古人类似，饮食仍然是现代社会普通人生活的核心内容之一，是"吃、喝、玩、乐"享受生活的首要内容，也是影响健康与罹患疾病的首要因素。个人的饮食习惯是高度异质性、个体化的，不仅各人的口味不同，喜好不同，还受幼时地方饮食习俗的深刻影响。同一家庭的成员也往往有不同的爱好，有不同的喜好食谱和饮食习惯。许多现代病由饮食不合理引起，防治就应该从健康饮食开始，面对高度异质性的饮食爱好，应该有合理的选择原则，合理地安排好各人的饮食，本章讨论这些选择原则的生物学基础。

"生命在于运动"是健康长寿的基础。健康的老人往往是保持活动性生活方式的体力劳动者或运动爱好者，长期卧床或久坐少动的人虽然保持了基础生命体征，但是生活质量不高。体力活动是古代人类生活的主要内容和生存的基础，大量持续的体能消耗保持机体旺盛的新陈代谢，保持各层面细胞、组织和器官的"用进废退"。与饮食多样性类似，不同地区、不同民族有不同的运动方式，各人有各人的活动方式或爱好。实际生活中快速行走或耐久行走是老年人最简便的运动方式。所以有人把保健、养生的要领形象地总结为"管好嘴，迈开腿"，即合理的饮食和适当的运动。

第一节　饮食的生物学作用

一、饮食方式

植物是自养生物，有日光、空气、土壤和水就能通过光合作用合成需要的生命物质而生存、繁衍。动物是异养生物，只有掠食其他生物获取生存、生长和繁衍所需的物质和能量才能生存、繁衍，人类也不例外。

"民以食为天"。俗话说"人是铁，饭是钢，一天不吃饿得荒"。摄食是所有动物的生存基础，生存斗争实际上是争夺食物的斗争。人类的饮食也遵循生物学的基本原理，所以消化系统是人体最大的系统性器官，消化吸收功能消耗了基础代谢的大部分能量。不同年龄、职业、地区的人有不同的饮食需求和不同的饮食方式，受制于地理环境、社会生产水平、文化传统、宗教习俗等多种因素。多年的临床和流行病学研究发现饮食方式对健康和疾病有一定的影响，成为新的研究热点。

不同地区、不同民族有不同的饮食方式。多年来广泛宣传的地中海饮食是指地中海沿岸人民的饮食习惯，以水果、蔬菜、豆类、全麦、鱼类为主要食材，低动物脂肪，用橄榄油烹饪。经过半个多世纪的研究，证明这种饮食人群的心血管病、代谢病、神经退行性疾病和肿瘤的发病率低，平均寿限高，被认为是有利于健康的饮食方式。2010年联合国教育、科学及文化组织将"地中海饮食"定为人类非物质文明文化遗产。日本饮食是另外一类著名的健康饮食方式，与地中海饮食类似：多鱼少肉，以蔬菜、水果、豆类为主要食材，通常不起油锅炒菜。

纯素食不属于健康的饮食方式，因为缺乏不少营养成分。西方饮食（western diet）即以盎格鲁-撒克逊民族的传统饮食为代表的饮食方式，以动物蛋白和饱和脂肪酸及低纤维食材为主的饮食。这些食品会增加耐胆汁的肠道微生物生长，不利于益生菌的繁衍，趋于形成促炎症状态，可能是许多现代病的基础。被公认为非健康饮食方式。

二、平衡膳食

现实生活中饮食方式是高度多样性和个体化的，受环境条件和社会经济条件的限制，尤其受职业和经济条件的影响。从健康角度考虑，应该"量出为入"，从每天能量和营养素的消耗量制定摄入量，同时考虑消化能力和利用效率，即根据实际需要量和消耗的能量进食。所以在经济困难时期或战争时期实行食物配给制，营养学对体力劳动者和脑力劳动者的粮食定量有不同的标准，体力劳动又有工种之分。婴幼儿和糖尿病患者应该是定量进食的，普通人也应该如此。尤其不能把饮食作为享受，只顾美味不顾后果地大吃大喝。平衡膳食就是各种营养素兼有，摄入和消耗均衡的饮食。实际上民间的生活经验：在一般的生活条件下"不挑食，不偏食，有啥吃啥"就是基本平衡的膳食。随着生活水平的提高，要科学地改善伙食，提高营养质量，而不是简单地"享口福"当美食家。而且，在生活富裕的条件下更不能图方便，顿顿吃外卖，或长期以烧烤、可口可乐、火锅等为食物，必须讲究平衡膳食。营养不平衡的膳食是罹患许多现代病的基础。营养平衡是指含有机体需求的各种营养素的饮食，平衡膳食是健康饮食的基础，要清除鸡鸭鱼肉、昂贵或美味食品就是"营养价值高"的糊涂观念。

合理的饮食还受消化能力的限制，不同年龄的人有不同的消化能力和营养需求。婴幼儿有专门的食谱；小学生、中学生、大学生按照营养学原理有不同的饮食标准，成人饮食即普通膳食由个人根据自身情况挑选。到老年时期随着消化能力的减退，饮食喜好会有些改变，应该有不同于青壮年时期的食谱和饮食方式，实际上由自己掌握，不一定"一日三餐"，可以"少食多餐"。

健康的饮食必须符合营养学原理，所以普及营养学知识势在必行。随着社会发展、生活水平的提高，应该考虑不平衡膳食可能引起的副作用——营养不良或营养过剩引起的现代病——"病从口入"在富裕起来的社会中有新的含义和对策，相关的知识应该普及(详见附录)。

第二节　"病从口入"新解——代谢相关的现代病

一、"病从口入"的新内涵

我国传统饮食很早就认识到食品清洁卫生的重要性，早就提出"病从口入，食以洁为冠"的概念，原意是必须消除病原和保持食材的新鲜。现代社会"食以洁为冠"的"洁"有两个含义：除了没有"传统的致病原"(致病微生物)，还包括没有有害物质(污染物和有害添加物)。西方饮食中的快餐由于营养素的明显不平衡被称为"垃圾食品"(garbage food)，大量流行病学和临床资料表明：长期过多的脂肪、蛋白质和能量摄入，不仅增加代谢负荷和不平衡，更严重的是易于导致代谢综合征等现代病，是另一类"病从口入"。

随着社会的发展，生产力的提高，有足够的食物后，饮食从生存之需变为人类社交活动的一部分，形成了"饮食文化"，请客吃饭成为一种社交工具，"吃、喝"不仅是生存所需，更多地成为一种享受，人们追求的不仅是饮食对身体健康的营养价值，更多的是"口感"、"美味"，出现了"美食家"，以美味招揽顾客。随着食品工业的发展出现了大量美味而营养价值不高，或营养素不均衡的包装食品，为了增强口感，添加各种化学增味剂，出现了许多化学合成的××精，如根本没有鸡的"鸡精"，没有水果的"果汁"，徒有其味，没有营养价值。为了延长保质期，在包装食品中普遍添加防腐剂；为了降低生产成本，在养殖业中大量使用抗生素，养鸡用激素促生长；为了"催熟"，给西瓜"打针"；为了"保鲜"，用保鲜剂将鲜蘑菇固定……大量食用这些"美观或美味"的食品，加上不良的生活方式成为现代病发生发展的病因。

二、代谢综合征和肥胖症

　　长期非平衡膳食的后果，在贫困社会常见的是营养不良，富裕社会则是摄入过多。活动、消耗太少引起的代谢综合征和肥胖症，已经成为发达国家的新型流行病。肥胖症是慢性系统性低度炎症，研究资料表明肥胖症患者的外周血炎症细胞和血清炎症因子的水平有明显的异常，可以导致其他慢性疾病，如代谢综合征、2 型糖尿病等(图 4-1)。

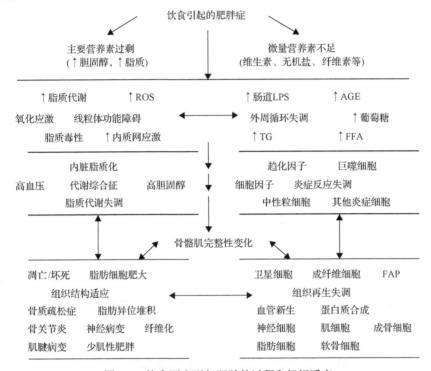

图 4-1　饮食不当引起肥胖的过程和组织适应

ROS. 反应氧簇；AGE. 晚期糖基化终末产物；FFA. 游离脂肪酸；LPS. 脂多糖；

TG. 甲状腺球蛋白；FAP. 家族性腺瘤样息肉

卫星细胞是与肌纤维相邻的小单核细胞，在损伤或体力活动后出现，分化后与肌纤维融合帮助维护肌肉功能，肌少症发病机制可能与卫星细胞不能激活相关。老年人骨骼肌中氧化的蛋白质增加，致使无收缩能力，肌肉功能失效

　　肥胖症是中心型肥胖即积累过多的腹腔内脏脂肪，外周血游离脂肪酸增高，致使三酰甘油和神经酰胺等代谢物增加，这些代谢物可以激活多种信号转导途径，干扰胰岛素信号途径和胰腺 β-细胞功能，发展为代谢综合征(metabolic syndrome)(图 4-2)。

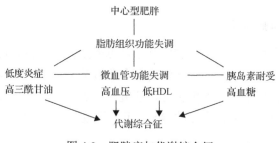

图 4-2　肥胖症与代谢综合征

代谢综合征是高血脂、高血糖、高血压(俗称"三高")的总称，是指蛋白质、脂肪、碳水化合物等代谢紊乱的病理状态，是一组复杂的代谢紊乱症候群。研究表明有明显的基因遗传性。代谢综合征是典型的生活方式相关疾病，绝大多数的代谢综合征都是不良生活方式与遗传基因共同作用造成的。临床表现为超重，体重指数超过 25 和/或"三高"，肥胖症患者的脂肪组织中巨噬细胞启动慢性炎症反应，产生多种细胞因子、趋化因子，形成了促进肿瘤生长、变异的微环境，增加多种肿瘤的死亡率，包括食管癌、肝癌、胆囊癌、胰腺癌、结肠癌、肾癌、前列腺癌、乳腺癌和妇科肿瘤；代谢综合征还是导致糖尿病、心脑血管疾病的危险因素。

代谢综合征是多基因和多种环境因素相互作用的结果，营养不均衡和缺少体力活动是环境因素的核心。发病机制的核心是中心型肥胖造成的胰岛素抵抗和高胰岛素血症。

胰岛素是血糖水平的主要调节物，有重要的生理和病理生理作用，近年来的研究资料表明胰岛素降血糖的作用机制是多方面的，可归纳为下列 5 个方面：①促进肌肉、脂肪组织的细胞膜将血液中的葡萄糖摄入细胞内；②通过共价修饰增强磷酸二酯酶活性，降低 cAMP 浓度，升高 cGMP 浓度，从而增加糖原合成酶活性，降低磷酸化酶活性，加速糖原合成，抑制糖原分解；③加速丙酮酸氧化为乙酰辅酶 A，加速糖的有氧氧化；④抑制 PEP 羧激酶合成及减少糖异生的原料，抑制糖异生；⑤抑制脂肪组织中的脂肪酶，减缓脂肪动员，导致组织增加对葡萄糖的利用。

近年来的研究还发现除了胰岛素外，瘦素在肥胖症的发病机制中起着十分重要的作用。瘦素是脂肪组织产生的脂质激素，作用于下丘脑的受体，调节能量代谢和体重，对外周组织有多种作用。多数肥胖症患者不是瘦素缺乏，而是有高水平瘦素不能调控体重，即出现瘦素抵抗，并损伤瘦素的外周组织功能，影响脂质和碳水化合物的代谢，以及小肠对营养物的吸收利用。研究表明瘦素抵抗由炎症信号途径启动，伴随系统和局部炎症的各种炎症因子诱导氧化应激，启动炎症信号途径(图 4-3)。

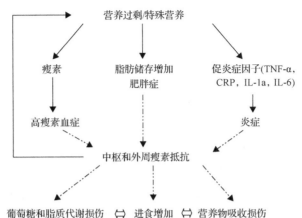

图 4-3　瘦素参与肥胖症的发病机制

现代生活的快节律、紧张、久坐少活动、缺少户外生活和体力活动，以及饮食过剩，与古人生活形成了鲜明的对照。现代人类的遗传基因组是古人生活信息形成的遗传基因组，有许多相悖之处，出现明显的不匹配，成为现代病的基础，以多种慢性炎症性疾病的形式显现(图 4-4)。代谢综合征是多种现代病的基础。

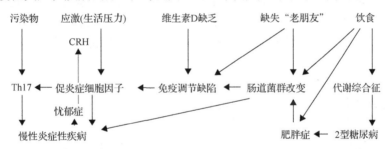

图 4-4　现代生活方式对慢性炎症性疾病的影响

CRH. 促肾上腺皮质素释放激素；"老朋友"是指人类进化过程中的共生微生物

肠道菌丛生态失调与代谢损伤关系密切，代谢病的病因是多方面的，但是不健康的饮食习惯起主要作用。首先，大吃大喝直接破坏肠道生态环境，增加肠道通透性，从而吸收细菌产物，增加血清中肠道革兰氏阴性菌脂多糖等代谢产物的浓度，有促炎症及靶向血、肝、脂肪组织、动脉壁和免疫细胞的作用，导致慢性低度炎症状态，进而发展为代谢病和心血管病。我国民间早就有油腻食品吃多了容易"上火"的经验。"油腻食品"就是高脂、高糖食品，是西点的主要特色，中式糕点中也不少。近年来的实验研究阐明在饮食导致的肥胖症中肠道菌丛的改变形成了促炎症状态，通过蛋白质紧密连接机制和小肠屏障完整性的改变，革兰氏阴性菌的产物可以进入外周血循环，增加血液脂多糖(LPS)的浓度(图 4-5)。

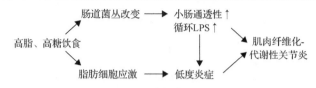

图 4-5　高脂高糖饮食对机体免疫的影响

长期摄入高脂、高糖饮食容易引起肠道菌丛改变，导致外周血循环的 LPS 浓度升高、炎症状态和代谢改变，
可以引起胰岛素耐受，严重者罹患代谢综合征

　　能量是机体新陈代谢的基础因素之一，已经成为临床营养学的常用概念(见第八章)。实验研究中常把能量比喻为货币，动物实验证明能量在个体生存与生殖的交易中起货币作用，许多衰老机制(如氧化应激、胰岛素通路、线粒体功能失调等)都与能量代谢相关。近期研究表明机体作为细胞社会有多种货币，如营养素半胱氨酸、类胡萝卜素及时间等也有货币作用。机体作为细胞社会存在多种货币机制可以延长生殖期和增加生理功能的多样性，有助于生存机制的多样性，有利于生物进化。但是，生物体内的"经济危机"——饥饿导致的能量不足可以摧毁整个"细胞王国"——饿死。现代社会生活富裕之后能量过剩也能导致疾病的发生，如进食过多，能量过剩导致肥胖症、代谢病和糖尿病的发生、发展。日常生活中饿了会找吃的，是生物的本能，有保护作用；吃饱了不想吃了，也是本能，也有保护作用，不应该因为美味而贪食，必须考虑每日的摄入量和消耗量平衡。平衡膳食不仅是质的平衡，也包括量的平衡，所以营养学中计算每日消耗的能量(见附录)。

三、高血压病

　　循环系统是机体的内环境，血液在一定的压力下有序流动称为血压，当血压低于临界值时机体就不能正常运行。血压受机体和环境因素的影响在一定范围内波动，长期超越范围则酿成疾病——高血压。高血压有原发性高血压(血压形成机制异常导致的高血压)和继发性高血压(由其他疾病引起的血压升高，作为重要的症状)两种。临床上原发性高血压占 95% 以上，是终身疾病，目前临床使用的药物都不能彻底治愈高血压，要终身服用抗高血压药物治疗，以达到最佳生活状态。原发性高血压即高血压病(hypertension)是常见的复杂疾病，全球约 40% 的成年人可能会罹患此病，约 51% 的冠心病和脑血管病死者有高血压，预计到 2025 年将有 15 亿人罹患高血压病。随着年龄的增长高血压的患病率迅速增高。

　　高血压是交感神经系统亢进，内皮细胞功能失调和外周血管阻力升高所致，是导致心血管病的主要危险因素。血压的形成受心脏输出量和外周血管阻力两部分因素的影响，输出量由心率、心肌收缩力和搏出量决定，交感神经系统状态影响输出量和外周管道舒缩状态，从而影响血压，起重要的作用。在高血压症的发病机制中血管壁弹性起关键性作用。内皮功能失调是指内皮细胞产生的弛缓因子和收缩因子间的不平衡。原发性高血压是在一定的遗传背景下，受多种后天环境因素的作用，使正常血压调节机制的代偿功能失调所致。例如，血液黏稠度增高、精神因素引起的全身小动脉收缩等导致的重要脏器(脑、心、肾)的血流供应不足，为满足脏器的血液供应，调节性地导致血压升高(图 4-6)。

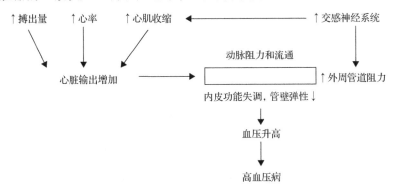

图 4-6　高血压的发生机制

　　世界卫生组织建议的血压标准是：正常成人收缩压≤140mmHg[①]，舒张压≤90mmHg。收缩压在 141~159mmHg，舒张压在 91~94mmHg，为临界高血压。约 1/3 的临界高血压患者经过休息、饮食和生活方式调整血压能恢复正常；1/3 的患者发展为高血压病；另外 1/3 持续处于临界高血压状态。临床实践中诊断高血压时，必须多次测量血压，至少有连续 2 次舒张压的平均值在 90mmHg 或以上才能诊断为高血压。

　　高血压与多种因素有关，如饮食、遗传、种族、生活方式、体重(超重或肥胖)等，高血压症与其他疾病伴发(如肥胖症的高胰岛素症和高瘦素症)则死亡率明显增加。高血压的发病机制中有两个关键性的发病因素：①由肾血管收缩引起的尿酸水平升高导致的内皮细胞功能失调；②交感神经系统亢进导致的儿茶酚胺分泌增加和敏感性增高，进而激活肾素-血管紧张素-醛固酮系统(RAAS)。

　　动脉硬化——血管壁结构和功能的异常改变是高血压病、冠心病、脑卒中和相关心血管病的前兆。动脉硬化的发生与内皮细胞、平滑肌细胞、细胞外基质及其他成分的变化相关。内皮细胞形成血管内皮，分裂能力有限，易于衰退，是各种血管病(高血压、动脉粥样硬化、糖尿病和出血损伤等)发生、发展的基础。近年来微小 RNA(miRNA)的研究开拓了研究高血压，尤其是阐明内皮细胞功能失调与高血压关系的新途径。高血压病患者的细胞、血液和组织中的 miRNA 对内皮细胞的 NO 释放、ROS 产生和 RAAS 有调节作用，影响血管内皮的炎症及血管新生反应，在高血压病的发生、发展中起关键性作用(图 4-7)。miRNA 调控网络连接其他器官、组织、细胞，导致糖尿病、代谢综合征等患者易于伴发高血压。

① 1mmHg=133.182Pa。

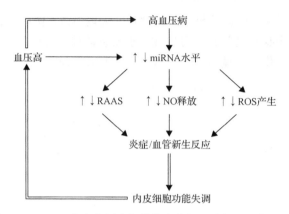

图 4-7　miRNA 在高血压病相关的内皮细胞功能失调中的作用

内皮细胞、血管平滑肌细胞和细胞外基质参与动脉硬化和纤维化的病理进程；RAAS 的活化和交感神经活力，氧化应激增加，异常的血管周围脂肪组织和组织炎症也与动脉硬化纤维化和心血管病的进展相关(图 4-8)。

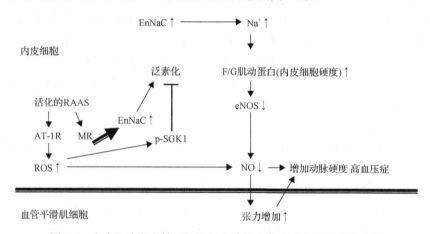

图 4-8　内皮细胞和血管平滑肌细胞功能失调在动脉硬化中的作用

危险因素(如 RAAS)激活引起 SGK1 激活，增加内皮细胞钠离子通道表达，增加钠离子、增加 G 肌动蛋白多聚化为 F 肌动蛋白，降低内皮细胞氧化氮合成酶活性，氧化氮减少，导致血管平滑肌张力增加，增加动脉硬度。AT-1R. 血管紧缩素 II 受体 1(angiotensin II receptor 1)；EnNaC. 内皮细胞钠离子通道(endothelial Na⁺ channel)；eNOS. 内皮细胞氧化氮合成酶(endothelial NO synthase)；MR. 盐皮质激素受体(mineralocorticoid receptor)；SGK1. 血清和糖皮质激素调节激酶 1(serum and glucocorticoid-regulated kinase 1)

四、作为代谢病的 2 型糖尿病

代谢综合征又称为前驱糖尿病，因为这些人往往患有高血糖症或低血糖症，亦即存在葡萄糖代谢障碍，但是还未达到 2 型糖尿病(T2DM)的诊断标准，现在38%的美国成人，35%的我国成人处于这种状态，虽然尚未发展成糖尿病，但有罹患 T2DM 的高危因素,因为这些人的糖代谢出现了胰岛素抵抗——T2DM 发生、发展的核心机制。胰岛素抵抗即胰岛素促进葡萄糖利用能力的下降。由于葡萄糖消耗减少引起血糖水平升高,继而胰岛素代偿性增多,表现为高胰岛素血症,是胰岛素抵抗的直接表现。

内脏脂肪堆积是代谢综合征的重要特征。导致胰岛素抵抗的主要原因受遗传背景的影响,亚裔人群有脂肪容易堆积在内脏的特性。内脏脂肪堆积首先受累的脏器是肝脏。过多游离脂肪酸的沉积可以导致脂肪肝,脂肪在胰腺堆积造成 β 细胞功能障碍。脂肪在内脏堆积还会引起分泌瘦素、脂联素、抵抗素、肿瘤坏死因子-α(TNF-α)、白介素-6(IL-6)、血管紧张素、凝血酶原激活因子的抑制因子-1(PAI-1)等。脂联素在代谢综合征的发生中起重要作用,直接或间接增加胰岛素的敏感性,促进肌肉对脂肪酸的摄取及代谢,降低肌肉、肝脏、循环血液中游离脂肪酸浓度,降低高脂血症引起的胰岛素抵抗。还通过抑制单核细胞的前体细胞增殖及成熟巨噬细胞的功能而抑制 *TNF-α* 基因表达,对炎症反应起负调节作用,有助于受损部位内皮细胞的恢复,对心血管系统起间接保护作用。抵抗素具有抵抗胰岛素的作用,与胰岛素敏感组织上的受体结合后对胰岛素通路的一个或几个位点起作用,抑制胰岛素刺激脂肪细胞摄取葡萄糖的能力。代谢综合征患者血浆 PAI-1 活性明显增高,而 PAI-1 的活性与血浆免疫反应性胰岛素水平升高相关,胰岛素抵抗与高胰岛素血症时胰岛素和胰岛素原可使 PAI-1 水平增高。纤维蛋白原和 PAI-1 可协同导致高凝状态,促进心脑血管疾病的发生与发展。

T2DM 的发病受遗传因素、生活方式和环境危险因素多方面的影响,基本病理特征是 β 细胞功能失调和胰岛素耐受引起的葡萄糖稳态的破坏,进而可以引发肾脏病变、神经病变、视网膜病变,增加罹患心血管病的危险,肥胖是罹患 T2DM 的主要危险因素之一(表 4-1)。

2 型糖尿病(T2DM)是临床上最多见的糖尿病,约占 90%,其次是 1 型糖尿病和妊娠糖尿病。此外,还有一些少见的单基因异常导致的糖尿病(monogenic diabetes),是指由于单个基因突变引起的胰腺 β 细胞分泌胰岛素异常所致的糖尿病,这是遗传异质性的一组糖尿病,包括年轻人成熟期发作的糖尿病(maturity onset diabetes of the young,MODY),新生儿瞬息或持续性糖尿病和线粒体糖尿病。MODY 是比较常见的异常糖尿病,往往由几个胰岛素分泌相关基因中的一个突变而引起,可以通过优势常染色体在亲属中传递,有待进一步研究阐明。

胎儿期营养不良可以影响胰腺发育,导致葡萄糖-胰岛素调控的异常。患妊娠糖尿病母亲的子女易患 T2DM。青春期生长激素分泌增加,对胰岛素的敏感性降低 30%～50%,导致代偿性胰岛素分泌增加,有内在缺陷者可能发展成糖尿病。女性发病率比男性高 1.5～3 倍,74%～100%的患者有Ⅰ级或Ⅱ级亲属有 T2DM 家

表 4-1　环境因素对 2 型糖尿病发生发展的影响

因素	影响器官	影响基因
饮食	脂肪，脑，肠道，肝脏	*MTIF3*，*FADS*
咖啡，酒精，含糖饮料 能量摄入，营养素 进食次数和方式		
能量消耗	脂肪，肌肉	*FTO*，*TBC1D4*
体力活动 静坐活动 环境温度耗能		
化学物/病毒	胰脏，脂肪	
吸烟 内分泌紊乱 腺病毒 36		
昼夜节律	胰脏，脂肪	*MTNR1B*
白昼 缺觉		
精神因素	胰脏，脂肪，肝脏	
心理应激 抑郁		

族史。不同种族人群的 T2DM 发病率有差异，提示该病的发生、发展有遗传背景。双生子研究证明了遗传背景在 T2DM 发病的重要性。已经报道有 30 多个基因单核苷酸多态性与 T2DM 相关(不包括瘦素和瘦素受体基因)。由于 T2DM 是多因素、多基因疾病，单个基因的每个序列差异的作用难以评估。

　　T2DM 的发病机制是高度复杂而异质性的，不同个体对危险因素的敏感性和疗效差异很大。减少能量摄入和增加体力活动是十分有效的治疗措施。对糖尿病危险因素的不同反应与个体生物学性状和心理因素相关，临床研究正在探索 T2DM 的亚型分型用于精准治疗(图 4-9 和图 4-10)。

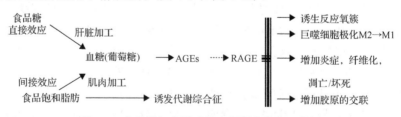

图 4-9　各种增加代谢功能失调因素的相互作用

日常饮食中的糖、饱和脂肪增加血糖、糖代谢终产物(glycation end products)，AGEs 通过其受体(RAGE)引发炎症、巨噬细胞极化和增加胶原的交联

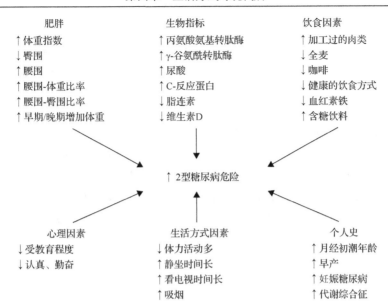

图 4-10　流行病学调查比较明确的影响 2 型糖尿病的因素
↑示正相关因素；↓示负相关因素

　　代谢综合征又称前驱糖尿病是一类异质性状态，有不同的表型、基因型和肠道菌群。代谢综合征和糖尿病是分子水平的疾病，受基因和细胞机制的调控，还受胃肠道微生物菌群的影响，表现为各种临床症状，尤其是心脑血管的病征，错综复杂。治疗必须个体化，才能取得最佳疗效(图 4-11)。

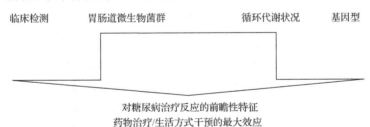

图 4-11　前驱糖尿病(代谢综合征)和 2 型糖尿病患者的个体因素

　　研究发现 2 型糖尿病患者的血管内皮细胞功能失调，动脉脆性增加，伴发高血压时增加罹患心血管病的危险。所以高血糖、高血脂、高血压三者往往伴发，俗称"三高"，是危险因素必须及时控制。"三高"的控制和糖尿病的治疗是高度个体化的，取决于合理用药、个人饮食和生活方式的调控。前驱糖尿病(代谢综合征)和 2 型糖尿病患者的治疗取决于对个人资料(如种族、家族史和疾病个人史，临床检测资料和心血管病体征等)的准确分析，结合"组学"检测资料取得前驱糖尿病和糖尿病表型的初步结果然后拟定治疗方案。要精准地进行糖尿病个体化治疗则需要：①掌握患者的生活方式对其疾病危险因素的敏感性；②对 2 型糖尿病诊断还需要进一步分亚型，有些亚型对生活方式的改变敏感；③寻找灵敏的预后指标，以利于指导改变生活方式(营养、体育锻炼、药物和应激)；④能预测治疗反应。

五、花青素与 2 型糖尿病的防治

近年来的流行病学资料显示摄入含类黄酮水平高的群体罹患高血压、心肌梗死或脑卒中的危险性下降，尤其是花青素(anthocyanidin)可能有防治 2 型糖尿病的作用，引起关注。类黄酮是人体不能合成的一大类植物化学物质，具有抗氧化、抗辐射和螯合作用，在植物细胞内起配糖体作用，在人体内能防止脂质氧化，起保护维生素和酶的作用。它们的主要化学结构由酚和吡喃环组成(图 4-12)。

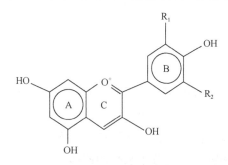

图 4-12　花青素的基本结构

花青素的化学结构可以有 20 种，水果蔬菜中有 6 种：花青色素(cyanidin，R_1=H，R_2=OH)，花翠素(delphinidin，R_1=R_2=OH)，锦葵色素(malvidin，R_1=R_2=OMe)，花葵素(pelargonidin，R_1=R_2=H)，芍药素(peonidin，R_1=H，R_2=OMe)，牵牛花色素(petunidin，R_1=OH，R_2=OMe)

花青素属于类黄酮，又称为花色素，是一类存在于植物细胞液泡中的水溶性色素，由叶绿素转化而来。在液泡的不同 pH 条件下，呈现红色至紫色的系列颜色，可作为 pH 指示剂。花青素是酚类水溶性色素，以糖基化形式存在。花青素在从胃到结肠的消化道中吸收，作为配糖体出现在小肠的葡萄糖运输系统(GLUT-1/2)中，从食物中摄取的完整花青素可以到达重要器官，如肝、肾、血液和眼睛，花青素的分解产物可以更广泛地分布，也可以在肠道微生物中起作用。

食物中花青素含量高的主要是深色水果(如黑莓、蓝莓、越橘和红葡萄)和深色蔬菜(如红卷心菜、红小萝卜)及一些干果和红葡萄酒(表 4-2)。

表 4-2　部分食品花青素含量　　　　　　　　(单位：mg/100g)

食品	花青色素	花翠素	锦葵色素	花葵素	芍药素	牵牛花色素	总量
黑莓	99.95	0.0	0.0	0.45	0.21	0.0	100.61
蓝莓	8.46	35.43	67.59	0.0	20.29	31.53	163.30
樱桃	32.57	未测	未测	未测	0.87	未测	33.44

续表

食品	花青色素	花翠素	锦葵色素	花葵素	芍药素	牵牛花色素	总量
越橘	46.43	7.67	0.44	0.32	49.16	0.0	104.02
黑醋栗	62.46	89.62	未测	1.17	0.66	3.87	157.78
红醋栗	65.54	9.32	未测	未测	0.16	未测	75.02
红葡萄	1.16	2.27	39.00	0.02	3.62	1.97	48.04
木莓	45.77	1.32	0.13	0.98	0.12	0.31	48.63
草莓	1.68	0.31	0.01	24.85	0.05	0.11	27.01
醋栗	8.73	0.01	未测	未测	0.77	未测	9.51
苹果	1.57	0.0	0.0	0.0	0.02	0.0	1.59
香蕉	0.0	7.39	0.0	0.0	0.0	0.0	7.39
红卷心菜	209.83	0.10	未测	0.02	未测	未测	209.95
红皮小萝卜	0.0	0.0	0.0	63.13	0.0	0.0	63.13
茄子	未测	85.69	未测	未测	未测	未测	85.69
红洋葱	3.19	4.28	未测	0.02	2.07	未测	9.56
黑豆	未测	18.50	10.61	未测	未测	15.41	44.52
杏仁	2.46	0.0	0.0	0.0	0.0	0.0	2.46
红葡萄酒	未测	4.18	26.24	未测	1.85	3.32	35.59
甜红葡萄酒	未测	3.90	94.83	未测	3.93	6.63	109.29

　　近年来的研究资料表明花青素对 2 型糖尿病可能有预防作用，动物实验表明花青素对糖代谢有调节作用，能降低胰岛素耐受。其作用途径有多条，能调节 *GLUT4* 基因的表达和翻译，增加脂肪组织和骨骼肌中 PPARγ 的活性，增加 AMP 激活蛋白激酶的活性，促进脂连素和瘦素的分泌，降低视黄醇结合蛋白 4 的表达，抑制小肠 α-葡萄糖苷酶和胰腺 α-淀粉酶的分泌；还能改善 β 细胞的胰岛素分泌功能，对感染引起的胰腺坏死有保护作用（表 4-3）。然而，不同的植物含有不同的花青素，对动物有不同的作用，应该食用多种蔬菜水果，互相补充取得更好的效果。

表 4-3　花青素对 2 型糖尿病的预防作用（实验动物研究）

花青素/产物	作用和机制
C3G 和 PCA	促进 GLUT4 翻译、脂连素分泌和激活 PPAR-γ；减少葡萄糖摄入
C3G	防止胰腺细胞死亡，降低线粒体产生 ROS，上调 GLUT4 表达，增加 IGF-II 基因转录
蓝莓提取液	降低胰岛素耐受和空腹胰岛素水平；提高脂肪组织和骨骼肌中的活性
蓝莓粉	降低胰岛素耐受、炎症因子表达和氧化应激
花青色素	增强脂连素和瘦素分泌；促进脂肪细胞中的 AMPKα 磷酸化

花青素/产物	作用和机制
草莓的花青素	降低炎症状态
蓝莓的花青素	增加肥胖动物对胰岛素的敏感性
浓缩花青素食物	改善胰岛素耐受
越橘提取液	增加脂肪组织中 AMPKα 的表达，增进胰岛素敏感性，增加骨骼肌和肝脏中 AMPKα 的磷酸化，增加 GLUT4 表达
黑豆提取液	增加胰岛素敏感性，降低糖尿病小鼠的血糖水平
紫米富含花青素液	降低胰岛素耐受
越橘草莓黑醋栗浓汤	减少葡萄糖吸收和延缓进食反应
越橘草莓黑醋栗混合制剂	改善进食反应
黑豆皮提取液	降低糖尿病大鼠血糖，增加 GLUT4 表达，激活胰岛素受体，增加细胞对葡萄糖的摄取和利用，防止胰腺细胞凋亡
花青色素-3-芸香糖苷	α-葡萄糖苷酶抑制
花青色素及其配糖体	小肠吸收抑制：花青色素-3-半乳糖苷>C3G>花青色素>花青色素-3,5-双(葡)糖苷；C3G 是最强的胰腺 α-淀粉酶抑制剂
花青色素-双葡糖苷和花葵素-3-芸香糖苷	α-葡萄糖苷酶抑制剂，但是不抑制胰腺的 α-淀粉酶和脂酶
9 种花青素成分(配糖体和糖苷配基)	用 4mmol/L 葡萄糖刺激胰岛素分泌：花翠素-3-配糖体>花青色素>花葵素>花翠素>C3G；用 10mmol/L 葡萄糖刺激胰岛素分泌：C3G>花翠素-3-配糖体>花青色素-3-半乳糖苷>花葵素 3-半乳糖苷>花青色素

注：C3G. 花青色素-3-O-β-配糖体(cyaniding-3-O-β-glucoside)；PCA. 原儿茶酸(protocatechuic acid)；PPAR-γ. 过氧化物酶体增殖激活受体-γ(peroxisome proliferator-activated receptor-γ)；AMPK. 腺苷酸活氏蛋白激酶(adenosine monophosphate-activated protein kinase)；ROS. 反应氧族(reactive oxygen species)；IGF-Ⅱ. 胰岛素样生长因子Ⅱ(insulin-like growth factorⅡ)；GLUT4. 葡萄糖载体 4(glucose transporter 4)

　　动物实验结果表明，靶器官中的胰岛素耐受和花青素提高胰岛素敏感性是通过下述途径起作用的：激活腺苷酸活氏蛋白激酶(adenosine monophosphate-activated protein kinase，AMPK)，下调胰岛素受体底物 1(insulin receptor substrate 1，IRS-1)的丝氨酸磷酸化，上调过氧化物酶体增殖激活受体-γ(peroxisome proliferator activated receptor-γ，PPAR-γ)，增强葡萄糖载体 4(glucose transporter 4)的输送作用，降低高敏 C 反应蛋白(high sensitivity C reactive protein，hs-CRP)水平和视黄醇结合蛋白 4(retinol binding protein 4，RBP4)的表达。花青素引起的体重减轻可以通过下述机制：降低固醇调节元件结合蛋白 1(sterol regulatory element-binding protein 1)mRNA 水平和抑制脂肪酸(fatty acid，FA)和缩三甘油(triglycerol)合成酶，以及下调脂质因子和上调溶脂酶。

　　食品中的花青素对胰岛素敏感性有调节作用，通过多种渠道和途径，包括各种特异性胰岛素的信号转导途径及总的抗氧化和抗炎症机制，有抗糖尿病和抗肥胖症等慢性疾病的效应(图 4-13)。花青素已作为保健品大量使用，作为药品尚需深入、广泛的临床研究。

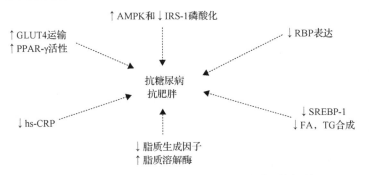

图 4-13　花青素抗糖尿病/肥胖症/胰岛素耐受的机制

　　动物实验表明食品中的类黄酮对高密度脂蛋白的功能和代谢及胆固醇的可逆性转运有影响，提出新的治疗靶标不仅是胆固醇的转运，还有高密度脂蛋白的代谢和功能。进一步研究需要更多的临床研究，因为体外试验细胞培养所用的药物用量浓度太高，与临床实际相差太大；动物实验可能有种属差异，与人类的情况可能不一致(图 4-14)。

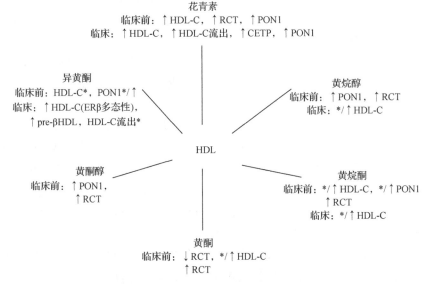

图 4-14　食品类黄酮对高密度脂蛋白代谢和功能影响的临床前和临床研究
花青素：anthocyanidins；异黄酮：isoflavones；黄烷醇：flavanols；黄酮醇：flavonols；黄酮：flavones；
黄烷酮：flavanones；CETP. 胆固醇酯转移蛋白(cholesteryl ester transfer protein)；ERβ. 雌激素受体β；
HDL-C. 高密度脂蛋白-胆固醇(HDL cholesterol)；PON1. 双氧磷酸酶 1(paraoxonase 1)；
RCT. 可逆性胆固醇转运(reverse cholesterol transport)；↑. 上升；↓. 下降；*. 无影响

第三节　运动和肌少症

生物医学的许多规律是通过临床观察获得的，从体表可见的皮肤、毛发的生长、发育、衰老过程可以推测出一些共同规律。然而，不同种族、不同个体，有不尽相同的个体发育历程。机体各组织器官的发育和衰退进程可以不同步，有些器官在一生中的不同时相有不同的生长、发育、成熟、衰退过程。例如，造血、免疫系统有相对自律的运行规律；表皮、内皮有快速的生长、代谢率。但是，不同步的组织、器官通过调控网络互相影响，形成整体网络——机体。衰老是整个机体网络的衰退。现代医学研究表明许多人类的现代病与炎症相关，炎症是组织对不良刺激的保护性反应，以组织正常功能的丧失为代价。病原生物感染作为在特定情况下的炎症反应在长期进化过程中已经优化，得失比较适宜。然而，现代人类社会生活的快速变化，人工制造或人为产生了许多自然界原先不存在的物质，其中有些有明显的毒害作用，有些短期内不显现毒性，长期作用可能有害。现代人接触许多新的致病物质和致病因素，导致组织产生人类进化过程中很少遭遇到新的损伤，形成新的炎症反应，是又一类进化不匹配，导致炎症相关性疾病，如肥胖症、2 型糖尿病、神经退行性变化及由微生物参与诱发的肿瘤等，是现代医学的重点研究领域。

"生命不息，运动不止，生命在于运动"是现代社会流传的格言。由于种种原因长期卧床不起的患者预后不良；长期锻炼或保持适当体力活动的老人往往健康长寿，提示肌肉活动在维持正常生理状态中有尚未完全阐明的重要作用。人体衰老的明显表现之一就是肌肉质和量的改变，表现在肌肉力量的减弱，肉眼观察到的肌肉萎缩，组织切片在显微镜下观察到肌纤维减少，被脂肪代替，纤维增加；生化测定有代谢改变、氧化应激、神经肌肉连接变性。我国的研究资料表明 50 岁以后肌肉功能进行性减退，人体肌肉容量每年下降 1%～2%，60 岁后每年下降 3%，70 岁时，人体肌肉容量较青年时期约减少 40%。肌肉力量下降更为明显。值得注意的是，西方发达国家人群的这些数据下降的比我国的低，不仅与人种有关，还可能与饮食习惯、生活方式相关，我国习俗中老年人饮食偏素食、活动量明显减少，可能加速肌少症的发展。应该深入研究，加强宣传教育，对于提高中老年人的生活质量，减轻社会和医疗负担有重大的实际意义。

肌少症(肌肉减少症, sarcopenia)是中年以后肌肉减少、力量减弱的肌肉衰退现象。随着年龄的增长，中老年人的行动有明显变化，老年人有缓慢的步态，前倾弯腰曲背的站立姿势，究其原因是骨骼肌衰减，可谓骨骼肌衰减症。通常认为是自然发生的衰老现象，并不认为是特殊的病理疾病。近 30 年来老年医学、运动医学和营养学的一些研究者对有关器官、组织和病例进行了专门研究，发现了一些特征性的变化，尤其是线粒体及中心型肥胖和衰老引起的慢性炎症的关系，引起临床医学的关注，寻找防治对策，形成了新的研究领域。

　　肌内与骨骼紧密相连构成运动器官，肌少症和骨质疏松症相伴出现统称"活动障碍综合征"（dysmobility syndrome），致使老人易于跌倒和骨折，是老人致残、致死的重要原因之一（图 4-15）。

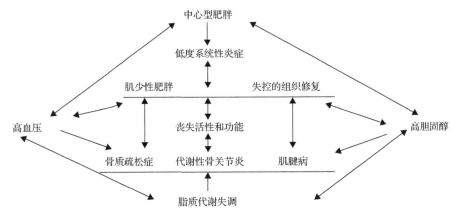

图 4-15　骨骼肌损伤与代谢损伤间的相互影响

　　研究资料表明线粒体的状况在肌少症的发生、发展中起重要作用。线粒体是真核细胞进化过程中由细胞内共生的细菌演化而来的细胞器，保留了部分遗传基因（线粒体 DNA），有半自主性，成为产能（ATP）和代谢（三羧酸循环、氧化磷酸化）及细胞增殖、分化、凋亡、自噬等的调节中心。反应氧簇（ROS）的积累在衰老中起重要作用，线粒体的大小、呼吸链的运作水平、功能失调等在运动组织、器官的功能和衰老中起重要作用。近年来对老年肌少症的临床观察发现：生活方式对肌少症的发生、发展有明显的影响，长期久坐不起的生活方式明显加重肌少症；活动性的工作、生活方式，尤其是有耐力锻炼的活动能够延缓肌少症的发生、发展。例如，网上报道的一些健康长寿的百岁老人往往是保持体力活动的山区农民，不仅生活自理，每天外出上、下山坡，还做些农活，保持相当强度的体力活动；一些城市的健康老人坚持多走楼梯，少乘电梯，坚持适度的体力活动和适合于老年人的体育活动，也有明显的效果。深入研究发现这种体力活动的影响是通过线粒体起作用的，即保持线粒体的完整性和功能。"用进废退"的规律在此明确体现，肌肉-骨骼必须活动，不运动就衰退。静坐不动的生活方式对肌少症的发展有决定性作用，体力活动通过各种与线粒体相关的机制影响能量和物质代谢，延缓肌少症的发展（图 4-16）。

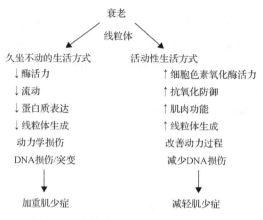

图 4-16　线粒体在老年肌少症中的作用

第四节　生活不规律是疾病的温床

生物宏进化的结果致使人体的生理活动节律与地球的自转一致，以 24 小时为一个周期，是体内的无形"时钟"，俗称生物钟；实际上是生命活动的内在节律性，称为生物节律或者昼夜节律（circadian rhythm）。估计至少有 20% 的基因表达受昼夜节律的影响，形成进食和作息规律，调节代谢和机体功能，是人类日常生活的生理基础。昼夜节律的破坏与多种疾病的发生、发展相关，如有些肿瘤的发病率在昼夜节律受干扰的职工中明显升高，近期研究报道有 7 个癌基因/抑癌基因以昼夜节律方式表达起作用。人类的生活周期与昼夜节律不一致导致血糖、胰岛素和三酰甘油水平升高，能量消耗降低。规律地进食、睡眠、体力活动（尤其是阳光下户外活动）对于糖尿病、肥胖症和高血脂症的防治有重要意义。

一、昼夜节律对机体功能和结构的影响

昼夜系统（circadian system）调节每天的代谢、生理和昼夜节律行为。然而昼夜节律由机体内源性产生，即使在没有外界时间信号存在也随时间变化进行着两个相悖的代谢过程——同化和异化，通过进食和禁食周期优化代谢效率。这种过程是宏进化的结果，微进化历程难以改变它们，如果与昼夜节律相悖则不利于健康。

昼夜系统由位于下丘脑的中枢生物钟和全身各组织中的外周生物钟组成，由光启动，可用褪黑激素、考地松、核心体温作为指标测量。中枢生物钟通过激素和神经突触影响外周生物钟的时相和振幅。外周生物钟通过中枢生物钟和外部因素的综合而运行。至今已经确定了 12 个人类核心时钟基因：*CLOCK*（clock circadian regulator，钟点昼夜调节因子），*CSNK1E*（casein kinase 1 epsilon，酪蛋白激酶 1），*CRY1*（cryptochrome circadian clock 1，隐花色素昼夜钟 1），*CRY2* (cryptochrome circadian clock 2，隐花色素昼夜钟 2），*PER1*（period circadian clock 1，周期昼夜钟 1），*PER2*（period circadian clock 2，周期昼夜钟 2），*PER3*（period circadian clock 3，周期昼夜钟 3），*NPAS2*（neuronal PAS domain protein 2，神经元 PAS 域蛋白 2），*ARNTL/BMAL1*（aryl hydrocarbon receptor nuclear translocator like/Arnt-like protein-1，芳基烃受体核转位样的/Arnt-样蛋白-1），*RORA*（RAR related orphan receptor A，RAR 相关孤儿受体 A），*NR1D1*（nuclear receptor subfamily 1 group D member 1，核受体亚族 1 组 D 成员 1，亦即 Rev-Erbα），*NR1D2*（nuclear receptor subfamily 1 group D member 2，核受体亚族 1 组 D 成员 2，亦即 Rev-Erbβ）。此外，附加 *TIMELESS*（timeless circadian clock，永存的昼夜节律钟）（图 4-17）。

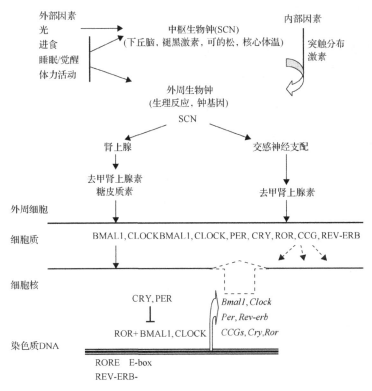

图 4-17　昼夜节律生物钟及其调节机制

人体的中枢生物钟位于大脑的下丘脑视交叉上核（suprachiasmaticnucleus，SCN），SCN 接收来自视网膜的光信息。SCN 通过激素和其他信号分子将这一光信息传递给体内所有细胞。在细胞内由转录因子 Bmal1 和 Clock 开启其他控制生理节律活性的基因（图 4-18）。细胞内有 3 个转录-翻译反馈回路调控昼夜节律的主要核心时钟蛋白，BMAL1 和 CLOCK 通过结合在启动子区的 E-盒序列调节自身的表达及 *Cry*，*Per*，*Rev-erb* 和 *Ror* 的表达。CRY 和 PER 干扰 BMAL1/CLOCK 异二聚体的活性，形成负反馈回路。转录抑制物 REV-ERB 和转录激活物 ROR 结合在 ROR 反应元件 RORE 上约束或增强 *Arntl* 表达。由于时钟蛋白诱导时钟控制基因(clock-controlled gene，CCG)表达，能诱导许多基因以昼夜节律的方式表达。

从激素水平和白细胞数的昼夜变化及心血管病好发于清晨，人们认识到免疫功能昼夜节律与心血管病发展的关系，动物实验表明昼夜节律在动脉粥样硬化、心肌炎症损伤修复中起重要作用。业已确认糖皮质激素、儿茶酚胺、血液黏度和血小板活性的昼夜节律，与清晨易于发生动脉粥样硬化斑块破裂和血栓形成相关，心率和血压也有类似昼夜变化，从睡眠到觉醒心脏能量和氧需求量增加，如果冠状动脉供血不足即发生急性心肌梗死、心律不齐、中风等(表 4-4)。临床观察表明昼夜节律紊乱促进动脉粥样硬化的发展。人的颈动脉粥样硬化斑块的血管平滑肌细胞与正常对照相比有核心时钟基因表达的增高，可能与斑块稳定性有关。相关的动物实验研究正在进行中。除了核心分子钟，许多白细胞、内皮细胞、巨噬细胞和平滑肌细胞的外周分子钟能影响动脉粥样硬化的炎症过程，与动脉粥样硬化的进程有关，有待深入研究(表 4-4)。

表 4-4 昼夜系统在人类代谢中的已知效应

代谢	白昼节律	昼夜节律	不同步影响
葡萄糖代谢			
葡萄糖耐受	有	有	有
空腹血糖	有	混合	无
餐后血糖	有	有	有
空腹胰岛素	混合	无	无
餐后胰岛素	有	混合	有
β 细胞反应	有	?	?
胰岛素分泌	有	有	有
胰岛素清除	有	有	有
外周胰岛素敏感性	有	有	有
脂肪细胞胰岛素敏感性	有	有	?
肝胰岛素敏感性	混合	?	?
脂质代谢			
胆固醇合成率	有	?	?
总胆固醇	有	?	?
LDL 胆固醇	有	?	?
HDL 胆固醇	混合	?	?
三酰甘油	有	有	无
游离脂肪酸	有	无	混合
血浆磷脂	有	有些	?
血浆乙酰肉毒碱	有些	?	?
二酰甘油	有	有	?
线粒体脂质氧化	有	?	?

续表

代谢	白昼节律	昼夜节律	不同步影响
能量代谢			
能量消耗	有	有	有
静止能量消耗	无	无	无
TEE	有	有	无
静止呼吸熵	无	无	有
餐后呼吸熵	混合	混合	有
饥饿感	有	有	有
瘦素	有	混合	有
进食	有	无	？
饥饿激素 (ghrelin)	有	无	无

注：混合. 代表有相悖的资料；LDL. 低密度脂蛋白；HDL. 高密度脂蛋白；TEE. 人体总能量消耗(total energy expenditure)；？. 未知

　　大多数真核细胞的昼夜节律有利于优化基因表达和昼夜的代谢周期，肿瘤细胞则以破坏正常细胞和机体的昼夜节律取得生长优势。昼夜节律的分子机制是由信号转导和基因转录及代谢反馈控制的。昼夜节律对肿瘤发生发展的影响是肿瘤生物学的重要课题之一，正在深入研究中。已有的资料表明昼夜节律可以改变或干扰多种人类肿瘤的致癌机制的下游进程，与相邻的正常细胞的相应过程比较可能找出新的治疗思路(图 4-18)。

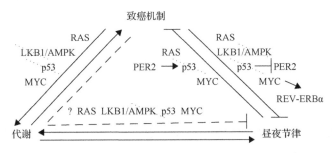

图 4-18　昼夜节律、代谢与致癌机制间的相互关系

致癌机制包括对促生长信号途径下游 RAS 或 MYC 的突变或改变的高度激活或者丧失，如 p53 或 LKB1/AMPK 的正常生长抑制功能，导致失控的细胞生长和转化。这些变化能改变细胞代谢，而细胞代谢的这些变化是癌变机制所必需的。昼夜节律强烈影响代谢，有的代谢途径能反馈调节昼夜节律。虚线表示可能的治疗靶点

　　睡眠、进餐等日常生活内容是影响机体和细胞昼夜节律的主要活动，代谢的昼夜调节在器官水平早已深入研究，肝、肾、肺是最遵循昼夜节律活动的器官，担负着维持个体生存的基础功能，欲保证身体健康，规律而充分的睡眠和营养均衡的饮食是正常昼夜节律的基础。

现代社会人类的体力活动与古人相比明显减少，有些职业、有些工作必须保持某种姿势或不活动状态（如公交车司机、办公室白领、门诊医生等，尤其在普遍使用计算机后长时间久坐不起）；由于生活条件的优越，有些人自幼形成了缺少室外活动的生活方式。这两类生活方式成为罹患许多现代病的基础。少活动的生活方式可以由父母基因决定和家庭教养形成，也受社会教育的环境影响，过度不活动的生活方式能导致多种慢性病（图 4-19A）。长期不活动的生活方式或因病残而长期不活动可以诱发多种疾病（图 4-19B）。

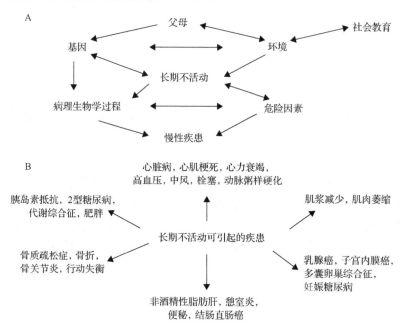

图 4-19　不活动的生活方式对健康和疾病的影响

越来越多的人体会到"用进废退"和"生命在于运动"的意义，晨练、广场舞，风云而起；学校的早操、课间操，机关单位的工间操是基本的体育活动，还应该根据个人的实际情况安排适当的运动或锻炼，关键在于坚持和合理安排。

二、生物节律的混沌性

混沌现象是 40 年前气象学研究中首次发现的奇特现象：分析研究表明"亚马孙雨林中一只蝴蝶的翅膀扇动最终导致得克萨斯州的龙卷风产生"，后续研究简称为"蝴蝶效应"或混沌，表述初始作用的奇特效应，引起研究者的广泛关注，在相关学科中相继深入研究。这个貌似奇谈怪论的理论已经成为被广泛接受的新观点、新学说，可能是阐明"天有不测之风云，人有不测之灾祸"的共同机制的关键。生物学和气象学都研究复杂的非线性系统，对于初始条件都十分敏感。例如，俗话说的"一岁定八岁，八岁定终身"，"好的开头是成功的一半"；生物有机体是自反馈系统又是开放系统，有独特的性状所以被称为"有机体"，广泛的混沌现象可能是生物多样性、可塑性的机制之一。

混沌现象的发现和研究解释了生物节律不精确的部分机制，混沌是不精确的周期性运动，为疾病发生发展的机制研究开拓了新的思路，有潜在的临床应用前景。例如，有些肿瘤细胞的耐药性与昼夜节律有关，已运用于肿瘤的时间治疗学。

仔细观察不难发现人的昼夜节律和生理节律并不精准，受环境因素(如季节、气候变化)和主观因素(如工作安排、健康状况)的诸多干扰，误差较大。生理节律的个体差异明显，如有人习惯"早睡早起"，有人喜欢做"夜猫子"昼夜倒置；通常成人需要 6～8 小时睡眠，少数人只需 3～4 小时睡眠。未成年人和老年人的睡眠时间应该多些，保证有更多的时间卧床休息，生长发育或恢复体力之需。然而，过多的睡眠并不利于健康。

时间生物学的研究表明各种生物都有此类现象，而且随着生物的进化，生物节律的不精准性有增无减。因为精准的节律不利于种系的生存，一旦发生事故群体容易被一网打尽，异质性的群体可能有少数个体存活，有利于延续种系。近年来的研究表明生物体内和生物群体中生物节律的混沌性是普遍的，从蛋白质、核酸分子的混沌态，糖酵解和过氧化酶反应中的混沌态，脑电、心电的混沌态，从准周期到混沌广泛存在。饶有兴趣的是生态学中也普遍呈现混沌态，"弱肉强食"是生物进化的基本原理，然而，有些肉食动物的捕食成功率并不高，不时出现捕食者被猎物围攻受伤出逃的场面。肿瘤微环境中免疫细胞被肿瘤劫持成为肿瘤相关细胞——"帮凶"(类似于抗日战争中的汉奸、伪军)的现象广泛存在。

现代人类社会的快节奏和快速发展往往导致多变的不规律生活，严格的规律性生活在许多行业是不可能的。然而，长期不规律的生活对个人健康提出了挑战，如何应对，使之不影响健康，是有待研究的现实课题。

现代病的发生、发展与生活方式密切相关，是防治现代病的关键因素之一。生活方式涉及诸多方面，本章侧重讨论了饮食和运动，还有许多重要因素未涉及，它们属于人文、社会范畴，超越本书"阐述现代病的生物学基础"的范围。

(吴克复　宋玉华)

参　考　文　献

张建树, 管忠, 于学文. 2006. 混沌生物学. 第二版. 北京: 科学出版社.

Ajonijebu D C, Abboussi O, Russell V A, et al. 2017. Epigenetics: a link between addiction and social environment. Cell Mol Life Sci, 74(15): 2735-2747.

Altman B J. 2016. Cancer clocks out for lunch: disruption of circadian rhythm and metabolic oscillation in cancer. Front. Cell Dev. Biol, 4: 62.

Bellou V, Belbasis L, Tzoulaki I, et al. 2018. Risk factors for type 2 diabetes mellitus: an exposure-wide umbrella review of meta-analyses. PLoS ONE, 13(3): e0194127.

Belwal T, Nabavi S F, Nabavi S M, et al. 2017. Dietary anthocyanins and insulin resistance: when food becomes a medicine. Nutrients, 9: 1111.

Boengler K, Kosiol M, Mayr M, et al. 2017. Mitochondria and aging: role in heart, skeletal muscle and adipose tissue. J Cachexia Sarcopenia & Muscle, 8: 349-369.

Booth F W, Roberts C K, Thyfault J P, et al. 2017. Role of inactivity in chronic diseases: evolutionary insight and pathophysiological mechanisms. Physiol Rev, 97(4): 1351-1402.

Cohen A A, Isaksson C, Salguero-Gómez R. 2017. Co-existence of multiple trade-off currencies shapes evolutionary outcomes. PLoS ONE, 12(12): e0189124.

Collins K H, Herzog W, MacDonald G Z, et al. 2018. Obesity, metabolic syndrome, and musculoskeletal disease: common inflammatory pathways suggest a central role for loss os muscle integrity. Front Physiol, 9: 112.

Cruz-Jentoft A J, Landi F, Schneider S M, et al. 2014. Prevalence of interventions for sarcopenia in ageing adults: a systematic review. Report of the International Sarcopenia Initiative(EWGSOP and IWGS) Age & Ageing, 43: 748-759.

Franks P W, Poveda A. 2017. Lifestyle and precision diabetes medicine: will genomics help optimize the prediction, prevention and treatment of type 2 diabetes through lifestyle therapy? Diabetologia, 60: 784-792.

Jia G, Aroor A R, Martinez-Lemus L A, et al. 2018. Potential role of antihypertensive medications in preventing excessive arterial stiffening. Curr Hypertens Rep, 20(9): 76.

Khoo H E, Azlan A, Tang S T, et al. 2017. Anthocyanidins and anthocyanins: colored pigments as food, pharmaceutical ingredients, and the potential health benefits. Food Nutri Res, 61, 1361779.

Kurakin A. 2011. The self-organizing fractal theory as a universal discovery method: the phenomenon of life. Theor Biol Med Model, 8: 4. doi: 10.1186/1742-4682-8-4.

Law T D, Clark L A, Clark B C. 2016. Resistance exercise to prevent and manage sarcopenia and dynapenia. Annu Rev Gerontol Geriatr, 36(1): 205-228.

Nemecz M, Alexandru N, Tanko G, et al. 2016. Role of microRNA in endothelial dysfunction and hypertension. Curr Hypertens Rep, 18: 87.

Palmer M, Sutherland J, Barnard S, et al. 2018. The effectiveness of smoking cessation, physical activity/diet and alcohol reduction interventions delivered by mobile phones for the prevention of non-communicable diseases: a systematic review of randomized controlled trials. PLoS ONE, 13(1): e0189801.

Poggiogalle E, Jamshed H, Peterson C M. 2017. Circadian Regulation of Glucose, Lipid, and Energy Metabolism in Humans. Metabolism, pii: S0026-0495(17)30329-3.

Puram R V, Kowalczyk M S, de Boer C G, et al. 2016. Core circadian clock genes regulate leukemia stem cells in AML. Cell, 165(2): 303-316.

Rozanska D, Regulska-llow B. 2018. The significance of anthocyanins in the prevention and treatment of type 2 diabetes. Adv Clin Exp Med, 27(1): 135-142.

Samocha-Bonet D, Debs S, Greenfield J R. 2018. Prevention and treatment of type 2 diabetes: a pathophysiological-based approach. Trends Endocrinol Metab, S1043-2760(18)30059-6.

Steffens S, Winter C, Schloss M J, et al. 2017. Circadian control of inflammatory processes in atherosclerosis and its complications. Arterioscler Thromb Vasc Biol, 37(6): 1022-1028.

Sydén L, Landberg J. 2017. The contribution of alcohol use and other lifestyle factors to socioeconomic differences in all-cause mortality in a Swedish cohort. Drug Alcohol Rev, 36(5): 691-700.

Van Greevenbroek M J, Schalkwijk C G, Stehouwer C D A. 2016. Dysfunctional adipose tissue and low-grade inflammation in the management of the metabolic syndrome: current practices and future advances. F1000 Research, 5(F1000Faculty Rev): 2515.

Vinavagam R, Xu B. 2015. Antidiabetic properties of dietary flavonoids: a cellular mechanism review. Nutrition & Metabolism, 12:60.

Wagner A E, Piegholdt S, Ferraro M, et al. 2015. Food derived microRNAs. Food Funct., 6: 714.

Yau M, Maclaren N K, Sperling M. 2018. Etiology and pathogenesis of diabetes mellitus in children and adolescents. *In*: De Groot L J, Chrousos G, Dungan K, et al. Endotext [Internet]. South Dartmouth(MA): MDText. com, Inc.; 2000-2018 Feb 13. PMID: 29714936 Free Books & Documents.

Yamakuchi M, Hashiguchi T. 2018. Endothelial cell aging: how miRNAs contribute? J Clin Med, 7(7): 10.

Yang J, Hirschi K D, Farmer L M. 2015. Dietary RNAs: new stories regarding oral delivery. Nutrients, 7: 3184-3199.

第五章　微生物进化与现代传染病

21 世纪微生物学研究的突破性进展显示了许多前所未知的微观生物世界。微生物除了细菌、真菌和"经典的病毒——滤过性因子",还有不能通过除菌滤器的"巨病毒"。它们可以寄生在原虫、细菌和真核生物体内,堪称"巨分子生物"或纳米生物。微生物间相互作用,形成进化网络。从时间上看它们是地球上最古老的生物,从数量上看地球上微生物的数量和种类惊人之多,是"天文数字"。人体内和体表也有大量的各种微生物,人类细胞与它们共生、互生,共进化博弈构成了微生态系统——"超有机体"。

21 世纪组学技术的发展和广泛应用促进了细胞分子生物学的研究,对细胞起源的深层次探索导致众多新课题的提出,细胞生物与纳米生物间以嵌合式进化模式演化,从远古的宏进化到实时机体内外的微进化,无时无刻不在进行之中。近年来的研究进展表明非细胞生物和细胞间的基因横向传递(horizontal gene transfer,HGT)在微进化进程中起主要作用,是生物界物质运动的形式之一,也是人类许多疾病发生、发展的基础。多种组学技术的同时应用,阐明了许多纳米尺度的生命现象。

第一节　非细胞病原体及其致病作用

病原生物有细胞生物和非细胞生物两大类。致病性细菌、真菌、寄生虫等细胞致病生物已有专门学科深入研究,病毒是研究最多、最深入的非细胞致病生物,属于纳米生物。经过 1 个世纪的研究形成了病毒学,医学病毒学是病毒学的核心研究领域,后来提出了朊病毒(prion)等新课题,随之产生新的研究领域。近十多年来随着研究方法和技术的发展,生命起源、病毒起源等生命科学基础理论课题的研究取得了大量资料,出现了许多新的概念和设想,为非细胞致病生物的研究提供了新的视角和课题。

一、病毒概念的扩展

现代科学对生命的研究综合微生物学、遗传学、免疫学和进化理论等多学科的观点和方法,认为地球上的原始生命主要是由分子复制子(replicator)构成的,包括病毒、转座子、转病毒子(transpovirons)、辅病毒(coviruses)等,还有许多正在不断发现的分子生物,它们的复制机制取决于核酸的复制(表 5-1)。

表 5-1　分子复制子——模板和复制机制

模板	复制机制	例证
dsDNA（双链 DNA）	DNA 多聚酶	腺病毒、疱疹病毒
	转座酶	转座子、真核基因组
	逆转录酶	
	杂项	
ssDNA（单链 DNA）	DNA 多聚酶	感染人类细菌的噬菌体
	杂项	
dsRNA（双链 RNA）	依赖 RNA 的 RNA 聚合酶	轮状病毒
	杂项	
+RNA（单链正义 RNA， 可做信使 RNA）	依赖 RNA 的 RNA 聚合酶	鼻病毒
	逆转录酶	人类逆转录病毒
	杂项	
−RNA（单链反义 RNA， 不能做信使 RNA）	依赖 RNA 的 RNA 聚合酶	流感病毒
	杂项	
其他	杂项	感染古菌的 DNA 病毒

　　病毒的细胞内寄生导致多年来病毒被认为是细胞的退化产物。近年一些新发现改变了对病毒起源的观念：病毒生态学研究表明病毒是地球上数量和种类最多的生物；比较生物学的研究资料揭示出病毒基因组的独特性，排除了它窃取细胞基因的可能性；感染古菌的病毒的发现提示病毒的起源早于细胞；真核细胞的基因组充斥了源自病毒或相关元件（质粒、转座子、逆转录元件等）的基因，提示病毒与其宿主共进化过程中病毒对宿主进化的贡献和作用。

　　病毒是异质性的模糊概念，包括类病毒（感染性核酸）、朊病毒（感染性蛋白）和巨病毒等，也有学者将病毒概念延伸到可移动性元件（转座子），包括基因组的内源性逆转录病毒。一般文献所述的病毒是指由核酸核心和蛋白质衣壳构成的生物，有细胞内寄生和细胞外病毒体（virion）两种形式。细胞内寄生形式有两类：virocell，即感染病毒的细胞，细胞不再分裂，但是产生病毒体；另一类称为ribovirocel，也是感染病毒的细胞，但是仍能分裂，也产生病毒体。病毒体是非细胞结构的生物，可以在细胞外和体外环境中生存。病毒在细胞内寄生时有生命的特征（如增殖、代谢等），在细胞外存在时没有生命特征，但保持感染性和结构特征，具有基因组结构。

　　近年来的研究发现海洋中有大量的微型浮游生物，大小不及白细胞的 1/1000，它们作为生态群体存在，吸取阳光和化学能及各种必需营养成分，成为食物链的始端，但是未能用培养方法分离研究。近年来用流式细胞仪测定并证明了它们的存在，初步阐明它们的生长规律，证实其属于纳米生物。宏基因组资料表明其代谢的异质性，它们的生命以群体形式构成网络而生存，这类网络由群体和局部的理化环境组成，推测可能与病毒的形成有关，正在研究中。

　　按照细胞起源的研究假设，所有的细胞生物有一个共同的祖先(last universal common ancestor，LUCA)，是核糖体编码的有机体的共同祖先。以 LUCA 为根画出的进化系统树包含了现在所有的细胞生物。病毒的进化画不出进化系统树，因为它们是多源的，没有共同的祖先，不同类别的病毒有不同的起源。病毒与细胞生物共进化，呈嵌合式进化，即病毒在机体内、群体内微进化过程中有基因的横向传递和纵向传播，在病毒获得机体细胞基因过程中，易于发生基因突变成为细胞宿主的致病基因。

二、基因横向传递的医学意义

　　基因的纵向传递是种族繁衍的基础，基因的横向传递提供了变异—适应环境变化的基础，二者都是生物进化的基础，异常变化则可以导致疾病的发生、发展。遗传性疾病是异常基因纵向传递的结果，异常基因的横向传递导致各种传染病的流行和一些少见病的发生。病毒是研究最多的引起基因横向传递的生物因子，质粒、转座子等作为生物工程的工具已应用多年，但是在疾病发生发展中的作用和意义的研究尚在起始阶段。

　　可移动元件(transposable element，TE)是指有从基因组的一个位点移位到另一个位点能力的核酸片段，又称为转座子或"跳跃基因"，在自然界广泛分布。真核细胞基因组序列中都有转座子，约占人类基因组的 45%。按它们转座的介质是 DNA 或 RNA 分为两类：DNA 转座子，其 DNA 序列通过由该元件编码的转座酶作用下的"切割与粘贴"机制移位，大多数处于静止状态；逆转座子的 DNA 序列通过"复制和粘贴"机制转座。逆转座子可再分为含长末端重复序列(long terminal repeat，LTR)和不含长末端重复序列(non-LTR)两亚类。LTR 逆转座子即内源性逆转录病毒，构成约 8% 的人类基因。non-LTR 逆转座子在人类基因组中由于点突变、重排或缺失，仅少数处于活跃状态，已报道有 124 个能引起疾病。这类自律性的长分散元件(long interspersed element-1，LINE-1 或 L1)是现代人类活跃的逆转座子，通过它编码的逆转录酶不仅能复制自身的 RNA，也能复制其他的 RNA(如 Alu，SVA)，还能转座细胞的 mRNA，结果形成伪基因。逆转座子含有若干 DNA 调控元件：转录增强结构域，剪接信号、转录因子结合点，抑制信号等。可以在基因组内跳跃，可以引起基因组不稳定或重排，或插入性变异，剪接异构，3' 或 5' 转导，早熟和多聚腺苷化，产生伪基因，延长无效转录，甲基化等。逆转座子的直接效应通常对细胞是有害的，甚至可以引起人类疾病，如肿瘤等，也可以导致基因组进化。

　　可移动元件(TE)在维持基因组整合性、胚胎发育和适应环境微进化中起重要作用，TE 自调节和机体调节机制协同调节 TE 活性，失调时可以导致疾病的发生。DNA 甲基化和组蛋白修饰是 TE 的调节机制，已有的研究表明这些表观遗传学机制可以通过激活 TE 起致癌作用。甲基化的完全丧失可以导致 TE 激活,基因组不稳定,染色体断裂,进而启动致癌机制。例如,直肠结肠癌、肝细胞癌和乳腺癌中就有 DNA 去甲基化引起的逆转座子 LINE1 的激活。LINE1、ALU、SVA 是最常见的插入性致变异的可移动元件。致癌基因驱动子的活化也由肿瘤抑制基因的异常插入和调节序列的混乱介导。基因表达的失调、剪切引起的蛋白质片段和基因组的不稳定性都引发致癌机制。基因组不稳定包括染色质断裂和重组引起的插入变异。在人类进化过程中插入了上万个可移动元件,过去认为转座子插入是无害的,近年来的研究资料表明插入引起的基因组改变可引起转录改变,引起有害的效应,尤其是致癌效应,如白血病、乳腺癌、卵巢癌、结肠癌等。虽然相关研究尚在起始阶段,但展示了新的诊疗方向。

近十多年来的研究表明 miRNA 参与基因表达调节,在发育、细胞代谢、凋亡和疾病的发生发展中起重要作用。深入研究发现多数 miRNA 的形成源自转座子,人类基因组近半数基因由转座子驾驭,转座子可以通过 miRNA 进入机体的调控网络,影响功能和微进化进程,其影响程度可以小到忽略不计,也能大到降低基因组稳定性导致疾病的发生发展。

白血病的诱发因素很多,临床上大多数患者的病因尚难以查明。除遗传因素外,已经研究确定的白血病致病因素有电离辐射、化学物质和病毒。半个多世纪前肿瘤病毒病因的突破性研究,尤其是动物的白血病可以由 RNA 肿瘤病毒(逆转录病毒)引起,掀起了人类白血病病毒病因的研究热潮。20 世纪 70 年代末在日本西南部地区发现了地方性流行的成人 T 细胞白血病(adult T-cell leukemia,ATL),后来在美洲、非洲局部地区也有病例报道。这是一类罕见的白血病,后续研究证实与人类逆转录病毒感染相关,该病毒被称为人类 T 细胞白血病病毒或人类嗜 T 细胞病毒(human T-cell lymphotropic virus-1,HTLV)。同期发现非洲 Burkitt 淋巴瘤与新型人类疱疹病毒相关,以发现者名字命名为 Epstein-Barr Virus,简称 EB 病毒(EBV)。EBV 广泛传播,为什么仅在极少数人中诱发淋巴瘤?半个世纪的研究进展表明 EBV 的隐性感染和再激活可能与致瘤性有关,其致瘤机制正在深入研究中。逆转录病毒可以诱发多种哺乳类动物白血病,为什么人类的逆转录病毒诱发的白血病仅表现在 HTLV?近年来对载脂蛋白 B mRNA 编辑酶催化多肽(apolipoprotein B mRNA editing enzyme catalytic polypeptide3,APOBEC3)的研究进展阐释了部分原因。

人类的逆转录病毒感染

现代人类的逆转录病毒感染主要表现为两类疾病:获得性免疫缺陷综合征(艾滋病)(acquired immune deficiency syndrome,AIDS)和成人 T 细胞白血病(ATL)。对艾滋病的深入研究发现,人类的逆转录病毒感染受制于抗病毒感染机制的进化。哺乳类动物有多种固有免疫机制能够抵御逆转录病毒感染,APOBEC3 是其中之一。APOBEC 是一组胞嘧啶脱氨酶，没有共同的 RNA/DNA 底物，对于发育和生长并非必需，但有些成员在维持机体的长期健康和免疫中起重要作用。近年来的研究进展表明 APOBEC 及其变异体的过表达与有些肿瘤的发生、发展有关。APOBEC3 仅出现于哺乳类动物。人类的 APOBEC3 有抗病毒作用，包括 7 个 APOBEC3 蛋白（APOBEC3A、APOBEC3B、APOBEC3C、APOBEC3D、APOBEC3F、APOBEC3G、APOBEC3H），它们的基因都在 22 号染色体上，其蛋白质产物能编辑病毒核酸，致使病毒丧失致病能力（表 5-2）。

表 5-2　APOBEC3 的抗病毒活性

	高表达细胞	细胞定位	编辑底物	Rev	嗜肝病毒	HHV	逆转录成分
A3A	单核/巨噬	全部	ssDNA/RNA		+	+	+
A3B	PKC 诱导瘤，激活肝	核	ssDNA		+		
A3C	免疫中心，外周血	全部	ssDNA		+	+	+
A3D	免疫中心，外周血	胞质	ssDNA	HIV-1			
A3F	免疫中心，外周血，IFN-α 激活肝	胞质	ssDNA	HIV-1	+		
A3G	免疫中心，外周血，IFN-α 激活肝	胞质	ssDNA	HIV-1 HTLV-1 HERV	+		
A3H	免疫中心，外周血	全部	ssDNA	HIV-1	+	+	

注：A3. APOBEC3；A3D 又名 A3DE；Rev. 逆转录病毒；HHV. 人类疱疹病毒；HERV. 人类内源性逆转录病毒；HTLV-1. 人类嗜 T 细胞病毒-1；ssDNA. 单链 DNA

对艾滋病的深入研究发现 A3 是人类抵御内源性逆转录元件致病性的关键因子。人类的 7 个 A3 蛋白能对抗内源性逆转录元件。人类细胞有无功能的内源性逆转录病毒（endogenous retrovirus，ERV）序列，与外源性逆转录病毒类似，能利用长末端重复序列（long terminal repeating，LTR）插入基因组。已经在人类的 ERV-K 和 ERV-1 中测出 A3F 和 A3G 高突变区的踪迹，说明人类祖先曾通过 A3 积极抗击 ERV。人类基因组中也有无功能和有功能的非 LTR 逆转录元件，如称为长散置核元件（long interspersed nuclearelement，LINE）的自主性逆转录元件和称为短散置核元件（short interspersed nuclearelement，SINE）的非自主元件。人类 A3A～H 的作用是抑制 LINE 和/或 SINE 的逆转录作用保持基因组的稳定性。大多数 A3 蛋白能直接控制 ssDNA 上的这些逆转录元件的作用，A3G 也能结合胞质中的 SINE RNA。小鼠仅有 1 个 A3 基因，其基因组含有活跃的 LTR 和非 LTR 逆转录元件，所以具有对逆转录病毒的高敏感性和致病性。

然而，在共进化博弈过程中有些病毒通过独特的机制逃避 A3 的限制作用，产生致病性。引起艾滋病的逆转录病毒 HIV 是近百年前由猩猩传给人类的，大流行已 30 多年。深入研究发现，HIV-1 感染时，A3 能引起 ssDNA 病毒基因转录时发生胞嘧啶→尿嘧啶突变，形成变异的转录本，致使感染失败。但是，HIV-1 病毒的附属蛋白病毒感染因子(virion infectivity factor，Vif)能结合 A3C、A3D、A3F、A3G、A3H 并防止它们进入病毒颗粒，并将它们募集到 E3 泛素连接酶使之多聚泛素化，然后被蛋白酶体降解。Vif 介导的 A3 蛋白降解是种属特异性的。由于 HIV 的高变异性，机体产生的中和抗体不能阻止其播散。HIV 感染引起系统性 T 细胞破坏，降低细胞免疫，导致条件性感染和肿瘤(如 Kaposi 肉瘤和多种肿瘤)的发生；HIV 也能通过感染激活巨噬细胞直接损伤组织(如肠、脑、肺)；通过免疫效应影响内皮，导致更深层次的器官损伤，如慢性心血管病，肝、肺和中枢神经系统疾病。近年来随着抗病毒治疗的发展出现许多慢性艾滋病患者，许多老年病伴随着发生，出现新问题，有待研究。

成人 T 细胞白血病/淋巴瘤(ATL)是由人逆转录病毒诱发的白血病/淋巴瘤，其病原体 HTLV 属于灵长类嗜 T 细胞病毒，是复合的逆转录病毒，3 万多年前在非洲由猴子传给人。然而，绝大多数 HTLV-1 感染是无症状的，仅 3%~5%的感染者在数十年后发病。HTLV-1 通过性、输血或哺乳途径传播，由于其病毒颗粒的逆转录酶活性弱，所以病毒的传染性很低，依靠感染病毒的细胞传播，即细胞—细胞传递，由于传播途径的限制和传染性不强，仅在日本西南部、加勒比海地区、中南美洲和非洲少数地区及中东的局部地区出现少数病例，涉及地区人口总数不足 1000 万。

HTLV-1 感染 CD4$^+$T 细胞后形成有 HTLV-1 前病毒的细胞，细胞核分裂成小叶，称为"花细胞"(flower cell)，浸润在各种组织中。所致疾病不仅有白血病，还有神经系统(包括脊髓病/热带痉挛性下肢轻瘫)和皮肤疾病。HTLV-1 感染白血病/淋巴瘤的临床表型分为冒烟型、慢性、急性和淋巴瘤型，其生存期数月至数年不等，取决于临床类型。HTLV-1 还能引起溶骨、高血钙症等症状，与炎症性疾病有关。

至今已发现的 HTLV 有 4 个型，研究得最多的是 HTLV-1。虽然对 HTLV-1 感染的发病因素，以及引发 ATL 进程的研究取得了不少进展，了解到从感染到发病至少有 5 步变化，但是决定因素尚不清楚。近年来的研究进展表明，有两个 HTLV-1 病毒的调节蛋白(Tax 和 HBZ)是其致癌过程必不可少的。Tax 是 HTLV-1 的转录激活因子，不仅调节病毒转录，还劫持 NF-κB 和多个信号转导途径，引起 T 细胞增殖。全基因组测序表明 Tax 与基因组不稳定性等多种效应相关。转基因动物实验证明 Tax 有致癌性，可诱发肿瘤。HBZ 由 HTLV-1 的反义病毒转录本编码，其基因在病毒基因组的 3′端。HBZ 在 ATL 细胞中广泛表达，而且 HBZ RNA 及其蛋白质产物都促进 T 细胞增殖，在病毒的持续感染和肿瘤的发展中起不可缺少的作用。HTLV-1 有不同于其他逆转录病毒的独特的生存增殖策略：用病毒的长末端重复序列作为 HBZ 和 HBZ RNA 的启动子，可以不依赖病毒复制下调 Tax/Rex 介导的病毒基因表达和复制，从而逃避机体的免疫监视；通过高度激活 NF-κB 缓解衰退反应，下调细胞免疫反应，促进感染病毒的 T 细胞增殖和延长生存期。另有研究表明 HTLV-1 对 APOBEC3 的抗病毒效应比较耐受，高变异性较少，这也是对人类保持致病性的重要因素。

三、朊病毒和蛋白折叠错误病

从 1937 年发现羊的瘙痒症，到完全重组的朊蛋白在体外复制，近 80 年的研究充斥了非传统观念的提出和发展（表 5-3），提示这个领域与我们熟悉的以细胞为基础的医学生物学范畴有不同的基础，可能是非细胞的纳米病原体，遵循人们还不熟悉的运行规律不断地演化。

表 5-3　朊病毒（prion）假设的研究进展

1937 年	意外发现绵羊群中有瘙痒症传播
1939 年	实验证实瘙痒症可以在羊群中传播
1966 年	实验证实 Kuru 病可以传给猩猩；证明传染因子很小
1967 年	感染因子不受消除 DNA 影响；Griffith 提出仅有蛋白质的假设
1982 年	从感染因子中分离出蛋白质，Prusiner 命名其为 prion
1985 年	鉴定出 PrP 基因
1989 年	发现第一个与家族性疾病相关的 PrP 突变
1990 年	PrP 转基因小鼠发展出神经退行性病变
1993 年	PrP 基因敲除小鼠对 prion 感染耐受
1994 年	无细胞 prion 复制；发现 prion 酵母
2000 年	体外产生酵母 prion
2001 年	用 PMCA 体外有效复制 prion
2004 年	制成"合成的 prion"
2005 年	体外通过 PrP^{Sc} 产生真正有感染性的 prion
2007 年	用已知成分体外制成感染的 prion；感染性 prion 的重头合成
2010 年	将重组的 PrP 体外制成有感染性的物质

朊病毒（prion）是有传染性的以自身为模板的蛋白质聚集物。最早是在人和动物的海绵状脑病中发现的，是一类仅有蛋白质成分的感染因子，通常以可溶性形式存在，但是可以折叠组装成能自我复制的 prion 多聚体。通常以散发性或家族遗传性形式出现。但是，也能以获得性甚至跨种属传播（如疯牛病），造成恐慌和畜牧业经济损失，引起了广泛关注。后续研究在低等的真核细胞中也发现 prion，对于宿主可以有害，也可以有利，在真菌中可以通过细胞分裂纵向传递，也可以通过细胞接合横向传递。近期研究发现哺乳类动物细胞可以有酵母 prion 结构域的同系物 NM 产物，在培养体系中有从可溶性到聚集态到持续自我复制的生活史，成为研究 prion 的模型。酵母朊蛋白的发现和证实提供了不通过核酸遗传信息改

变,从蛋白质折叠改变传递功能改变的新途径。Prion 假设的实验研究已经充分证明朊病毒是细胞蜕变的产物,在体内环境中可能有诸多因素导致朊病毒蛋白(PrP)基因编码蛋白的折叠错误,PrP 基因编码蛋白在折叠错误后可以有感染性,有待深入的体内研究。

人和动物海绵状脑病的共同特征是在脑组织中堆积了大量折叠错误的蛋白质,从而导致神经元死亡和淀粉样变。克雅氏症(Cresutzfeldt-Jakob disease,CJD)是人类的海绵状脑病,其发病率为 1/10 000%～2/10 000%。临床表现为快速进行性痴呆,共济失调,肌阵挛和行为改变。85%的病例是散发性的,10%～15%是家族(遗传)性的,不到1%的病例是传染的。后续研究表明这些疾病由朊病毒蛋白引起。

朊病毒蛋白(PrP)由染色体基因 *PRNP* 编码,哺乳类动物有保守的正常细胞朊病毒蛋白 PrP^c,主要由 α 螺旋构成;致病的朊病毒蛋白 PrP^{Sc} 由 β 板层构成,PrP^c 转变成 PrP^{Sc} 是致病的关键分子机制。从动物的朊病毒病观察到 PrP^{Sc} 的复制、堆积并耐受蛋白酶解。由于朊病毒的跨种属传播性,动物群体的 prion 病传播增加了人类罹患 prion 病的风险。PrP^{Sc} 的传播通过消化道途径,然后经过淋巴组织再进入脑组织(表 5-4)。

表 5-4 人和动物的朊病毒病

疾病	类型	发病机制/传播模式
人类		
Kuru 病	传染	食用死者大脑的祭祀方式
散发性 CJD	未知	自发性突变导致 PrP^c 至 PrP^{Sc} 转变
家族性 CJD	遗传	PRNP 突变
医源性 CJD	传染	由污染了朊病毒的物体感染
变异性 CJD	传染	源自感染的动物
动物		
羊瘙痒症	传染	源自感染的羊
传播性水貂脑病	传染	源自污染朊病毒的饲料
牛海绵状脑病	传染	源自感染朊病毒的肉和骨饲料
鹿慢性消瘦病	传染	牧场污染朊病毒
外来的有蹄类动物海绵状脑病	传染	由污染了朊病毒的物体感染
猫海绵状脑病	传染	源自污染朊病毒的饲料

近年来的研究结果表明:蛋白折叠错误相关疾病与朊病毒疾病有共同的分子机制,包括以自身为模板的复制和最终能播散。还有共同特征如病原体株的可变性。至少有一种蛋白质或多肽折叠错误、聚集堆积在组织中,导致细胞损伤和器官功能失调,导致蛋白折叠错误病。这组疾病至少有 25 种病,包括阿尔茨海默病、帕金森病、亨廷顿病和克雅脑病(一种朊病毒病),其中朊病毒病研究得最多。近

年来的研究表明 2 型糖尿病(T2D)的胰岛细胞中有蛋白折叠错误形成淀粉样多肽的堆积，可能在胰腺损伤中起重要作用。近年来的研究发现动脉粥样硬化斑块中也含有淀粉样变的蛋白质纤维，与阿扑脂蛋白相关。形成淀粉样蛋白质沉淀是许多疾病的共同特征，其作用和机制正在研究中。值得注意的是淀粉样变蛋白质的致病作用多数与脂质稳态相关，与脂质传递、结合至膜中或脂质代谢途径相关。亦即淀粉样变蛋白质往往结合脂质，脂质通常参与这些蛋白质的正常折叠。所以脂质可能在淀粉样变相关疾病的发生发展中起重要作用。

　　朊病毒病和阿尔茨海默病不仅有临床相似性，还都有蛋白折叠错误和沉积的病变机制。研究表明朊病毒可以通过外泌体(exosome)和细胞纳米管道传播，外泌体参与神经退行性疾病的发展，细胞朊蛋白(PrP^c)在外泌体高表达。在神经退行性疾病中 PrP 至少起两种作用：在朊病毒病中 PrP^c 是致病蛋白 PrP^{Sc} 增殖的底物；在阿尔茨海默病中 PrP^c 结合有神经毒性的淀粉样 β 寡聚体(Aβ)，后者启动和促进阿尔茨海默病的发展(表 5-5)。

表 5-5　外泌体 PrP 在不同疾病中的功能比较

疾病	负面作用	正面作用
阿尔茨海默病	脂筏作为 Aβ 起始沉积处； 播散毒性 Aβ 寡聚体； 外泌体蛋白与阿尔茨海默病脑斑块相关	隔离毒性 Aβ 寡聚体拯救损伤的 LTP； 降低 Aβ 水平，减轻 Aβ 的病理作用； 结合并中和 Aβ 寡聚体的神经毒性， 有神经保护作用
朊病毒病	PrP^{Sc} 作为表面蛋白； 传递朊病毒感染性； 促进细胞间朊病毒传播	

第二节　病原微生物进化的临床意义——病原变异和耐药性

　　随着工业化和科技发展，人类与微生物的抗争形势有战略性的改变，微生物的进化策略多种多样，因物种不同而异，归纳起来主要是病原变异和耐药性。

　　病原微生物耐药是现代医药卫生的重大项目，作为进化遗传学课题有重要的理论意义；涉及全民的健康、保健和渔牧业生产有实际意义和重大的经济价值，成为当前重点研究领域之一。耐药性(drug resistance)是指微生物、寄生虫(也包括肿瘤细胞)对化疗药物的耐受性，表现为药物疗效的明显下降，分为获得性耐药和天然耐药。自然界的病原体存在天然耐药性。在长期应用抗生素后，多数敏感菌株被杀灭，耐药菌株大量繁殖，代替了敏感菌株，使病原体对该药物的耐药率升高。

　　耐药的机制很多，可以通过产生水解酶或合成酶破坏药物，也可以通过改变细胞膜通透性阻碍药物通透，有的可以通过改变靶点的结构使药物不能与靶点结合；有的通过改变代谢途径使药物不起作用。不同进化水平的生物有不同的耐药机制，本节以流感病毒和真核微生物为例讨论各层面的可能机制。

一、流感病毒为什么容易变异

病原微生物的进化是传染病和感染的基础，其宿主由一个物种跃迁到另一物种就可能发生新的传染病。例如，21 世纪初突然流行的由 SARS 冠状病毒引起的重症急性呼吸综合征(SARS)，是病毒基因变异导致的偶发事件。为什么年年流行的流感病毒每年有不同的流行株呢？近年来对甲型流感病毒的研究发现：每个病毒颗粒含 8 个 RNA 分子，当多个病毒颗粒同时感染同一细胞时，细胞内就可能有多套 RNA 分子，经过排列组合形成新病毒颗粒时发生类似于"洗牌"的重新组合效应，易于产生新的病毒颗粒，有重要的流行病学意义。

甲型流感病毒的命名是按照它的两个表面抗原的亚型，如 H1N1 是血凝素(hemagglutinin，HA)1 和神经胺酸酶(neuraminidase，NA)1。这两个表面蛋白使流感病毒能与宿主细胞结合或释放，有重要的生物学作用，是免疫系统和药物作用的靶标。

Oseltamivir(商品名'达菲'，Tamiflu)是用中药材八角的提取物莽草酸为原料合成的抗病毒药，已在临床上应用。由于能够抑制流感病毒的神经胺酸酶，从而用于治疗流感。在临床应用中发现了对'达菲'耐药的流感病毒株，研究表明耐药病毒是由于其神经胺酸酶蛋白的第 275 位氨基酸由组氨酸变异成酪氨酸。后续研究表明酪氨酸在流感病毒的 N2 位于第 274 位导致了异位显性(epistasis)，是在流感病毒进化中的重要发现，成为流感病毒变异和耐药机制研究的重要方法。现正用于预测流感病毒变异的研究，也可用于抗艾滋病病毒耐药性的研究。

二、结核病为什么卷土重来

结核分枝杆菌是导致结核病的病原体，属于放线菌，无鞭毛、无芽孢，不产生内、外毒素，其致病性与菌体成分荚膜、脂质和蛋白质有关。可侵犯全身各组织器官，但以肺部感染最多见。随着抗结核药物的发展和卫生状况的改善，结核病的发病率和死亡率曾一度大幅下降。然而，由于艾滋病和结核分枝杆菌耐药菌株的出现、免疫抑制剂的应用、吸毒、贫困及人口流动等因素，全球结核病的疫情回升。世界卫生组织估计，约 1/3 的人感染了结核分枝杆菌，有些发展中国家成人的结核分枝杆菌携带率高达 80%，其中 5%～10%可发展为活动性结核病。中国每年死于结核病的人数约 25 万，是各类传染病死亡人数总和的 2 倍多。对上海地区复发结核病患者的研究报道：约 58%是原有菌株的复发，约 42%是新菌株感染。提示结核分枝杆菌耐药菌株的出现是结核病疫情回升的重要原因。近年来世界各地结核分枝杆菌的多药耐药菌株逐渐增多，甚至引起暴发流行。

结核分枝杆菌为细长略带弯曲的杆菌，大小为(1～4)μm×0.4μm。细胞壁脂质含量高，约占干重的 60%，对乙醇敏感，影响营养物质的吸收，生长缓慢。还有大量的分枝菌酸包围在肽聚糖层外面，细胞壁外有一层荚膜，有一定的保护作用。结核分枝杆菌无芽孢、无鞭毛，不利其传播。但是，脂质可防止菌体水分丢失，对干燥的抵抗力强。黏附在尘埃上可以保持传染性 8～10 日，在干燥的痰斑内可存活 6～8 个月。所以吐痰是结核病传播的重要途径，禁止随地吐痰是重要的防病措施。

体内外的结核分枝杆菌都可以发生形态、菌落、毒力、免疫原性和耐药性等变异。在含 1mg 异烟肼、10mg 链霉素、50mg 利福平的固体培养基中能够生长的结核分枝杆菌为耐药菌。耐药菌株的毒力有所减弱。异烟肼可影响细胞壁中分枝菌酸的合成，诱导结核分枝杆菌成为 L 型，可能是耐异烟肼的原因。许多对异烟肼耐药的菌株，对利福平和链霉素大多仍敏感，所以治疗多联合用药，以减少耐药性的产生，增强疗效。临床上耐异烟肼菌株的致病性也有所减弱。结核分枝杆菌的耐药可由自发突变产生(原发性耐药)或由用药不当经突变选择产生(继发性耐药)，多药耐药菌株的产生可能由于后者，所以临床用药应慎重考虑。耐受不同药物的耐药基因在染色体的定位并不相连，所以联合用药治疗有效。异烟肼耐药与 katG 基因丢失有关。易感株有该基因，耐药株没有。利福平主要作用于 RNA 多聚酶。编码该酶的基因 rpoB 突变导致对利福平耐药。

L 型结核分枝杆菌在体内有重要的病理学意义：各种类型的肺结核，40%的痰标本检出 L 型。病灶中可见不典型的抗酸菌却没有结核结节，称为"无反应性结核"。用 L 型感染实验动物，可重复这种病理状况。由于 L 型缺少细胞壁脂质成分，不能刺激结节形成，只有淋巴结肿大和干酪样坏死，常被误认为是慢性淋巴结炎。结核分枝杆菌在血中播散的往往不是细菌型，而是 L 型。肺外结核的临床检测结果分析表明，结核分枝杆菌的检出率 L 型多于细菌型。

结核感染是细胞内感染，免疫反应以 T 细胞为主。T 细胞导致细胞裂解，释放出结核分枝杆菌。B 细胞产生的抗体只能与细菌接触起辅助免疫作用。肺泡中 80%～90%是巨噬细胞，10%是淋巴细胞(T 细胞占多数)；原肺泡中未活化的巨噬细胞抗菌活性弱，不能防止所吞噬的结核分枝杆菌生长，反而将结核分枝杆菌带到他处，但是可以递呈抗原，使周围 T 淋巴细胞致敏。致敏淋巴细胞可产生多种淋巴因子，如 IL-2、IL-6、INF-γ，它们与 TNF-α 共同作用可杀死病灶中的结核分枝杆菌，其中最重要的是 INF-γ，可由多种细胞产生。白细胞浸润的先后顺序为 NK、γ/δT 和 CD4$^+$、CD8$^+$α/βT 细胞，这些细胞有的可直接杀伤靶细胞，有的产生淋巴因子激活巨噬细胞，使吞噬作用加强引起呼吸暴发，导致活性氧和活性氮的产生杀死病菌。结核感染的免疫属于感染免疫(又称为有菌免疫)，即只有当结核分枝杆菌或其组分存在于体内时才有免疫力，一旦体内的结核分枝杆菌或其组分全部消失，免疫力就消失。机体对结核分枝杆菌产生保护作用的同时，也产生迟发型超敏反应，二者都由 T 细胞介导。超敏反应主要由结核菌素蛋白和蜡质 D 共同引起，而感染免疫反应则由结核分枝杆菌核糖体 RNA(rRNA)引发。两种不同抗原成分激活不同的 T 细胞亚群，从而释放出不同的淋巴因子。

综上所述结核病防治任重而道远，国际组织提出控制结核病的主要方法有：①发现和治疗痰菌阳性者；②新生儿接种卡介苗，使 80%的人群获得保护力。针对我国实际情况，还需要加强宣传教育和行政管理，改掉随地吐痰的陋习是切断传播途径的重要措施之一。

三、真核细胞微生物病原体的耐药机制

真核细胞微生物病原体引起的疾病如疟疾仍然是一些地区的主要致死性疾病。与原核细胞微生物病原体类似，耐药性是提高临床疗效的主要瓶颈，20 世纪治疗疟疾的特效药奎宁在世界各地因先后耐药而失效，青蒿素代替奎宁在全球广泛使用，预计青蒿素也将面临此类困境。因为耐药性是所有寄生物的共性，然而不同的寄生物有不尽相同的耐药机制。

真核细胞微生物病原体的耐药机制很多，能通过多种渠道耐药，现已阐明的耐药途径有：减少药物摄入或增加药物排出导致细胞内的药物浓度降低；以某种机制促使药物失活或阻止药物激活；将药物与其作用的靶标隔离；通过靶标的变异降低药物与靶标的亲和力；通过增加靶标的表达相对减少药物的效应；还能通过病原细胞的损伤修复和通过旁路降低药物的效应(图 5-1)。值得注意的是肿瘤细胞也有这些耐药机制。

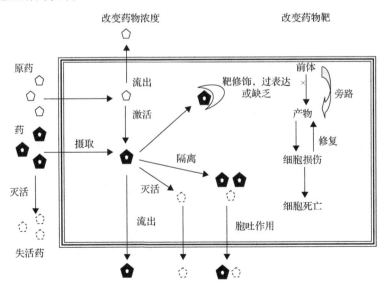

图 5-1　真核细胞微生物病原体的耐药机制

四、肿瘤患者的感染

感染是肿瘤患者的主要死亡原因之一，尤其是造血系统肿瘤，约 60% 的患者死于感染，实体瘤患者则多半伴有感染，加重病情。肿瘤患者往往有自身免疫缺陷的因素和化疗引起的免疫损伤导致感染频发。抗感染一直是肿瘤治疗的重点课题之一。肿瘤患者的感染和易感因素很多，可分为宿主因素和治疗相关因素两方面，如表 5-6 所述。

表 5-6　肿瘤患者的感染易感因素

宿主因素
解剖屏障的破损
体液免疫缺陷
细胞介导免疫的缺陷
器官功能失调
并发症或原有感染
营养不良
精神刺激(心理应激)
治疗相关因素
手术或放射治疗
免疫抑制治疗——化疗；生物反应调节剂
抗微生物制剂
诊断和治疗措施——中心静脉导管，尿导管，气管切开，输血

注：造血系统肿瘤患者的造血/免疫系统本身有缺陷或已受到损伤，所以更易于感染。实体瘤包括各种组织来源的肿瘤，实体瘤患者的感染取决于两方面：肿瘤导致的免疫系统的损伤(如肿瘤浸润破坏正常组织的解剖屏障功能及器官的正常功能)和治疗引起的免疫系统损伤

致病菌是人类周围环境和体内微生物的一部分，对于免疫缺陷或免疫损伤的机体各种环境微生物和寄生物(包括寄生虫)都可以引起感染。感染和发病取决于病原、宿主和环境多方面的因素，不同微生物、不同宿主，在不同环境条件下有不同的转归，实验研究揭示的规律、提供的重要线索是临床诊治的依据和基础。例如，幽门螺杆菌是全球人群中广泛传播的条件致病菌，其感染可以无症状，也可以引起慢性胃炎或溃疡，并且介导致瘤性，适宜于作为研究细菌与宿主相互作用的模式生物。近年来对幽门螺杆菌感染与胃癌的关系进行了系统研究，资料表明幽门螺杆菌感染的进展和恶化由菌株的性状和宿主的多种因素相互作用决定。通常幽门螺杆菌有附着增殖能力及改变炎症过程和自噬过程的能力，具有潜在的

致病性；有些菌株有毒力因子 BabA、SabA、OipA 等能够降低机体的免疫功能，与胃癌的发生发展相关。宿主的遗传因素影响胃癌的发生发展，表观遗传（DNA甲基化、组蛋白修饰、非编码 RNA）的调控也起重要作用，其中 FOXD3，GATA 和 E-cadherin 基因的甲基化导致免疫抑制，有利于肿瘤的发展（表 5-7）。

表 5-7　幽门螺杆菌-宿主相互作用对致病性的影响

幽门螺杆菌				宿主		
毒力因子		破坏宿主信号		表观遗传修饰		
附着增殖	降免疫侵蚀	炎症	自噬	DNA 甲基化	组蛋白修饰	非编码 RNA
尿素酶	CagA	?	?	FOXD3	?	
动力因子(如鞭毛)	VacA			GATA		
BabA	NAP			E-cadherin		
SabA	Tipα					
OipA	肽糖					
	脂多糖					

miRNA			lncRNA
免疫反应	自噬	细胞周期	HOTAIR
miR-146	miR-30b	miR-2 miR-222	LincBM742401
miR-155		miR-584 miR-1290	FENDRR
let-7		miR-320 miR-370	MALAT1
		miR-372 miR-373	GAPLINC
			H19, GASS
			HULC, ANRIL

第三节　微生态系统中微生物间的相互作用

对人体微生物群落（microbiome）的研究集中于细菌的研究，因为细菌的数量多，研究方法比较成熟，已有 1 个多世纪的研究积累。虽然只有 1/10 的细菌能在体外培养，但是现在用 16S rRNA 测定的方法可以研究更多的原核生物。近年来开始注意到人体微生态系统中的病毒成员，提出了人类病毒组（human virome）的概念，涵盖人体内和体表的所有病毒，包括能够感染真核细胞和原核细胞的所有病毒。研究表明不同部位有不同的病毒。例如，肠道内有种类和数量繁多的各种病毒（包括噬菌体）；皮肤常见的乳头状瘤多瘤病毒（HPV）和噬菌体等。人类病毒组的组成随年龄、季节、食物、健康状况及其他微生物组成等多种因素的影响而经常改变。初步报道人体病毒颗粒浓度随部位不同而异：肠道内容物 10^9/g，口、鼻、咽和唾液 10^8/mL，尿液 10^7/mL，血液 10^5/mL，皮肤 10^6/cm^2。其中噬菌体占很大部分，提示病毒组往往通过细菌群落协同或综合作用（图 5-2）。

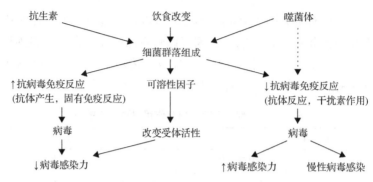

图 5-2　细菌群落组成对病毒感染力的调节

一、不同微生物间的作用

有些外界因素能够改变细菌群落的组成，包括噬菌体、食物的改变和抗生素等，从而影响机体的免疫状态：降低抗病毒抗体反应和干扰素途径，或增强抗病毒抗体的产生及激活固有免疫反应；细菌的可溶性产物(如多聚糖)能与受体结合，降低病毒的感染力。此外，噬菌体可能抑制 T 细胞的活化和增殖。细菌微环境的综合影响，包括减弱免疫反应可以增强病毒的感染力或形成慢性感染；而激活的免疫系统可以阻止病毒感染，减弱或增强免疫反应取决于细菌群落的组成。生活经验告诉我们，虽然多数感冒由病毒引起，从理论上讲抗生素不治病毒病，但是服用广谱抗生素往往有疗效。图 5-2 概述了细菌对病毒感染力的影响，似乎能解释其部分作用机制。具体到某两个物种间的相互作用需要做大量的研究分析，还要考虑到遗传和表观遗传调节作用的影响。从临床实际考虑，有更多的微生物和感染因素(如寄生虫感染)介入，有更多的生活因素和医疗因素干预，情况远比想象的复杂。有的因素可能增强病毒的感染力，有的则降低病毒感染力。对微生态系统中不同微生物间相互作用的研究才刚刚开始，任重而道远。

二、同种微生物个体间的相互作用——有性过程

病原微生物感染机体成功必须应对机体防御系统的各种作用，包括能够引起DNA 损伤的氧化应激。微生物病原体的有性生殖过程普遍存在，包括细菌的转化(bacterial transformation)，真核微生物的减数分裂/配子配合(meiosis/syngamy)和病毒的多样性再生(multiplicity reactivation)，基因重组是有性生殖过程的核心(图 5-3)。感染过程中病原体基因组的损伤通过重组修复，能够提高病原体的存活率，促使感染成功。大多数微生物的性活动是在较相近的个体间进行的，产生较小的遗传变异。远缘杂交(outcrossing)在微生物中比较罕见。

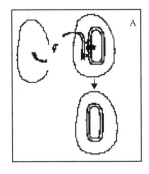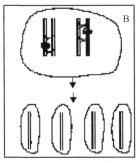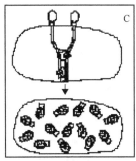

图 5-3 微生物病原体基因组通过性活动的重组修复作用

A. 细菌的转化：供体细胞的 DNA 通过溶液进入受体细胞，与受体 DNA 配对修复基因组。被修复的重组"染色体"通过子代细菌复制。B. 真核微生物病原体的减数分裂：二倍体细胞通过一轮复制产生 4 个复本的基因组，不同亲本来源的同型染色体通过减数分裂重组，再经两次细胞分裂形成单倍体配体，通过配子结合启动新一轮有性生殖。C. 病毒感染中的多样性再生是两个或多个病毒感染同一细胞的有性过程。在基因组损伤的修复过程中同源基因配对发生遗传基因改变，感染细胞产生新的病毒子代

　　适应性遗传变异是有性生殖的重要结果。病原微生物的适应性变异有短期效应和长期效应两类，短期效应是对宿主防御机制的耐受，长期效应是产生新的生态型（ecotype），这种情况比较少见，但是在大群体长期感染中可以发生。例如，活疫苗长期大量使用产生的毒力回升，流感病毒的变异，各种动物源性传染病如 SARS、艾滋病等传播给人类。

（马小彤　吴克复）

参 考 文 献

吴克复. 2014. 进化医学引论. 上海：上海交通大学出版社.

吴克复, 马小彤, 郑国光, 等. 2016. 微进化与人类疾病. 医学研究杂志, 45(12): 1-5.

吴克复, 宋玉华, 马小彤, 等. 2009. 细胞膜隧道纳米管及其意义. 白血病·淋巴瘤, 18(4): 195-196.

吴克复, 郑国光, 马小彤, 等. 2013. 嵌合式进化及其医学意义. 医学研究杂志, 42(12): 5-7.

Anwar S L, Wulaningsih W, Lehmann U. 2007. Transposable elements in human cancer: causes and consequences of deregulation. Int J Mol Sci, doi: 10.3390/ijms 18050974.

Arndt M, Juffmann T, Vedral V. 2009. Quantum physics meets biology. HFSP Journal, 3(6): 386-400.

Basu U, Guan L L, Moore S S. 2012. Functional genomics approach for identification of molecular processes underlying neurodegenerative disorders in prion diseases. Current Genomics, 13: 369-378.

Bernstein H, Bernstein C, Michod R E. 2017. Sex in microbial pathogens. Infect Genet Evol, 57: 8-25.

Biteen J S, Blainey P C, Cardon Z G, et al. 2016. Tools for the microbiome: Nano and beyond. ACS Nano, 10: 6-37.

Brookes J C. 2017. Quantum effects in biology: golden rule in enzymes, olfaction, photosynthesis and magnetodetection. Proc R Soc A, 473: 20160822.

de Messieres M, Huang R K, He L, et al. 2014. Amyloid triangles, squares, and loops of apolioprotein V-III. Biochemistry, 53: 3261-3263.

Dheda K, Gumbo T, Gandhi N R, et al. 2014. Global control of tuberculosis: from extensively drug-resistant to untreatable tuberculosis. Lancet Respir Med, 2(4): 321-338.

Dhivya S, Premkumar K. 2016. Nomadic genetic elements contribute to oncogenic translocations: implications in carcinogenesis. Crit Rev Oncol Hematol, 98: 81-93.

El-Saghir J, Nassar F, Tawil N, et al. 2016. ATL-derived exosomes modulate mesenchymal stem cells: potential role in leukemia progression. Retrovirology, 13: 73.

Fairlamb A H, Gow N R, Matthews K R, et al. 2016. Drug resistance in eukaryotic microorganisms. Nat Microbiol, 1(7): 16092.

Forterre P. 2015. The universal tree of life: an update. Front Microbiol, 6: 717.

Forterre P. 2016. To be or not to be alive: How recent discoveries challenge the traditional definitions of viruses and life. Stud Hist Philos Biol Biomed Sci, 59: 100-108.

Hancks D C, Kazazian H H. 2012. Active human retrotransposons: variation and disease. Curr Opin Gebet Dev, 22(3): 191-203.

Hartmann A, Muth C, Dabrowski O, et al. 2017. Exosomes and the prion protein: more than one truth. Front Neurosci, 11: 194.

Hofmann J, Vorberg I. 2013. Life cycle of cytosolic prions. Prion, 7(5): 369-377.

Izquierdo-Useros N, Naranjo-Gomez M, Erkizia I, et al. 2010. HIV and mature dentritic cells: trojan exosomes riding the Trojan horse? PLoS Pathg, 6(3): e1000740.

Kalamvoki M, Deschamps T. 2016. Extracellular vesicles during herpes simplex virus type 1 infection: aninquire. Virol J, 13: 63-74.

Koonin E V. 2016. Horizontal gene transfer: essentiality and evolvability in prokaryotes and roles in evolutionary transitions. F1000Research, 5: 1805.

Kumar B, Garcia M, Murakami J L, et al. 2016. Exosome-mediated microenvironment dysregulation in leukemia. Biochim Biophys Acta, 1863(3): 464-470.

Lee E, Iskow R, Yang L, et al. 2012. Landscape of somatic reterotransposition in human cancers. Science, 337(6097): 967-971.

Mita P, Boeke J D. 2016. How retrotransposons shape genome regulation. Curr Opin Genet Dev, 37: 90-100.

Mukherjee A, Soto C. 2017. Prion-like protein aggregates and type 2 diabetes. Cold Spring Harb Perspect Med, 7(5). pii: a024315.

Nee S. The evolutionary ecology of molecular replicators. R Soc Open Sci, 3: 160235.

Prieto D, Sotelo N, Seija N, et al. 2017. S100-A9 protein in exosomes from chronic lymphocytic leukemia cells promotes NF-κB activity during disease progression. Blood, 130(6): 777-788.

Rashed M H, Bayraktar E, Helal G K, et al. 2017. Exosomes: from garbage bins to promising therapeutic targets. Int J Mol Sci, 18: 538.

Rayan N A, Del Rosario R C, Prabhakar S. 2016. Massive contribution of transposable elements to mammalian regulatory sequences. Semin Cell Dev Biol, 57: 51-56.

Richardson E, Zerr K, Tsaousis A, et al. 2015. Evolutionary cell biology: functional insight from "endless forms most beautiful". Mol Biol Cell, 26(25): 4532-4538.

Roberts J T, Cardin S E, Borchert G M. 2014. Burgeoning evidence indicates that microRNAs were initially formed from transposable element sequences. Moble Genetic Elements, 4: e29255.

Robbins P D, Dorronsoro A, Booker C N. 2016. Regulation of chronic inflammatory and immune processes by extracellular vesicles. J Clin Invest, 126(4): 1173-1180.

Ryan T M, Griffin M D W, McGillivray D J, et al. 2016. Apolipoprotein C-II adopts distinct structures in complex with micellar and submicellar forms of the amyloid-inhibiting lipid-mimetic dodecylphosphocholine. Biophysical J, 110: 85-94.

Scholte L L S, Pascoal-Xavier M A, Nahum L A. 2018. Helminths and cancers from the evolutionary perspective. Front Med, 5: 90.

Shen X, Yang C G, Wu J, et al. 2017. Recurrent tuberculosis in an urban area in China: relapse or exogenous reinfection? Tuberculosis(Edinb), 103: 97-104.

Shi J, Kantoff P W, Wooster R, et al. 2017. Cancer nanomedicine: progress, challenges and opportunities. Nat Rev Cancer, 17(1): 20-37.

Soto C. 2011. Prion hypothesis: the end of the controversy? Trends Biochem Sci, 36(3): 151-158.

Stosor V, Zembowwer T R. 2014. Infectious Complications in Cancer Patients. Springer cham Heidelberg New York Dordrecht London, Springer International Publishing Switzerland.

Teoh C L, Griffin M D W, Howlett G J. 2011. Apolipoproteins and amyloid fibril formation in atherosclerosis. Protein Cell, 2(2): 116-127.

Vaziri F, Tarashi S, Fateh A, et al. 2018. New insights of Helicobacter pylori host-oathogen interactions: the triangle of virulence factors, epigenetic modifications and non-coding RNAs. World J Clin Cases, 6(5): 64-73.

Whiteside T L. 2016. Exosomes ans tumor-mediated immune suppression. J Clin Invest, 126(4): 1216-1223.

Whiteside T L. 2015. The potential of tumor-derived exosomes for noninvasive cancer monitoring. Expert Rev Mol Diagn, 15(10): 1293-1310.

Whiteside T L, Boyiadzis M. 2017. The emerging roles of tumor-derived exosomes in hematological malignancies. Leukemia, 31: 1259-1268.

Wojtuszkiewicz A, Schuurhuis G J, Kessler F L, et al. 2016. Exosomes secreted by apoptosis-resistant acute myeloid leukemia(AML)blasts harbor regulatory network proteins potentially involved in antagonism of apoptosis. Mol Cell Proteomics, 15(4): 1281-1298.

Zárate S, Taboada B, Yocupicio-Monroy M, et al. 2017. Human Virome.Arch Med Res, 48(8): 701-716.

第六章　肿瘤的进化与防治

肿瘤是"细胞王国"的"叛乱者"，是源自机体细胞的内源性病原生物，又称为新生物或赘生物(neoplasm)，由机体细胞在致癌因素作用下蜕变而来，有其特殊的形成机制和演化历程。近半个世纪以来用生态和进化的观点研究肿瘤的发生、发展机制，阐释了致癌过程和耐药机制，并在指导治疗取得了很大进展，引起临床和研究者的关注，成为进化医学的重要研究热点之一。

物种进化的根源是群体中的个体产生基因变异和表观遗传学改变，在环境选择压的作用下不断进行。肿瘤的演化是由于机体组织中的细胞出现了异常的改变，形成转化细胞。肿瘤源自转化细胞，细胞转化在体内广泛而频繁地出现，所以在长期的生物进化过程中，机体免疫机制在不同层面形成了各种防止细胞转化和消除转化细胞的机制，如多种凋亡机制和屏障机制。能逃逸免疫机制和通过屏障机制形成肿瘤的转化细胞只是其中极少的部分。

肿瘤的起源是多种多样的，由不同的致癌因素作用于不同的组织细胞，导致不同的基因突变，在不同的微环境中形成不同的转化细胞，少数转化细胞逃逸免疫机制，在适宜的微环境中休眠保存，在适宜的条件下复苏增殖。游离、播散是微小生物体的特性，多数细胞保留了播散特性，有些肿瘤在形成肿块之前就已播散，成为晚期肿瘤复发、难治的根源之一。有的转化细胞可以长期存在，如有的皮损就是由转化细胞组成的，血管瘤是血管生成异常，脂肪瘤、痣等良性肿瘤则普遍存在。健康人和带瘤生存者的瘤细胞都以休眠状态存在。实际上我们都是带瘤生存者，不是无瘤(cancer-free)健康者，因为全身各组织器官中都可以隐藏着休眠的转化细胞。所以肿瘤休眠和复苏机制的研究不仅有理论意义，更具有重大的临床应用价值，是应该深入研究的重大课题。

肿瘤微环境是肿瘤休眠/复苏的决定性因素，经过多年多方面的探讨已经成为肿瘤生物学的重点研究领域之一。肿瘤微环境(microenvironment)受机体大环境(macroenvironment)的影响和调节，微环境是大环境的一部分，与体外培养的肿瘤细胞不同，肿瘤细胞的演化是在与其他细胞相互作用下，在细胞社会中进化发展的，细胞间作用的影响和大环境的影响知之尚少，近年来大环境和微环境与肿瘤的关系开始受到研究者的关注，正在形成新的研究领域。

第一节 肿瘤的进化机制

一、肿瘤是体内细胞蜕化变质形成的细胞病原体

经过 1 个多世纪的研究阐明了肿瘤的起源和形成机制，明确了肿瘤的多样性和异质性。肿瘤是体细胞在致癌因素作用下基因突变形成的突变细胞，与机体免疫机制进化博弈后残存的变异细胞演化而成的体内新生物，具有生物的基本性状和来源细胞的特征性状，不同来源的肿瘤有不同的性状。我们对体外培养的肿瘤细胞，尤其是对肿瘤细胞系进行长期培养和观察、研究，体会到肿瘤是体内衍生的细胞生物，是一大类新生的细胞病原体，与病菌、寄生虫相比同样是寄生体，但是细胞结构功能与正常体细胞类似，在体内更难清除。

从单细胞生物到哺乳类动物，不同的个体有不同的特性，有的偏好于单独生活，有的习惯群体生活。例如，细菌有单个菌落，也有形成细菌被膜成为肉眼可见的大群体；狼可以有独狼，也有大小不等的狼群。单个生物难以生存，在进化过程中往往被淘汰，但是有较强的生存机制，有容易适应环境的性状。肿瘤作为细胞生物也有群居和单独活动的例证。近年的研究资料表明，在肿瘤形成的早期就有一些瘤细胞播散到周围组织中，"原位癌"只是其中的一部分。我们曾经将人白血病细胞系 J6-1 用 H^3TdR 标记后加入人胚肺组织培养中，观察到单个 J6-1 细胞能够侵入人胚肺组织培养中，破坏肺组织。推测单独侵袭正常组织的早期肿瘤细胞可能成为转移肿瘤的起始细胞。

然而多数肿瘤细胞是群居的，类似于起始的组织细胞能形成一些结构，可以产生一些组织的类似产物，干扰正常组织的结构和功能。肿瘤细胞可以利用一些细胞结构发挥它的致病作用。例如，J6-1 细胞可以产生外泌体和超长的纳米管道（图 6-1）传播诸如细胞质内含物、各种细胞因子、病毒等各种物质，成为肿瘤细胞的致病和复发机制。

植物细胞通过穿越细胞壁的胞间连丝连接成植物组织。J6-1 细胞通过纳米管道相互连接，用细胞滴片的方法固定细胞团块，用糖原染色等细胞化学染色方法可以观察到肿瘤细胞通过纳米管道连接成群体，细胞间连接的方式很多，纳米管道的作用尚未引起重视，有待深入研究。

在原核细胞到真核细胞的进化过程中，细胞形成了多种细胞间通信机制，包括细胞接触、分泌因子和细胞外囊泡（extracellular vesicle，EV）。EV 是异质性的囊泡，按大小分为 3 类：外泌体（exosome，30～150nm）、微泡（microvesicle，100～1500nm）和凋亡体（apoptotic body，1000～5000nm）。外泌体与大囊泡的区别不仅表现在体积小，其形成机制和内含物也不同，外泌体由质膜形成或由多囊泡体形

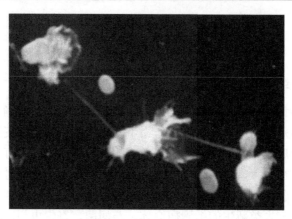

图 6-1　J6-1 细胞的膜纳米管道和外泌体(扫描电子显微镜照片)

成，能在释放细胞和接受细胞间交换所含的蛋白质、核酸、脂质等细胞内容物。不同细胞可有配体-受体、融合、吞噬、内吞等多种接受外泌体的机制(表 6-1)。近年来外泌体的病理作用受到研究者的关注，成为研究疾病发生、发展机制和治疗途径的新热点。

表 6-1　接收外泌体信号的细胞机制

机制	外泌体	细胞	细胞反应
配体-受体信号传递	膜上的配体	同源受体	激活胞内信号通路
融合	细胞黏附分子	黏附受体	蛋白质/基因转移*
吞噬	调理素、Ig 补体成分	Fc 受体，补体受体	蛋白质/基因转移*
内吞	配体或调理素	Clathrin 斑	蛋白质/基因转移*
			激活内吞通路

*. 蛋白质/基因转移可引起细胞反应或转移到溶酶体降解

　　外泌体参与机体的正常生理机制调控，如组织分化和修复、造血干细胞增殖分化、血凝、妊娠、免疫监测等。外泌体也参与多种病理过程，已经在多种人类的疾病中进行研究，如多种炎症、HIV-1 感染、自身免疫病、帕金森病、阿尔茨海默病。许多病毒利用外泌体的性质和功能逃避机体的免疫机制，有些病毒能劫持细胞外囊泡而播散。外泌体的摄取不依赖病毒受体，也不需要外膜，还可能是病毒持续性感染的机制之一。

　　近年来的研究进展表明肿瘤细胞衍生的外泌体(tumor-derived exosome，TEX)在肿瘤的发生、发展中起重要作用。TEX 的内容物包括蛋白质、脂质、mRNA、miRNA、DNA 等，参与对病原体和肿瘤的免疫反应，以及自身免疫调节。TEX可以很快被邻近细胞内化，也可以被其他组织细胞内化或进入体液循环。例如，急性白血病细胞表达的抗凋亡蛋白 BCL-2、MCL-1、BCL-X、BAX 等通过血浆外泌体影响病程,可作为诊断指标。研究表明癌变过程中囊泡的产率增加,其内容物反映该细胞的内容,检测体液中的肿瘤外泌体可作为"无创伤活检"。

TEX 的作用可归纳为 3 个方面:①肿瘤细胞的自分泌效应。增强肿瘤的生存、增殖、转移能力;从胞质中去除药物,改变药物代谢,增强肿瘤的耐药性。②对肿瘤微环境的影响。促进血管新生,使肿瘤微环境中的免疫细胞向有利于肿瘤的亲肿瘤性状极化;细胞外基质重建;骨髓基因组的重编程使之适于肿瘤转移。③对免疫机制的影响——抑制抗肿瘤免疫反应。使活化的抗肿瘤效应细胞凋亡;扩增和上调有免疫抑制活性的 Treg、MDSC 和 Breg 细胞,干扰髓系、淋巴系和树突细胞分化;刺激肿瘤特异性免疫反应;从肿瘤细胞向正常细胞传递蛋白质、脂质、核酸、突变基因,改变其表型和功能,从而干扰免疫治疗。

研究表明慢性淋巴细胞白血病中肿瘤细胞产生的 TEX 维持与外周微环境持续的"对话",保持有利于 CLL 细胞增殖和生存的状态,CLL 的病情与 TEX 的分泌、组成及功能状态相关,是 CLL 难以治愈的原因之一。

病毒颗粒与外泌体有类似的性质和功能,逆转录病毒样颗粒是内源性逆转录病毒的产物,在黑色素瘤、乳腺癌、浆细胞瘤和胶质母细胞瘤细胞系和牛皮癣、乳腺癌患者血清中测出,其病原学意义有待深入研究阐明。

肿瘤病毒和慢性感染的病毒对细胞外囊泡的产生和成分有影响,可能含有病毒的 miRNA、蛋白质甚至整个病毒颗粒,影响邻近细胞和机体对病毒的识别。HIV-1 病毒与外泌体的关系已经深入研究,它们劫持外泌体用特洛伊木马策略进入 CD4$^+$T 细胞,在体内繁殖播散。

肿瘤的形成要战胜机体的多层防御机制,选择屏障(selection barrier)代表机体复杂的多层面的防御机制,是一种复杂的表型,通过不同学科的研究正在逐步阐明。肿瘤细胞可以通过基因变异克隆性进化,但是还不能形成肿瘤。经过若干代的演变,肿瘤细胞重组遗传变异获得穿越选择屏障的能力,之后经过少数染色质的重排及染色体多倍体化等过程,逐步发展成为能快速扩增的穿越选择性屏障的恶性肿瘤(图 6-2)。不同的临床病例处于肿瘤发展的不同阶段,所以肿瘤诊断不仅包括肿瘤的类型,还应该标明分期,以利于临床治疗和预后。

二、肿瘤的进化/生态分型

随着地球的演化,地球表面的生物种群经历了无数次的更新,适应环境变化的种属被保存下来,不适应的被淘汰。人类社会的发展改变了生态环境,导致物种的大量灭绝。生态学的这个基本原理也适用于体内新生物——肿瘤。治疗肿瘤

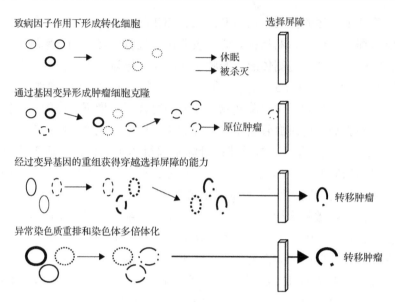

图 6-2　肿瘤的形成和发展

的基本策略之一就是改变肿瘤微环境，使其不利于肿瘤生存，且不危害机体。随着时间的变化，肿瘤表现为由遗传和表观遗传驾驭的细胞进化过程，肿瘤的微生态环境对其变化起决定性作用。现有的肿瘤诊断分型基于其组织来源和发展阶段，加上一些分子标志。最近一些相关专家经过多次讨论取得共识，提出了肿瘤的进化/生态分型，从新的视角探讨肿瘤诊治的新途径(表 6-2)。

表 6-2　肿瘤的进化/生态分型

类型	进化指数	生态指数	描述
1	D1δ1	H1R1	像沙漠，资源很少，多样性很小，周转率低，进化无力
2	D1δ1	H1R2	很像正常组织，有充足的资源，但是进化很慢
3	D1δ1	H2R1	有最佳预后，其免疫力能控制肿瘤，限制资源和进化
4	D1δ1	H2R2	有足够的资源，同时刺激抗肿瘤免疫反应，另外一种进化无力
5	D1δ2	H1R1	肿瘤遗传性均一，但随时间变化而变，也许由于群体瓶颈或选择清除，重新达到均一
6	D1δ2	H1R2	肿瘤遗传性状随时间变化而变，能通过同型选择扫除新克隆，由于资源丰富生长快，但由于遗传性均一对治疗敏感
7	D1δ2	H2R1	在免疫系统作用下通过选择性抗肿瘤抗原可能降低肿瘤的遗传异质性
8	D1δ2	H2R2	自然选择可能改变这些肿瘤使其遗传性状均一
9	D2δ1	H1R1	长期暴露在致突变剂作用下可以缓慢积累变异克隆
10	D2δ1	H1R2	像菜园，防止各种对肿瘤有害的因素(包括机体免疫因素)，支持各种肿瘤克隆生长

续表

类型	进化指数	生态指数	描述
11	D2δ1	H2R1	积累许多突变可能引起免疫反应，但是有某些生长和进化限制
12	D2δ1	H2R2	低突变率和弱选择压导致的变化缓慢，呈遗传异质性
13	D2δ2	H1R1	资源少，在选择压作用下进化迅速，高频率产生新克隆
14	D2δ2	H1R2	有丰富的资源，遗传多样性，进化迅速，对干预和环境变化有高适应能力，预后最差
15	D2δ2	H2R1	在资源少和免疫力双重选择压下快速进化，异质性明显
16	D2δ2	H2R2	像雨林，资源丰富，免疫作用广泛，异质性明显，改变迅速

注：D. 多样性：包括克隆数、功能多样性、系统树等。可用各种测序方法或蛋白质组学测定；

δ. 遗传或表型随时间变化的变化：包括突变率、选择概率的估计、克隆扩增率等，用标本追踪测定；

H. 危害性：包括浸润的免疫细胞、免疫激活、病原微生物等，可用免疫细胞化学测定；

R. 资源性：包括缺氧程度、血管密度、营养物浓度、血流等，用免疫组化等方法测定。

生态指数（Eco-I）由肿瘤微环境的两个因素组成：对肿瘤细胞的危害性（hazards，H）和资源性（resources，R）。它们代表了群体选择压的大部分内涵。例如，低危和低源（H1R1）代表比较少的免疫细胞浸润和贫瘠的营养供应，有少量肿瘤细胞生存；高危和高源（H2R2）表示有较多免疫细胞浸润和丰富的营养供应，大量肿瘤细胞死亡，被快速生长的肿瘤细胞替代。

不同的化疗、免疫治疗和靶向治疗对不同的进化/生态类型肿瘤可以有不同的治疗效应。例如，2 型肿瘤化疗后可能变为 13 型，引起突变的化疗药物可以导致高突变的克隆，使之更多样性；化疗药物也能杀死内皮细胞有抗血管作用，结果成为 13 型，是预后最差的类型之一。4 型肿瘤经抗血管治疗后可变为 3 型。

目前已经充分认识到肿瘤微环境生态学状况的决定作用，然而尚无有效的分类系统描绘不同肿瘤微环境的临床方法。Maley 等（2017）建议用由两个因素组成的进化指数表述空间变异和时间变异，表述临床病理标本所见的组织形态学异质性。

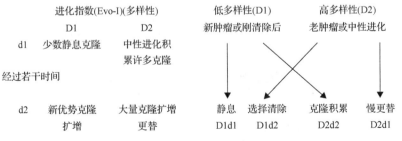

但是，肿瘤的异质性是多方面的，有遗传、表观遗传和功能等多方面的异质性，生态性状的异质性只是其中的一方面，有待深入研究能够更全面反映肿瘤异质性的临床应用指标。

三、肿瘤进化的异质性及其临床意义

早在 19 世纪魏尔啸（Rudolf Virchow）就已经发现肿瘤的异质性，在显微镜下观察到同一肿瘤中存在不同的肿瘤细胞。20 世纪 70 年代开始报道核型和细胞遗传学的异质性，但是仍未引起临床重视。随着分子遗传学技术，尤其是测序技术的普遍应用，肿瘤异质性的概念得以证实，随着肿瘤克隆性进化研究的推进，其临床意义受到关注。

研究人类肿瘤在方法学上有许多困难，不可能取得同一位患者实体肿瘤的多个连续时间点的标本，大多数临床研究是依据一个时间点标本的推论。综合现有的临床资料，人类肿瘤的进化模式可分为线性进化（linear evolution）、分支进化（branching evolution）、中性进化（neutral evolution）和断续进化（punctuated evolution）4 类（图 6-3）。线性进化是最早提出、广泛流传的肿瘤进化模式，驾驭基因变异产生的克隆有强选择优势，扫除原有的肿瘤细胞，进化树中仅残存少量原有克隆的肿瘤细胞。这种进化模式的实验证据不多，多数属于单基因研究的结果。分支进化模式显示肿瘤克隆源自共同祖先，未经选择性清除，多个克隆同时扩增，肿瘤的异质性随病程发展而波动。临床标本可找到多种克隆同时存在。用第二代测序技术（NGS）、单细胞 DNA 测序、多点测序法和深度测序法证明多种人类肿瘤存在分支进化模式，包括白血病、乳腺癌、肝癌、直肠结肠癌、卵巢癌、

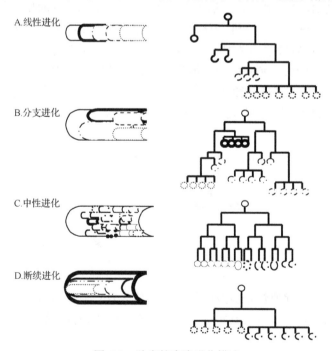

图 6-3　肿瘤的克隆进化模式

前列腺癌、肾癌、黑色素瘤和脑瘤。近年来的研究进展表明亚克隆之间的相互作用不仅有竞争，也可以合作，产生不同的细胞因子不仅有自分泌作用，也可以有旁分泌作用。中性进化是分支进化的极端形式，在肿瘤进化的全过程中没有选择或适度变化。推测随机变异的积累导致遗传漂变和异质性增加，对肿瘤生长没有功能性影响。并非所有的人类肿瘤都有这类进化模式，现有资料表明中性进化可以发生在肿瘤的某一部分，有待深入研究。近期研究发现有些肿瘤在肿瘤发生的早期可以有大量的基因组变异，亦即早期的异质性非常高，没有渐进的过程，称为断续进化。这些肿瘤往往与全基因组重排或单个染色体移位相关，有的呈异倍体，如电离辐射引起的肿瘤。上述 4 类进化模式可能在病例中混合出现(图 6-3)。

　　通常发展中的肿瘤不出现线性进化，这种模式多见于小的早期肿瘤，长大时转换成分支进化模式。结肠癌中见过从断续进化模式转换为中性进化模式。混合式的进化模式表明在肿瘤起始阶段就已经获得所有的驱动突变基因。已有的资料表明分支进化主要由点突变产生，断续进化由拷贝数变化产生。由于第二代测序技术需要较多的标本，已有资料以晚期肿瘤为主，早期较小的肿瘤仍待研究。近年来的研究进展表明肿瘤的克隆性进化由 2～4 个驱动基因决定，伴有大量积累的过客基因。经过十多年的测序研究发现约 140 个基因突变可以成为驱动基因。驱动基因通过 12 条信号通路调控 3 个核心的细胞性状：细胞命运、细胞生存和基因组维持。McFarland 等(2014)对 4 个类型近千例肿瘤的测序资料表明：非同义突变过客基因的损伤效应不足驱动基因效应的 1%，而过客基因的数量超过驱动基因的 100 倍。针对驱动基因的靶向治疗取得了令人鼓舞的治疗效果，成为肿瘤治疗研究的重要方向，采用分子遗传学的方法深入探索驱动基因作为抗肿瘤治疗的靶标是肿瘤生物学的研究热点之一。例如，JAK/STAT 信号转导途径将多种细胞因子和干扰素的信号从细胞膜传到细胞核，调节许多基因的转录，尤其是 IL-6/STAT3 参与从炎症向肿瘤的转化。JAK/STAT 信号转导途径有 4 个不同的 JAK 分子和 7 个 STAT 成员，不同的组合导致不同的细胞反应，近年来的研究表明不同的点突变与不同组织的肿瘤相关，可能成为治疗靶点。

　　趋同进化(convergent evolution)是指在环境选择压作用下，不同生物朝着同一个方向的进化，亦即在相同环境中不同种属的生物进化导致具有类似的性状。例如，海洋哺乳类动物具有与鱼类相似的外形和功能；不同种属的昆虫成虫有类似的蛾/蝶等。不少学者经过对肿瘤多年的系统研究报道了肿瘤中的趋同进化现象。早在 1979 年 Klein 在总结了大量的人类 EB 病毒相关的 B 细胞淋巴瘤和小鼠 T 细胞白血病的资料后指出，肿瘤细胞在起始阶段的分支进化后往往进入趋同进化，与我们在建立人白血病细胞系过程中观察到的现象一致，即培养早期的细胞类型多样，难以确定类型，有些白血病的临床类型可以转换，使人困惑；培养后期在将要成系时细胞趋向一致。20 世纪 70 年代国内不同实验室用不同方法在 615 近交系小鼠培育出的可移植性白血病模型有相似的性状，说明不同致癌因素诱导的转化细胞在相同的体内微环境中趋同进化，形成相似的白血病。随着实验技术的发展，肿瘤中的分支进化和趋同进化现象得到证实。用单细胞技术证明了急性髓系白血病的克隆多样性；用测序证实了慢性髓系白血病微进化进程中分支进化和趋同进化的存在；对大量实体瘤标本的测定表明，随着病程进展恶性程度的增加，肿瘤的发展呈现趋同进化,向肿瘤干细胞方向发展，即肿瘤细胞克隆趋向干细胞化。

近期研究表明，实体瘤转移中的趋同进化有十分重要的临床意义，转移瘤细胞的趋同进化即适应新的组织微环境是肿瘤细胞转移成功的第一步。临床观察表明，实际上实体瘤转移的效率很低，推测趋同进化的概率不大。但是由于转移肿瘤细胞的基数大，每天可以有数百万个肿瘤细胞进入血液或淋巴系统，根据大数定律，随着时间的推移，小概率事件必然发生，总有少数肿瘤细胞趋同进化适应新的微环境，后果是严重的。所以，阻滞肿瘤微进化，使其持续处于休眠状态可能是防治肿瘤的上策。肿瘤的分支进化已经广泛深入研究多年，肿瘤的趋同进化研究则方兴未艾，有待深入。

白血病的微进化历程有其特点，白血病细胞是从造血干细胞在造血微环境中异常转化而来，从造血干细胞→白血病前期干细胞→白血病干细胞经历了较长的历程。白血病干细胞在骨髓或外周血环境中增殖、有限分化形成异质性的白血病细胞群体。经过诊断治疗后缓解、长期缓解或复发(图6-4)。

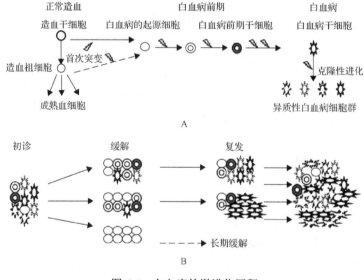

图6-4　白血病的微进化历程

治疗前的白血病是白血病细胞群体与机体免疫机制的进化博弈，经过诊治的白血病是治疗手段-白血病细胞群体-机体免疫机制三方的进化博弈。情况更为复杂，老的治疗方案较少考虑对免疫机制的影响，近年来开展的免疫治疗是在化疗后进行的，即医生与机体免疫机制协同抗击白血病细胞群体，从逻辑上讲似乎更合理些，实际上尚有许多问题有待阐明，要根治白血病还需要更多的探索研究，按照不同类型、不同患者的微进化特点制定治疗方案。

临床医师从观察血片和骨髓片能够及时了解白血病细胞微进化的情况，所以长期以来白血病作为肿瘤研究的适宜模式深入研究，取得许多重要资料，成为肿瘤诊治的突破口之一。细胞培养的普及和白血病细胞系的建立为肿瘤研究开辟了新的途径，建立了一些新的诊断方法，也提出了一些新的概念和问题。我们实验室在建立人白血病细胞系的过程中注意到不少病例的细胞在长期培养过程中不仅有较多的有丝分裂相，还出现较多的无丝分裂和双核细胞，在细胞成系后逐渐减少，但有些细胞系仍持续存在。无丝分裂是临近细胞终末、衰退的表现，在肿瘤中的作用令人深思。

无丝分裂是指处于间期的细胞核不经过任何有丝分裂时期而分裂为大致相等的两部分的分裂方式，是细胞核和细胞质的直接分裂，所以又称为直接分裂。无丝分裂有多种形式，最常见是横溢式分裂，先出现细胞核延长，然后在中间缢缩、变细，最后分裂成两个子细胞核。还有核碎裂、芽生分裂、变形虫式分裂等多种形式。同一组织中可以出现不同形式的分裂。无丝分裂在低等植物中普遍存在，在高等植物中也常见，人的多数腺体有部分细胞进行无丝分裂。无丝分裂和有丝分裂相比，速度快，耗能少，短时内能增殖大量细胞。长期以来就有不同的看法，有人认为无丝分裂不是正常细胞的增殖方式，是一种异常分裂现象；另一些人主张无丝分裂是正常细胞的增殖方式之一，主要见于高度分化细胞的终末分裂，如肝细胞、肾小管上皮细胞、肾上腺皮质细胞等；无丝分裂在低等动物中则更普遍，如蛙的红细胞、蚕的睾丸上皮细胞可进行无丝分裂。用物理化学和细胞化学方法都证明无丝分裂产生的 2 个子核，有明显的区别。问题在于正常人的造血过程中无丝分裂不是正常的细胞增殖方式，然而在不少体外培养的白血病细胞中常见（图 6-5），其体内作用，尤其是在白血病微进化中的作用和意义有待研究。

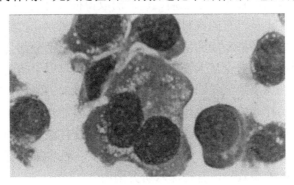

图 6-5　J6-1 细胞的无丝分裂和双核细胞

人白血病细胞系 J6-1 常见双核细胞和无丝分裂相。无丝分裂后的细胞往往不再增殖，所以 J6-1 细胞的增殖率不高

第二节　机体的抗肿瘤机制

体内外对肿瘤细胞有杀伤或抑制作用的物质和因素很多，药物学家的工作就是寻找能用于临床的杀伤或抑制肿瘤的物质，研制成为能用于临床治疗的药物，称为抗肿瘤化学治疗，简称化疗，一直以来化疗是抗肿瘤治疗的主要策略和方法。从 1976 年以来有些实验室采用免疫缺陷小鼠移植人类肿瘤作为模型筛选抗肿瘤药物，完全忽略免疫系统的抗肿瘤机制。近 20 年来研究者才真正开始认识到免疫系统在抗肿瘤机制中的基础作用，现在"抗肿瘤免疫治疗"力图充分发挥机体的抗肿瘤作用，成为肿瘤治疗研究的热点。

机体的抗肿瘤机制和抗微生物机制都是机体整体机制的一部分。半个世纪前提出的肿瘤监视假设认为免疫系统有消除癌前病变的机制，由于肿瘤细胞的逃逸机制及与免疫系统的博弈在一些场合取得优势，有些癌前期病变发展成为肿瘤。对于抗肿瘤机制的前期研究偏重肿瘤抗原性改变的作用和机制，后续研究着重于 T 细胞对肿瘤抗原的识别导致免疫编辑的假设。实际上各层面的免疫机制都起着重要的作用。

一、细胞免疫的抗肿瘤机制

对动物的大量实验研究和临床肿瘤患者的资料证明：固有免疫细胞，如自然杀伤细胞(NK)、巨噬细胞、NKT 细胞、γδT 细胞、嗜酸性粒细胞和中性粒细胞在防止或促进肿瘤生成中起重要作用，尤其是 NK 细胞在消除新生肿瘤中起关键作用。但是，临床上只有肿瘤微环境中的 T 细胞与肿瘤的关系受到广泛关注。经过近 30 年的研究证明 T 细胞可用于肿瘤免疫治疗，是机体抗肿瘤免疫的主要机制之一。用过继性 T 细胞治疗黑色素瘤取得明显疗效，近年来基因工程处理的嵌合抗原受体 T 细胞(CAR-T)治疗淋巴瘤、白血病取得很大进展，吸引了临床医师和研究者的更多关注。从已有的资料中不难发现抗肿瘤机制和抗微生物感染机制一样，都需要机体整体防御功能的协同作用，缺少任何一部分都会减弱机体的防御功能。临床资料显示，对正常人没有致病作用的细菌可以引起固有免疫缺陷者的严重感染，获得性免疫缺陷者的轻度感染；用小鼠做的肿瘤移植实验显示了类似的结果。抗肿瘤治疗采取联合治疗的策略是符合逻辑的，问题在于对机体的抗肿瘤机制尚未充分认识，实际上抗感染和抗肿瘤机制往往是重叠的。例如，NK 细胞不仅有杀伤肿瘤细胞的作用，也有抗病毒效应；中性粒细胞有重要的杀菌、抗病毒机制，也有抗肿瘤效应，有待深入研究阐明。

实验动物和临床资料表明：NK 细胞是固有免疫系统的主要效应细胞，不需要激活就能杀伤肿瘤细胞和感染病毒的细胞，还产生细胞因子。NK 细胞存在于外周血、脾脏和骨髓中，在淋巴结、肠道、肝脏和子宫中也能找到。作为一线防御机制抗击病原体，在有刺激时能快速释放细胞因子和趋化因子诱导炎症反应。经过 40 多年的研究，业已确定 NK 细胞在抗肿瘤免疫中的重要作用。用半相合造血干细胞移植治疗高危白血病时发现，NK 细胞在消除残留的白血病细胞中起关键作用。但是，在实体瘤治疗中 NK 细胞的作用有限。可能实体瘤中的 NK 细胞功能受到实体瘤微环境中各种细胞和因子作用的干扰而被抑制，有利于肿瘤细胞逃逸机体免疫机制的作用。

二、机体免疫机制的综合抗肿瘤效应——以溶瘤病毒为例

作为轶事和案例报道的肿瘤自愈时有所闻，中医药和选择医学对一些肿瘤的疗效有许多难以用现有的生物医学机制阐释，提示已经阐明的机体抗肿瘤机制仅冰山一角，还有许多重要的机制有待阐明。肿瘤生物学的研究表明机体抗肿瘤机制是多层面的综合效应，是网络作用。本节以溶瘤病毒为例探讨抗肿瘤免疫的综合作用。

1 个多世纪前就有严重感染后肿瘤消退的报道，实验室工作者也早已注意到有些病毒能感染肿瘤细胞导致瘤细胞溶解，提示有可能作为抗肿瘤机制用于临床治疗。利用天然的溶瘤病毒(呼吸道肠道病毒、小泡状口腔炎病毒)或基因工程的溶瘤病毒(腺病毒和疱疹病毒)接种实体瘤，导致实体瘤溶解的抗肿瘤治疗方法已研究多年，至今尚处于临床研究阶段，有不少具体问题有待解决，如机体很快产生针对溶瘤病毒抗体，导致病毒被清除。近年来采用溶瘤病毒与免疫治疗联合抗肿瘤治疗的策略，在动物实验与早期临床试验有所进展。在临床前研究中取得许多宝贵资料，有助于认识抗肿瘤免疫机制。

未感染溶瘤病毒的肿瘤细胞产生免疫抑制的细胞因子(如 IL-10 和 TGF-β)，微环境中有众多免疫抑制细胞(如 Treg 和 MDSC)，肿瘤免疫微环境呈抑制性的；感染溶瘤病毒后的肿瘤细胞破裂产生特异性肿瘤抗原，增加促炎细胞因子(如 IL-6 和 IL-8)的产生，增加自然杀伤细胞(NK)和其他炎症细胞(TIL)在肿瘤微环境中的浸润。形象地比喻，可以说溶瘤病毒感染肿瘤细胞的结果使肿瘤微环境的免疫学状态由"冷"变"热"。溶瘤病毒感染肿瘤细胞下调 MHC-I 的表达，从而增加 NK 细胞对肿瘤细胞的杀伤作用。被溶瘤病毒溶解的肿瘤细胞释放肿瘤相关/特异性抗原，同时也引起有免疫原性的细胞死亡(immunogenic cell death, ICD)，亦即增强肿瘤细胞的免疫原性。摄取肿瘤抗原的抗原递呈细胞转移至淋巴结将抗原递呈给 CD8[+]T 细胞，经进一步激活后扩增，结果是肿瘤特异性的 T 细胞能去除溶瘤病毒感染和未感染的肿瘤细胞，呈显明显的抗肿瘤效应(图 6-6)。

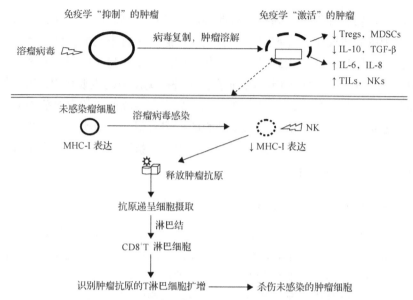

图 6-6　溶瘤病毒对肿瘤微环境的修饰和诱导抗肿瘤免疫效应

第三节　肿瘤的休眠

尸检资料统计表明，众多死于非肿瘤疾病的病例有休眠的肿瘤，其中滤泡性淋巴瘤（follicular lymphoma，FL）、前列腺癌和乳腺癌尤为多见。FL 是 B 细胞淋巴瘤中常见的亚型，近年来有逐年增加的趋势，多发于老人，呈惰性病程，平均生存期 8～10 年，多数患者终于病程进展，但约 25% 的患者有自发性缓解。

休眠的肿瘤细胞对化疗、放疗都不敏感，常规治疗可以诱导其休眠，导致疗效不佳，结果复发或持续休眠。目前尚无有效的治疗方法彻底清除休眠的肿瘤细胞，也没有防止治疗期间肿瘤细胞进入休眠状态的有效对策。然而，肿瘤的持续休眠作为肿瘤治疗的新思路已引起研究者的关注，促进对肿瘤休眠机制的实验研究和临床探讨，成为肿瘤防治研究的新领域。

一、肿瘤休眠的类型和影响因素

休眠的肿瘤有肿瘤团块的休眠和单个肿瘤细胞的休眠两大类。肿瘤团块的休眠是有增殖能力的播散肿瘤细胞形成的微小团块，往往存在于转移处，由于该处微环境与原发部位有较大差异，血管形成不足或免疫监视活力较强等原因不能持续生长为临床显现的肿瘤，这些肿瘤细胞的增殖率与凋亡率持平，微小肿瘤团块处于动态平衡，临床表现为休眠状态。对移植肿瘤的研究表明直径超过 1mm 的瘤块需要新生血管的支持才能持续生长。如果肿瘤细胞没有促进血管新生的能力，肿瘤就限制在凋亡和增殖平衡的范围内，瘤块大小受限，临床难以发现。如果微环境或肿瘤细胞能产生促血管新生的因子（如 VEGF、PDGF 和 FGF 等），就能改变这类血管性休眠的状态，导致肿瘤生长（图 6-7）。

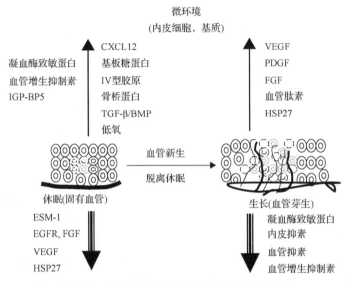

图 6-7　播散肿瘤的血管性休眠及其影响因子

BMP. 骨形成蛋白；CXCL12. 趋化因子配体 12；EGFR. 上皮生长因子受体；ESM. 内皮特异性标志 1；HSP27. 热休克蛋白 27；IGP-BP5. 胰岛素样生长因子结合蛋白 5；PDGF. 血小板衍生的生长因子；TGF-β. 转化生长因子-β；VEGF. 管道内皮生长因子

休眠的肿瘤细胞呈 Ki-67 阴性，没有凋亡标志，呈 $2N$ DNA，RNA 量减少；而增殖周期中的细胞呈 $2N/4N$ DNA，RNA 量增高。近年来发现了一些细胞休眠的调控机制，但都不是肿瘤特异性的。首先，细胞休眠要消除受体依赖的信号途径，细胞表面的受体可以接受微环境和/或营养物的作用唤醒休眠细胞；其次，要有可逆的保存营养物的机制，维持休眠状态下最低的能量需求；适当的自噬途径能涵盖蛋白质合成代谢，将生化代谢转向最低的状态，能在无氧状态下休眠生存。

二、微环境对肿瘤休眠的影响

影响细胞休眠的因素很多，微环境对肿瘤休眠的影响起重要作用，不同器官组织对肿瘤休眠的影响有所不同，已知的利于肿瘤休眠的微环境有 3 种：最常见的是造血干细胞龛——含有调控造血干细胞自复制和静息的信号，如基质细胞（成骨细胞）产生的骨形成蛋白（BMP）或转化生长因子-β2（TGF-β2），其他能诱导休眠的因子如 AXL、TGF-β3、骨形成蛋白受体 2 型（BMPR2）。这类微环境缺乏增殖信号（如低浓度的 I 型胶原蛋白等）有利于细胞处于静息状态，是肿瘤干细胞休眠的适宜场所。第二类是含有巨噬细胞、CD4+或 CD8+T 细胞的炎症免疫反应微环境，这些免疫细胞能产生 γ 干扰素诱导肿瘤细胞休眠，尤其是肿瘤坏死因子受体 1 阳性（TNFR1$^+$）的肿瘤细胞在这种微环境中易于休眠。第三类是血管龛，它的细胞外基质成分（如内皮细胞产生的血小板反应素，TSP）可以诱导播散的肿瘤细胞静息，肿瘤细胞表面的血管细胞黏附蛋白 1（VCAM1）和溶血磷脂酸受体 EDG2 表达下调。骨髓造血干细胞龛中的骨桥蛋白（osteopontin）有调节淋巴白血病细胞的作用，基质中的骨桥蛋白黏附于白血病细胞抑制其增殖，降低对化疗药物的敏感性；中和骨桥蛋白可以降低细胞的休眠状态，从而提高白血病细胞对化疗药物的敏感性。

逃逸休眠机制成为增殖细胞时需要激活生长因子受体，活化生长因子信号通路。例如，细胞外基质可激活 EGFR，活化 Upar 和 β1 整合素通路；受体酪氨酸激酶通过 FAK、SRC 和 MEK-ERK 调节周期素 D1 和 D3，还有 TGF-β1 通路。在休眠的播散肿瘤细胞中 TGF-β2 和 BMP4 或 BMP7 信号占优势，活化 p38，抑制 ERK1 或 ERK2（如被 TGF-β2 和 BMP7 或 EDG2 抑制），诱导 p21 和 p27 周期素依赖激酶（CDK）。已知有些细胞周期调节物能直接或间接引导细胞进入静息状态，如 CDK 抑制物 p27^{Kip1} 和 p21。在处于正常细胞周期的细胞中上调 p21 和 p27 能阻滞周期素激活的细胞周期运行，细胞进入静息状态。近年来发现的多亚单位 DREAM 复合体是重要的静息调节物，该复合体以二聚体形式构成，包括视网膜母细胞瘤（RB）蛋白 p130、E2F 和多价 B 蛋白（MuvB）。体内实验表明上调或激活基质中的黏附分子 VCAM1 能使骨髓中休眠的乳腺癌细胞活化；单个休眠肿瘤细胞周围的成纤维细胞或内皮细胞也能产生周围素（periostin）激活休眠细胞，其机制有待研究。细胞静息是细胞生长休止的可逆状态，临床和实验资料表明播散肿瘤细胞的休眠可能受细胞静息机制的调节（图 6-8）。

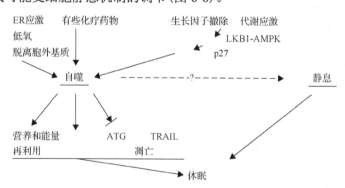

图 6-8　自噬与细胞静息/休眠的关系

ATG. 抗胸腺细胞球蛋白；TRAIL. TNF 相关凋亡诱导配体

三、影响肿瘤休眠的其他因素

转移抑制基因、肿瘤抑制基因均可抑制肿瘤细胞的恶性表型，而肿瘤转移抑制基因主要是抑制肿瘤细胞的转移表型。KISS1、Kai1、MKK4/7 和 Nm23-H1 在转移肿瘤细胞的休眠中起作用，MKK4 和 MKK6 激活 p38 通路，MKK4 还激活细胞周期素依赖的激酶抑制物 p21，阻止细胞周期运行；N-myc 下游调节基因-1（NDRG1）参与 TGF-β、PI3K 和 Ras 的致癌通路调节。miRNA 作为基因表达的调节分子有多方面的作用，通过调节各种凋亡蛋白、激酶、癌基因的表达起肿瘤抑制或促癌作用，近年来的研究表明它们也影响肿瘤休眠。有文献报道休眠相关的 miRNA（dormancy associated miRs，DmiRs），如 miR-190 在测定的所有休眠肿瘤中都高表达，上调 miR-190 能延长肿瘤休眠。其作用通过多个转录因子、肿瘤抑制基因和干扰素反应途径构成的调节网络实现。

癌基因是指功能异常的原癌基因或抑癌基因，它们导致肿瘤的发生发展。人类肿瘤可有数百个基因突变（平均 30～60 个突变）。然而，肿瘤发生、发展的多步过程并非基因及表观遗传变异的简单总和，而是形成新的基因调控和信号转导途径网络，与正常细胞的调控网络明显不同，癌基因的表达产物往往成为肿瘤调控网络的中心节点，破坏该中心节点能使该网络崩溃。临床前研究结果表明肿瘤的生存和发展取决于少数起驾驭作用的癌基因，称为"癌基因成瘾"（oncogene addiction）。

原癌基因在正常细胞中有正常功能，但未成为中心节点，所以靶向药物对正常细胞的作用不如对肿瘤细胞那么强烈。针对 *BCR-ABL* 癌基因突变的 imatinib 靶向治疗慢性髓细胞白血病，首次证实了癌基因成瘾现象的存在，导致针对癌基因成瘾靶向治疗研发的蓬勃发展。通过针对癌基因成瘾的治疗措施能够明显地逆转恶性表型，有的肿瘤完全消失，有的分化成为不能自复制的细胞或休眠的肿瘤细胞，当癌基因再激活时又有自复制能力。癌基因成瘾机制涉及肿瘤休眠的细胞机制、内源性细胞自律机制和宿主机制，这些机制汇集调节决定细胞的自复制和细胞衰退（图 6-9）。

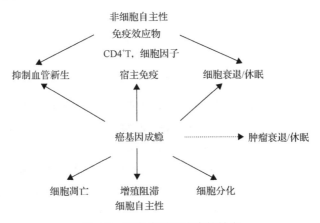

图 6-9　靶向癌基因成瘾的效应

　　肿瘤微环境中的免疫机制对肿瘤细胞的休眠也有明显的影响。通常 CD8$^+$T 细胞是抗肿瘤的效应细胞，用小鼠 *MYC* 或 *BCR-ABL* 癌基因成瘾的实验表明肿瘤微环境中的 CD4$^+$T 是效应细胞，产生大量的细胞因子使肿瘤细胞衰退和抑制血管新生，尤其是血小板反应素(TSP-1)同时起抗血管新生和诱导内皮细胞凋亡及调节 T 细胞趋化的作用，并激活 TGF-β。在肿瘤微环境中 TGF-β 能起肿瘤抑制作用。eotaxin-1、IL-5、IFN-γ、TNF-α、VEGF、IL-1β、MCP-1 等的作用正在研究。随着癌基因灭活不论有无免疫系统介入肿瘤都出现衰退，增殖阻滞、细胞凋亡和/或分化、休眠。但是，没有免疫系统介入肿瘤肯定复发；有免疫干预尤其是细胞免疫机制的参与，癌基因灭活诱导细胞衰退和抑制血管新生可以导致肿瘤持续缓解。

　　肿瘤休眠过程和机制可小结为图 6-10，其中包含了肿瘤细胞增殖-凋亡平衡和肿瘤细胞静息等多种机制。用计算机模拟研究证明细胞增殖-凋亡平衡不是转移休眠的决定因素，肿瘤细胞静息起主导作用，与动物实验研究和临床观察的印象一致。常规的抗肿瘤化疗药物主要杀伤周期细胞，也损伤基质细胞，导致炎症状态，也能诱导休眠细胞复苏。另外，休眠肿瘤细胞与基质细胞的融合可能形成新的肿瘤干细胞，促进肿瘤的克隆性演化，增加治疗难度。

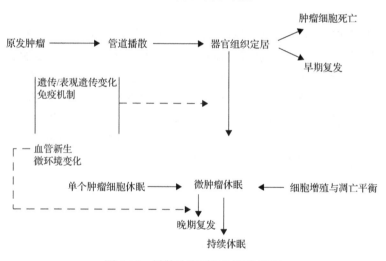

图 6-10　播散肿瘤细胞休眠的进程

　　杀灭静息肿瘤细胞或延续其休眠状态可能成为防治肿瘤的新策略，沿着这个思路正在进行新的探索，如阐明肿瘤休眠-增殖的"开关"。近年来的研究表明激活内源性抗肿瘤免疫机制是常规抗肿瘤治疗成功的前提，其作用是清除残存瘤细胞或延长休眠期。DNA 修复机制在抗肿瘤治疗后仍存活的休眠肿瘤细胞中起至关重要的作用，可能是肿瘤细胞休眠和复苏的重要机制，有待深入研究。哺乳动物的昼夜时钟是全局性的调节系统与其他调节系统相互作用，从时间生物学的视角考虑细胞休眠是生物网络的时间延迟，在人类睡眠的网络分析中证明了生物网络的时空结构中存在时间延迟稳定性(time delay stability, TDS)，认为这种性状在网络中普遍存在，可以成为研究复杂网络的有效工具。不同水平的生物系统有不同的时间尺度(scale)，从分子水平的纳秒、微秒，细胞网络的秒、分到组织器官的时、日、周，可谓"天上一日，地上千年"，不同层次调控网络间的耦合和同步在机体正常运行中至关重要。肿瘤细胞可以呈现胚胎抗原(如癌胚抗原、甲胎蛋白)，提示存在网络时间顺序的紊乱。*Ras* 基因的致癌作用通过生物时钟基因起作用。细胞休眠时间延迟机制的阐明将揭示更深层次的规律，可能为抗肿瘤时间治疗(anticancer chronotherapy)提供新的线索，有待研究。

休眠的肿瘤细胞对机体无不良影响，迫使肿瘤细胞永久休眠也是一种治疗肿瘤的策略，是研究者探求的新途径。

第四节　肿瘤的防治

"知己知彼，百战不殆"。防治肿瘤与肿瘤博弈必须深知肿瘤的前因后果和发病机理。现代医学和肿瘤生物学为此进行了大量研究，取得了很大的成绩。"知识就是力量"，有些肿瘤已经有了预防的有效措施，如用 HPV 病毒疫苗接种显著降低了宫颈癌和头颈部肿瘤的发病率。然而，由于肿瘤的异质性和多样性，对许多肿瘤的认识尚属冰山一角，多数肿瘤的病因不明，许多肿瘤有复杂的遗传背景。复杂的病因和复杂的遗传背景是防治肿瘤的瓶颈，全球的研究者正在从不同的视角探索新的防治途径。除了学术基础，社会措施在防癌工作中起关键作用。例如，电离辐射的致瘤作用已经阐明了近 1 个世纪，只有在全社会各行业协作之下防辐射才逐渐实现；又如吸烟对健康的危害早已阐明，广泛宣传，但是全球的禁烟效果不明显，因为烟草作为产业而存在，由于烟民太多、经济效益等多方面因素，难以控制，这些已超越本书的范围，本节主要讨论肿瘤防治的生物医学基础。

一、肿瘤的普遍性和可治性——消除对肿瘤的恐惧

肿瘤生物学的研究已经阐明了肿瘤发生、发展的基本过程，从基因变异→细胞转化→转移、浸润→杀害宿主是一个长期的多步骤过程。在生物进化过程中肿瘤出现得很早，所以机体免疫系统很早就出现以胸腺为基础的细胞免疫机制，这是抗肿瘤免疫系统的主要组成部分。正常状态下机体的抗肿瘤免疫机制能消除绝大多数变异或转化的细胞，少数逃逸的转化或肿瘤细胞因微环境不适合而处于休眠状态。古代人类的肿瘤死亡率不高，一方面当时人类寿命较短、肿瘤显现率低，另一方面环境中致癌因素不多；近百年来随着科技、工业的迅猛发展，环境中致癌因素迅速增多，人类寿限延长，老年人的免疫功能衰退，肿瘤发病率有增高趋

势。肿瘤作为老年病发病率增高是衰老的结果，是符合逻辑的必然现象；婴幼儿、中青年肿瘤发病率增加，一方面由于肿瘤检出率提高，另一方面提示环境中有致癌因素的存在，必须追究其原因，针对病因和发病机制与有关方面合作，采取切实可行的防治措施，是艰巨的系统工程。

　　近百年来由于肿瘤发病率的增高，病情凶猛，一度引起恐慌。有一位权威的肿瘤专家说："从肿瘤病人的死亡原因分析，有 1/3 是吓死的，有 1/3 是肿瘤致死的，另有 1/3 是治死的。"现实生活中确实有些患者在确诊恶性肿瘤后很快离世，如几年前我们单位有一退休职工体检发现肺癌，一周后就离世，另一退休职工查出肾癌后也不久离去，对肿瘤的恐惧成为重要死亡因素。另外一方面是过度治疗，由于抗肿瘤治疗措施的毒副作用较大，不少肿瘤患者因治疗而早亡。例如，我们有一同事退休后不久因胆囊结石做切除手术，发现原位癌，她想早期根治，奔波国内外，到处求医，病情进展很快，不久离世；近期有一例胃淋巴肿瘤因误诊按胃癌治疗而亡。现在提出要精准治疗，正确的治疗策略源自对肿瘤的正确认识，对其发生、发展(肿瘤进化)规律的熟悉和掌握。

　　治疗肿瘤首先要克服对肿瘤的恐惧心理。"肿瘤的休眠"一节中已有详述，肿瘤和感染一样普遍而广泛，不必恐惧。现代医疗技术的发展已有相当高的水平，已经有大量的"带瘤生存者"，许多还能工作、正常生活，不必"谈癌色变"。例如，1972 年在河南平顶山市有一位慢性粒细胞白血病(慢粒)患者，她是 29 岁的家庭主妇，有一个 3 岁半的孩子，患病已 7 年半，一直用马里兰姑息治疗，她说"我自己摸肚子的卟(脾)，大了吃药，小了就不吃。"能够正常生活，还结婚生女。当时的医疗水平为"慢粒：治不治，两年半。"如果按常规治疗(大剂量化疗)可能早死了。后来国内文献报道：另一个农民也是患慢粒，用马里兰治疗，自己掌握药量，17 年正常生活。近期有一位 75 岁的退休油漆工得了肝脏肿瘤，住院治疗，后来自动出院，他说"大夫说我只能活 3 个月了，所以得大剂量化疗，弄得我吃不下饭。治病嘛，起码得让我吃饱饭啊！我回家自己掌握吃药一年半了，还能出来活动……。后来病情变化不大，一次与儿子激烈争吵后死去。这位老工人不怕肿瘤，认为肿瘤和其他疾病一样可以治疗，所以能保持适当的饮食，充足的休息、睡眠和健康、积极的精神状态。如果不是争吵可能还能存活相当长的时期。现在"带瘤生存"而死于非肿瘤疾病的患者越来越多。我国血液学界有两位前辈的案例广为流传：著名血液学家某教授 1977 年在四川出差期间突然呕血，查出胃癌已转移，经化疗、放疗、康复后正常工作，现已年逾九旬。同期我院诊治慢性粒细胞白血病的专家某教授因急腹症住院，查出腹腔淋巴瘤，化疗后 40 年正常工作，去年因心脏病离世。不知名的案例在我们周围不难找出，如笔者邻居 20 世纪 80 年代末罹患肺癌，化疗后没有复发，正常工作、退休后正常生活至今。"久病成良医"，"既来之，则安之"，认真对待，积极、乐观地治疗，与周围人和谐相处，营造温馨的氛围，肿瘤和其他慢性病一样正在被理解、接受，不再"谈癌色变"，逐渐消除对肿瘤的恐惧心理，这是战胜肿瘤、与癌共舞的基础。

二、掌握肿瘤的进化规律——与癌共舞

作为新生物的肿瘤经历着一个由遗传和表观遗传学变化控制的细胞层面的微进化历程。肿瘤细胞没有高等生物具有的有性繁殖的基因组内重组的能力，而进行类似于微生物群体的克隆性进化，可以呈线性进化或分支进化。然而，肿瘤细胞保持了高等生物的许多性质，如肿瘤干细胞性质。肿瘤的微进化是在机体细胞的宏进化基础上进行的(如全基因组倍增和染色体重排)，是机体细胞基因组不稳定和基因变异的产物。

肿瘤内异质性的定量是肿瘤进化测定的关键。近年来用多种方法在多层面的研究表明各种肿瘤标本中都存在肿瘤内异质性，是肿瘤耐药和复发的关键。不同的肿瘤有共性，更有个性。由于方法学方面的优势，白血病是研究最早最深入的肿瘤之一，通常以白血病为例探讨肿瘤微进化与治疗的关系。

人类白血病的发病率仅十万分之几。但是，近年来临床研究发现超过1%的正常人有隐性的白血病前期(preleukemia)病损，仔细比较发展为急性髓系白血病患者的白血病前期骨髓相与隐性白血病前期的骨髓相有所不同，提示有更复杂的机制影响白血病的发病。微小残留病的研究表明 Allee 效应是重要因素之一。Allee效应是生态学中表述群体大小或密度与个体适度相关性的性状，即群体繁殖对群体密度的依赖性。近年来的研究表明 Allee 效应在肿瘤的发生、发展中起重要作用。与我国多年来实验白血病的研究结果一致。Allee 门槛可以作为肿瘤性强弱的指标(图 6-11)。

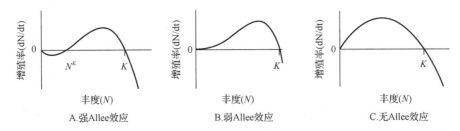

图 6-11　Allee 效应和 Allee 门槛

$dN/dt=rN(1-N/K)(N/N^K-1)$，此处 N^K 为 Allee 门槛(Allee threshold)，即能生长为群体所需的最低丰(密)度(A 中生长曲线与横坐标轴的低丰度交叉点)。Allee 效应显示当群体密度低于某一临界值(门槛)时，增殖率低于死亡率，群体缩小，终致灭绝。在环境条件没有明显差异、生物个体没有变异的情况下，群体增殖不受危害，可以出现弱Allee 效应或无 Allee 效应，也不存在 Allee 门槛

肿瘤的发生、发展除了数量效应外，转化细胞的恶性程度起重要作用。有些急性髓系白血病在白血病前期出现多种多基因突变的白前期细胞，呈高负荷白血

病前期(high preleukemic burden)，有些则只有少数基因突变的白前期细胞，呈低负荷白血病前期(low preleukemic burden)(图 6-12)，后者有较多的正常造血干细胞，二者的治疗策略应该有所不同。

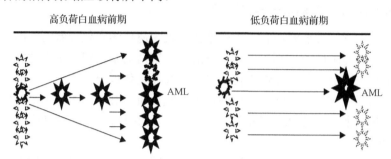

图 6-12　不同白血病前期的急性髓系白血病

不同类型的白血病源自不同系列的造血干、祖细胞，有不同的微进化规律，应该采用有不同化疗药物的治疗方案。

肿瘤成为疾病不仅仅是肿瘤细胞的微进化结果，同时由于机体免疫系统的退化。移植实验表明即使大量高于 Allee 门槛的肿瘤细胞接种于正常同种异体，肿瘤很难移植成功，都被杀灭干净。说明正常机体有足够的免疫力抵御肿瘤的发生、发展。抗肿瘤治疗不仅要消灭肿瘤细胞，更重要的是：必须"扶正固本"，治疗免疫缺陷，修复免疫损伤。抗肿瘤治疗不仅靠手术、化疗、放疗，更重要的是调整机体状态，增强免疫功能，依靠机体的力量消灭残余的肿瘤细胞。

有三类因素影响机体对肿瘤的免疫反应：机体的遗传因素，肿瘤细胞遗传性状的改变和环境因素，环境因素中营养与饮食是最重要而直接的。机体的遗传因素和肿瘤细胞的遗传性状现阶段的医疗技术还难以应对，只能从环境因素方面多考虑。免疫治疗已经成功地用于一些肿瘤的治疗，饮食和营养影响机体的抗肿瘤免疫反应，食物不仅是赖以生存和生长的营养来源，也有抗原作用，通过肠道免疫组织和次级淋巴器官引起免疫反应。其中肠道微生物作为超有机体的重要成员起重要作用，不仅消化食物，还提供维生素、训练免疫细胞和抑制有害微生物的生长繁殖，还能调节机体代谢和免疫机制间接影响肿瘤的生长，作用多样而复杂，形成了调节网络。对健康志愿者进行研究获得的资料提示饮食在肿瘤防治中起到不可忽视的作用(表 6-3)。

近年来还发现有些植物化学物有拮抗炎症和氧化环境促进肿瘤生长的特性，如漆黄素(fisetin)、姜黄素(curcumin)、槲皮素(quercitin)等抗氧化剂和白藜芦醇(resveratrol)(多酚类)，以及维生素 A、维生素 D、维生素 E、短链脂肪酸、ω3等抗炎症营养素可以作为抗癌营养素辅助抗癌免疫治疗，形成了新的研究和应用领域。

表 6-3 肠道内天然物质对免疫失调的纠正作用

分类	活性成分	效应或分子靶
Prebiotics (蔬菜水果) (益生元)	维生素 A，维生素 B_1，维生素 B_2，维生素 B_3，维生素 B_6，维生素 B_{12}，维生素 D，维生素 E MUFA，PUFA，铁，锌，植物甾醇类 安茴酰牛扁碱，膳食纤维素	↓Bcl-2，↑BAX，↓NF-κB，↓周期素 D1，↓MMP-9，↓iNOS，↑Caspase，↑GPX1，↓IRAK1，↓IL-1，↓CAT，↓CCL5，↓DUOX2，↑SOD1，↓COX2，↓TNF-α，↓IL-6，↓IL-8
Probiotics (益生菌)	类杆菌，梭状芽胞杆菌，*Eubacterium*，*Faecalibacterium*，*Peptidococcus*，Peptidostreptococcus，*Bifidobacterium*	恢复固有和获得性免疫，纠正异常肠道菌落 T 细胞向 Treg 和 Th2 表型分化;抗炎症活性;刺激 GALT，MLNs，ILF，TLR，表达防御素 α，β，cathericidin LL-37，lectins 等抗微生物蛋白
Postbiotics (益生素)	益生菌的产物，例如，由 L paracasel 等产生的短链脂肪酸，p40 分子，细菌素，Lactocepin 等，类杆菌产生的 S 层蛋白 A 和多糖 A	改善上皮屏障功能，灭活 IP-10，降低炎症，增加酒杯细胞的黏液素产量，减少肠道上皮细胞的促炎细胞因子产生
多酚类	白藜芦醇，紫檀芪，白皮杉醇	↓生存素，↓周期素 D1，↓周期素 E1，↑p53，↓Bcl-2，↑BAX，↑Caspase，↓Bcl-XL，↓CIAP，↓Egr-1，↓PKC，↓PKD，↓IL-6，↓VEGF，↓IL-1，↓IL-8，↓CYP1A1，↑HO-1，↓5-LOX，↑Nrf2，↓COX2，↓SIRT2，↑IL-10，↓CCL5，↓TNF-α，↓IL-1β，↓NF-κB

注：Bcl-2. B 细胞淋巴瘤 2 基因(B cell lymphoma 2 gene)；NF-κB. 核因子 B(nuclear factor κB)；MMP. 基质金属蛋白酶(matrix metalloprotease)；iNOS. 可诱导的氧化氮合成酶(inducible nitric oxide synthase)；GPX1. 谷胱甘肽过氧化物酶 1(glutathione peroxidase 1)；CCL5. 超氧化物歧化酶的铜分子伴侣(copperchaperone for superoxide dismutase)；SOD1. 超氧化物歧化酶 1(superoxide dismutase 1)；IL. 白介素(interleukin)；GALT. 肠道相关淋巴组织(gut-associated lymphoid tissues)；MLNs. 较小的 Peyer 氏斑和肠系膜淋巴结(smaller Peyer's patches and mesenteric lymphonodes)；ILF. 孤立淋巴滤泡(isolated lymphoid follide)；TLR. Toll 样受体(Toll-like receptor)；BAX. Bcl-2 相关的 X(Bcl-2-associated X)；Bcl-XL. 超大 B 细胞淋巴瘤(B-cell lymphoma-extra large)；Egr-1. 早期生长反应蛋白 1(early growth response protein 1)；PKC. 蛋白激酶 C(protein kinase C)；PKD. 蛋白激酶 D(protein kinase D)；VEGF. 管道内皮生长因子(vascular endothelial growth factor)；LOX. 脂质加氧酶(lipoxygenase)；Nrf. NF-E2-相关因子(NF-E2-related factor)；COX2. 细胞加氧酶-2(cydooxygenase-2)；SIRT. 乙酰化酶(sirtuin)；TNF-α. 肿瘤坏死因子-α(tumor necrosis factor-α)；DUOX2. 双氧化酶 e 基因(dual oxidase e gene)；IRAK1. 白介素 1 受体相关激酶 2 基因(interleukin-1 receptor-associated kinase 2 gene)；CAT. 过氧化氢酶(catalase)

　　肿瘤的复发是肿瘤治疗的瓶颈，以白血病的复发机制为例：急性髓系白血病(AML)的长期生存率不高是由于缓解后复发率高。治疗的失败是由于产生耐药的亚克隆，可能由化疗药物诱变而来，也有可能是原有耐药细胞在化疗后生存扩增成为复发根源。已有测序资料证明后一种耐药机制的存在。

　　近年来高通量测序研究证明了造血干细胞中积累基因变异，导致白血病前期干细胞的存在，它们是白血病进化的祖始。在白血病发生发展中起至关重要的作用，在设计治疗方案时必须考虑它们。

　　不同的治疗方案对急性髓细胞白血病有不同的影响。理想的治疗方案应该是直接靶向杀灭 AML 白血病细胞(如抗 FLT3)，后继治疗是抗白血病前期干细胞(如抗 DNMT3A)，可以导致长期缓解(图 6-13A)。现在的 AML 治疗是靶向晚期变异基因(如 FLT3-ITD)，它们在白前期干细胞中并不存在，虽然把 AML 细胞杀灭了，但白前期干细胞仍然存在，可以导致白血病复发(图 6-13B)。但是，靶向白前期干细胞的靶向治疗在高负荷的白血病有导致骨髓衰竭的风险，因为白前期突变在大部分造血干细胞中存在(图 6-13C)。

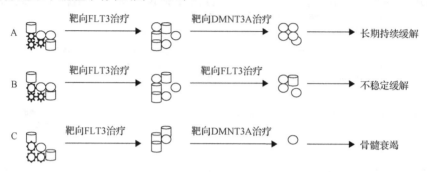

图 6-13　急性髓系白血病不同治疗方案的可能转归

各实验室多年的研究表明：只有少数肿瘤能在体外培养生长繁衍连续传代成为细胞系。究其原因与肿瘤的生长调节网络机制有关，成系的肿瘤细胞都以自分泌生长因子(autocrine)为主导的生长因子。培养液中的外加生长因子通常由胎牛血清或条件培养液提供起旁分泌因子(paracrine)作用。肿瘤细胞在体内生长所需的调节网络机制由微环境提供，能产生自分泌生长因子的肿瘤细胞生长特别旺盛，临床表现为肿瘤迅速生长。不同肿瘤、不同个体的自分泌因子机制不尽相同，其因子、受体和信号转导途径都可能有细微的差异。许多癌基因的产物都是信号转导途径中的重要成员，基因突变产生异常产物导致生长调节信号转导异常，进而导致细胞生长异常。例如，*fms* 是巨噬细胞集落刺激因子受体的基因，它的突变或异常转录可以导致髓系白血病(尤其是单核细胞白血病)，还与肝癌、卵巢癌等实体肿瘤的发生、发展和预后相关。多年来我们和多个实验室的研究表明：Fms配体的基因多态性和选择性剪接与其致癌性密切相关，其中膜结合型巨噬细胞集落刺激因子与可溶性受体结合形成的逆向信号传递引人注目，可以形成前馈调节，可能导致肿瘤恶性程度高、难治，需要新的治疗对策。

三、肿瘤的预防

防病的前提是阐明病因和发病机制，针对病因和发病机制采取相应措施。肿瘤的预防也遵循这个原理。现在临床上病因明确的肿瘤不多，尤其是具体到某个具体病例，能够确定的不多。因为同一类型的肿瘤可以由不同病因诱发，或多种因素协用作用所致。现在研究的肿瘤预防措施是从群体考虑的，个人可按其原理加强卫生措施。

研究证明人类乳头状瘤（多瘤空泡）病毒（human papillomavirus，HPV）与宫颈癌及头颈部肿瘤的发生发展紧密相关，在阐明其传播途径和发病机制后制备相应的疫苗在西方国家青年中广泛接种，使宫颈癌和头颈部肿瘤的发病率大幅度下降，是至今用疫苗预防肿瘤效果最显著的例证。最近我国也开始引进多价的 HPV 疫苗，并开始接种。

肝癌是死亡率最高的肿瘤之一。引起肝癌的致癌因素有很多，丙型肝炎病毒（HCV）和乙型肝炎病毒（HBV）感染是引发肝癌的重要病因，全球有 3 亿多人感染，我国是肝炎大国，防治肝炎是预防肝癌的主要方面之一。近年来用全基因组测序研究的结果表明，肝癌的发生有遗传背景，在人类肝癌相关的 9000 多个点突变中，体细胞有 40～80 个基因突变，肝癌不是某一特定基因突变驾驭的，而是多基因变异的结果，其中频率最高的是端粒酶逆转录酶（telomerase reverse transcriptase，TERT）启动子，60%HCV 相关的肝癌有 TERT 启动子突变。有些突变可以引起端粒反应导致细胞恶性生长（图 6-14）。

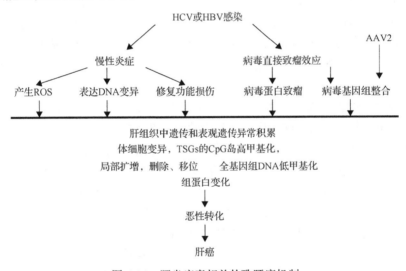

图 6-14　肝炎病毒相关的致肝癌机制

丙型肝炎病毒（HCV）或乙型肝炎病毒（HBV）感染引起肝组织慢性炎症，导致产生反应氧簇（ROS），DNA 变异的表达增多和 DNA 修复功能失调。肝炎病毒的直接致瘤效应包括 HBx 蛋白的致瘤性和 HBV 基因组整合增加宿主基因组的不稳定性。此外，腺病毒相关病毒 2（AAV2）的基因组整合至宿主基因组可能引起某些肿瘤相关基因的失调。这些多因素的协同作用导致慢性肝炎的肝组织中遗传和表观遗传的异常积累，成为肝癌发生、发展的基础

然而治疗肝炎、消除肝炎病毒并不能完全阻止肝癌的发生、发展，在消除肝炎病毒后慢性肝炎或肝硬化引起的遗传和表观遗传变化可以导致肝癌的发生发展（图 6-15）。

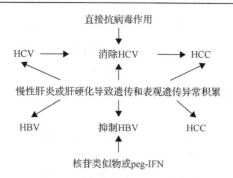

图 6-15　消除肝炎病毒后肝脏肿瘤的发展

在长期的肝炎病毒感染后，遗传和/或表观遗传异常在肝脏中积累成为肝脏肿瘤发生、发展的基础

近年来对消化道和生殖道的研究表明微生物群落的改变能改变肿瘤的发生、发展：有些微生物或其产物有致瘤效应，如幽门螺杆菌与胃癌的关系。幽门螺杆菌是需氧的螺旋状革兰氏阴性细菌，能在胃肠道生长，感染全球半数人群。可以没有症状或引起慢性胃炎和胃、十二指肠溃疡。有毒力因子 CagA、VacA、BabA 的幽门螺杆菌能诱发胃癌，这些毒力因子增加 DNA 损伤，诱导线粒体 DNA 和基因组变异。约 60%的小肠型胃癌、98%的黏膜相关淋巴组织淋巴瘤与幽门螺杆菌感染相关。个体对幽门螺杆菌感染的敏感性和致病类型取决于环境因素、基因多态性和菌株的生物学性状。

有些微生物通过改变机体的代谢、细胞因子调控或炎症反应改变微环境，使之利于肿瘤生长。抗微生物治疗作为防治肿瘤的新策略，已经成为新的研究领域。微生物与肿瘤相关性的研究还在初始阶段，还有大量工作要做。

祖国医学早就指出："上医治未病"；现代医学主张 4P 医学，预防是 4P 之一。肿瘤的预防在病因逐步阐明后应该是可行的，问题在于预防措施的执行。大约 1/4 的肿瘤由生物因子(病毒、细菌、真菌、寄生虫)诱发，研制疫苗、接种疫苗是主要预防措施之一。切断传播途径，根除传染源是根本策略。但是，实际上有些难以执行，如 EB 病毒在我国广泛、普遍传播，长期隐性感染，现阶段还是以个人预防为主。现在多数肿瘤与污染有关，环境中的化学致癌物越来越多，空气、水源、饮食中的化学污染物迅速增加，防止污染已成为防癌的重点，各国政府和环保部门都有专门机构严格管控。然而，个人防护，尤其是防范意识和措施不可忽略。水和食品的质量控制有一定范围，现在西式肉类加工品都有化学添加剂含量标明，如果长期大量使用后累积量很容易超标。最近网上报道一家三口同时患肝癌，追查原因可能与长期用勾兑酱油(俗称化学酱油，用蛋白水解液制成)炒菜有关。儿童长期食用方便面、劣质辣条、劣质零食而罹患肝癌、胃癌、口腔癌时有报道。必须加强宣传教育和严格行政措施，中、小学教材中应该增加饮食卫生的教育，综合执法应该包括食品监督。现在的年轻人多数不愿意做饭，离开学校只能吃"外卖"、"快餐"，难以得到"平衡膳食"是产生代谢症、肥胖病和诱生部分肿瘤的基础。培养青少年的独立生活能力是更深层的预防医学基础(见第四章)，值得深思！

第五节　影响肿瘤进化的内在因素探讨

影响肿瘤进化的因素很多，可分为外部因素和内在因素。影响肿瘤进化的外部因素，如抗肿瘤治疗、电离辐射、化学污染、感染和损伤等已形成了专门的领域并被深入研究。对于肿瘤防治有重要意义的内在因素很多，遗传因素已经研究多年，是肿瘤生物学的重要研究领域，不同的肿瘤有不同的遗传背景，随着测序技术的进步，基因变异在肿瘤发生、发展中的作用正在逐步阐明。近年来由于诊疗水平的提高，肿瘤患者治疗后或带瘤长期生存者日益增多，有的长生存者死于其他疾病，难以预测，提示还有许多内在因素有待研究阐明。

一、细胞增殖、分化调控异常对肿瘤进化的影响

细胞增殖、分化的调控异常是细胞癌变的关键之一，有复杂的细胞分子生物学机制。主要研究热点集中在与细胞增殖、分裂有关的细胞和分子机制，尤其是细胞融合、异倍体和细胞变异三类事件错综复杂的相互作用(图 6-16)。

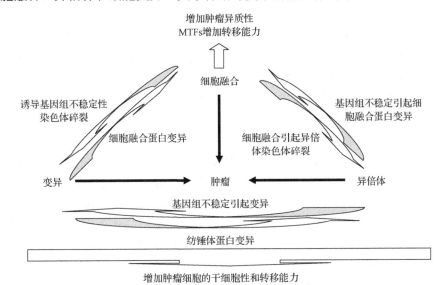

图 6-16　细胞融合、变异和异倍体作为基因组不稳定性和变异表型的诱导因素在肿瘤中的相互作用(Dittmar and Zanker 2015; Gast, 2018; Clawson, 2019, Weiler and Dittmar, 2019)
现有的技术还不能区别细胞融合、变异和异倍体引起的基因组不稳定性。MTFs：巨噬细胞-肿瘤细胞融合
(macrophage-tumor cell fusions)

多年的研究表明，细胞融合是有性繁殖时配子基因组混合的细胞机制；多细胞生物形成器官的策略；感染和肿瘤时的病理状态，是遗传编码的多步过程，对于细胞融合机制的认识有待深入。近年来对配子、成肌细胞、巨噬细胞、上皮细胞、肿瘤细胞的研究进展表明，不同细胞的细胞融合有类似的过程，可分为 3 个阶段：(1)细胞诱导和分化，使之具有融合能力(competence)，或解除阻碍融合的机制；(2)细胞定向、迁移和黏附，使之有融合倾向(commitment)；(3)细胞融合：细胞膜溶合，胞质混合。近年来在多种生物发现融合原(fusogens)和/或细胞融合蛋白，为细胞融合的分子机制研究奠定了基础。有些细胞融合由单个融合原控制，有些融合要求双方细胞膜都有融合蛋白。细胞膜的融合和重组、分离是细胞分泌、蛋白和脂质传递的动力学过程。

细胞融合涉及多种生理过程(如受精、组织再生、形成骨、肌肉、胎盘等)和病理生理过程(如病毒感染、肿瘤的发生、发展)。近 20 年来众多的体内、体外研究资料表明，肿瘤细胞能与多种正常细胞(如巨噬细胞、成纤维细胞、基质细胞或干细胞)融合。已有的临床资料证明乳腺癌、直肠结肠癌、胰腺癌、黑色素瘤、卵巢癌和肾细胞癌中存在癌细胞与正常细胞形成的(tumor-normal，TN)杂种细胞。有些资料提示血液循环中存在 TN 杂种细胞，如巨噬细胞-肿瘤细胞融合(macrophage-tumor cell fusions，MTFs)增强转移能力或增强耐药性。外周血杂种肿瘤细胞数量与病情相关，可作为预后指标。

细胞融合可以引起体细胞的非整倍体化(aneuploidy)，使癌细胞快速进化，大多数癌细胞是非整倍体的，含有数目异常的染色体，由染色体错离水平升高引起，称为染色体不稳定(chromosomal instability，CIN)。通常，非整倍体是指整个染色体的获得或丢失(全染色体非整倍体)，而结构(或节段)非整倍体是指染色体部分的扩增或丢失。相反，CIN 是染色体分离率较高的一种情况，例如每 1～5 个有丝分裂出现一次，而在正常细胞中每 100 个有丝分裂细胞中只有不到一次。通常 CIN 是在癌细胞中发现非整倍体的基础。CIN 还可分为全染色体不稳定性(W-CIN)和结构性染色体不稳定性(s-CIN)，取决于染色体的得失或染色体的断裂/重排。非整倍体和 CIN 在癌细胞中的普遍存在意味着有丝分裂的异常与肿瘤发生密切相关。例如，骨髓增生异常综合征(MDS)(原称白血病前期)的巨核细胞内复制异常导致巨核细胞增殖分化异常，正常巨核细胞终于 128N，MDS 患者的巨核细胞被阻滞在低倍体内复制阶段，出现 16N、32N、64N 的"小巨核细胞"。可以作为诊断 MDS 的指标。

仔细分析细胞融合、非整倍体和细胞变异都不是肿瘤细胞特有的细胞机制。这些机制在生物进化过程中都发挥过重要作用，有重要的生理功能和重要的病理生理作用，成为发病机制的一个部分。不同个体、不同肿瘤有不尽相同的细胞机制异常，要求个体化研究。

二、肿瘤微环境对肿瘤进化的影响

肿瘤微环境是近半个世纪来肿瘤生物学的热点研究领域，也是影响肿瘤微进化的关键之一，包含了重要的内在因素。

肿瘤微环境是指肿瘤细胞生存的环境，包括血管细胞(内皮细胞、周细胞和平滑肌细胞)、浸润进来的白细胞(髓系和淋巴样细胞)以及间充质细胞(成纤维细胞、肌成纤维细胞和间充质干细胞)以及细胞外基质。这些细胞间能相互交流信息，相互作用。基质细胞和免疫细胞功能的初衷是抑制或消灭肿瘤细胞，然而，肿瘤细胞能招募和转化正常细胞使其转向为肿瘤服务，肿瘤微环境是肿瘤细胞与机体细胞形成细胞网络共进化博弈的场所。不同肿瘤、相同肿瘤的不同患者、同一患者不同部位的肿瘤微环境可以有很大的差异。肿瘤微环境对肿瘤细胞的性状有明显的影响，不同患者间的肿瘤微环境差异对疾病的转归有明显的影响，肿瘤微环境的深入研究有重要的理论和临床意义。实体瘤的肿瘤微环境已有较深入的研究，血液肿瘤的微环境研究相对滞后。

肿瘤微环境包括多种类型的细胞，除了通过细胞融合产生杂种细胞外，还通过细胞产物相互作用。它们不仅提供肿瘤生长的支撑，还通过基质细胞构筑肿瘤发展所需的各种因子和新生血管等。在肿瘤形成和发展的不同阶段有不同的微环境变化。在初始阶段，肿瘤细胞分泌各种生长因子激活成纤维细胞，使其分化，通过基质金属蛋白酶的降解作用减少细胞外基质。基质成纤维细胞产生的生长因子（如 IGF，KGF）促进细胞生长和抑制凋亡。成纤维细胞被激活后成为活化的成纤维细胞或激活的肌成纤维细胞(myofibroblast)或肿瘤相关的成纤维细胞(cancer associated fibroblast，CAF)，其中可能包括肿瘤相关的间充质干细胞。CAF产生 activin/TGF-β、IGF、FGF 等有刺激上皮细胞-间质细胞转化(EMT)、促进细胞生长等多种生物活性的因子；由于细胞增殖肿瘤生长局部缺氧，致使肿瘤细胞分泌 VEGF 和 CTGF 支持血管新生和转移；由于肿瘤细胞的 EMT 作用，产生 CSF-1使巨噬细胞转化为肿瘤相关的巨噬细胞(TAM)，产生 EGF、IL-33 等促进肿瘤细胞转移；有些地方基质细胞形成的厚胶原束成为转移瘤细胞的途径，有的肿瘤细胞通过上调 MMPs、ADAMs 降解细胞外基质从而浸润到淋巴结和血管远程转移，形成转移瘤。不同的肿瘤、不同发展阶段的肿瘤微环境有不同的细胞群体，有不同的功能，对肿瘤的进化有明显的影响(表 6-4)。

三、植物化学物的影响——更深层、更广泛因素的探索

植物体内含有多种低分子量的次级代谢产物，是植物在进化过程中形成的生物活性物质，绝大多数是非营养素成分，统称植物化学物，总数尚不清楚，估计

表 6-4　肿瘤微环境细胞群体的主要功能

细胞类型	主要标志	释放产物	作用	主要功能
M1TAM	CD68+	IL-12, IL-23, TNF-α, CCL5 CXCL9, CXCL10, CXCL5	抗肿瘤	Th1 反应, 抑制增殖, 细胞毒活性
M2TAM	CD68+	IL-1ra, IL-10, TGF-β, 精氨酸酶-1	促肿瘤	促肿瘤发展, 促血管新生 抑制 T 细胞抗肿瘤免疫反应
N1TAN	CD11b+, CD14+, CD15+, CD16+ CD62L+, CD66b+	ICAM1, TNF-α	抗肿瘤	细胞毒活性, 增加 NET 生成
N2TAN	CD11b+, CD14+ CD15+, CD16+ CD62L+, CD66b+	CXCR4+, VEGF, MMP-9	促肿瘤	促血管新生, 侵袭
MC	CD117+, CD203c+, FcRI+	组织胺, 肝素, 硫酸软骨素 E	促肿瘤	促血管新生, ECM 降解, 促瘤细胞增殖, 再募集免疫细胞
MDSC	CD11b+, CD33+, CD14+, CD15+ CD16+, HLA-DR-	NO, ROS, Inos, 精氨酸酶-1, PD-L1, MMP-9	促肿瘤	免疫抑制, 抑制 T 细胞激活和增 殖, 促血管新生, ECM 降解
NK 细胞	CD3-, CD16+ CD56+	IFN-γ, TNF-α, GM-CSF, IL-5, IL-8, IL-10, IL-13, CCL2, CCL3, CCL4, CCL5, CXCL10	抗肿瘤	非抗原递呈的细胞毒活性, 调节获得性免疫反应
NKT 细胞	CD3+, CD56+ CD161+, CD1a+ CD16+	IFN-γ, TNF-α, GM-CSF, TGF-β, IL-2, IL-4, IL-5 IL-6, IL-10, IL-13, IL-17A	抗肿瘤	抗原特异性免疫记忆 的细胞毒性
Treg	CD4+, CD25+ FOXP3+	IL-10, IL-35, TGF-β, VEGF	促肿瘤	免疫抑制, 促血管新生
血小板	CD41+, CD42a+ CD42b+, CD61+	ADP, ATP, 5-HT, CD63, LAMP1/2, GP-Ib, P-选择素, 整合素 α II-β3, 纤维原 纤连素, VWF, MMPs, GLUT3 等	促肿瘤	血栓形成, 创伤修复, 血管收缩, 促细胞增殖, 血小板聚集引起免疫逃逸
CAF	α-SMA+, FAP+ FSP-1+, CD33+	EGF, HGF, VEGF, CXCL12, IL-6, CXCL14, CCL5, CCL7, IL-17A, MMPs	促肿瘤	刺激肿瘤生长、浸润、转移 血管新生, 耐药, ECM 降解

　　M1TAM-M1 型肿瘤相关巨噬细胞; M2TAM-M2 型肿瘤相关巨噬细胞; N1TAN-N1 型肿瘤相关中性粒细胞;
N2TAN-N2 型肿瘤相关中性粒细胞; MC-肥大细胞; MDSC-骨髓衍生的抑制细胞; Treg-调节 T 细胞; CAF-肿瘤
相关的成纤维细胞(Peltanova, 2019)

　　有 6～10 万种。非食物性植物中有不少"抗营养因素",有的含有"天然药物"或
毒物(如马兜铃酸);食物性植物的植物化学物对人体健康可以有益或无益、无害
(详见附录:营养学概要"植物化学物及其意义")。

　　能成为临床上正式广泛使用的抗癌药的植物化学物还不多，如喜树碱、三尖杉酯碱、靛玉红等。然而，天然药物和食物中能影响肿瘤细胞增殖的植物化学物不少。例如，靛玉红是从中药"当归芦荟丸"中分析出靛蓝后，找出的抗肿瘤成分，对治疗慢性粒细胞白血病有效。由于疗效不及马里兰，未在临床上推广。但是，靛玉红的毒副作用小，在选择医学的个体化治疗中成为候选药物。许多食物中的植物化学物有抗癌作用（见附录营养学概要"植物化学物及其意义"），可以通过血液循环影响肿瘤微环境。除了直接作用于肿瘤细胞外，还能通过对血管、基质等的间接作用，从各个层面的结构和功能调节影响肿瘤细胞的增殖和生存。植物化学物的抗癌作用不很强，但是毒副作用小，可以长期服用，对于手术后残留的瘤细胞和尚无形态学变化的区域性癌变（field cancerization）等不同阶段的肿瘤细胞可能有独特的作用，有待深入研究。

　　随着诊疗水平的快速提高，肿瘤患者治疗后或带瘤长期生存者日益增多，有的长期生存死于其他疾病。仔细分析这些病例，除了综合因素外，往往与采用某些偏方或长期服用某种药食同源的食品相关，提示可能有某种植物化学物起作用。药食同源的中草药很多，对不少慢性疾病的防治有效。肿瘤作为一类慢性病，某些肿瘤有独特的扁方，不仅有临床应用价值，还可能揭示影响肿瘤发生、发展的更深层面的作用机制。植物化学物的种类繁多，可能发现多种作用机制和多种作用途径的肿瘤调节物；也可能发现不同层面的调节物间接影响肿瘤的进化，开拓新的防治思路。这个古老、复杂而又新颖的领域有待深入研究。

　　祖国医学是个宝库，近百年来"取其精华，弃其糟粕"，不断发掘出能在临床上广泛应用的药物，如麻黄素、黄连素和青蒿素。还有许多未经纯化的中成药和草药，以及众多药食同源的植物化学物在维护我国人民的健康，在防治疾病（尤其是慢性病）中起着十分重要的作用，有些对肿瘤的防治可能也有作用。

（郑国光　吴克复）

参 考 文 献

宋玉华, 刘志红, 林永敏, 等. 1988. 骨髓增生异常综合征巨核细胞 DNA 定量和倍体复制的研究. 中华医学杂志, 68(3): 159-160.

王颖, 魏辉. 2019. 我国急性白血病诊疗进展: 中国医学科学院血液病医院(中国医学科学院血液学研究所)工作回顾. 白血病. 淋巴瘤, 28(10): 611-614.

吴克复, 郑国光, 马小彤, 等. 2009. 细胞膜隧道纳米管及其意义. 白血病·淋巴瘤, 18(4): 195-196.

吴克复, 郑国光, 马小彤, 等. 2016. 肿瘤休眠的机制及其意义. 白血病·淋巴瘤, 25(3): 129-133.

吴克复, 郑国光, 马小彤, 等. 2016. 白血病中的 Allee 效应. 白血病·淋巴瘤, 25(4): 199-202.

吴克复, 郑国光, 马小彤, 等. 2018. 白血病病毒病因的现代观. 中国肿瘤临床, 45(7): 325-330.

Aguilar PS, Baylies MK, Fleissner A, et al. 2013. Genetic basis of cell-cell fusion mechanisms. Trends Genet, 29(7): 427-437.

Andor N, Graham TA, Jansen M, et al. 2016. Pan-cancer analysis of the extent and consequences of intra-tumor heterogeneity. Nat Med, 22(1): 105-113.

Archetti M. 2013. Evolutionary game theory of growth factor production: implications for tumour heterogeneity and resistance to therapies. Br J Cancer, 109: 1056-1062.

Avilés-Jiménez F, Guogin Y, Torres-Poveda K, et al. 2017. On the search to elucidate the role of the microbiota in the genesis of cancer: the cases of gastrointestinal and cervical cancer. Arch Med Res, doi: 10.1016/j.arcmed. 2017. 11. 008.

Brown J S. 2016. Why Darwin would have loved evolutionary game theory. Proc R Soc B, doi: 10.1098/rspb. 2016. 0847.

Brukman NG, Uygur B, Podbilewicz B, et al. 2019. How cells fuse. J Cell Biol, 218(5): 1436-1451.

Chmiela M, Karwowska Z, Gonciarz W, et al. 2017. Host pathogen interactions in Helicobacter pylori related gastric cancer. World J Gastroenterol, 23(9): 1521-1540.

Clawson G. 2019. The fate of fusions. Cells, 8, 13.

Curtius K, Wright N A, Graham T A. 2018. An evolutionary perspective on field cancerization Nat Rev Cancer, 18(1): 19-32.

Davis A, Gao R, Navin N. 2017. Tumor evolution: linear, branching, neutral or punctuated? Biochim Biophys Acta, 1867(2): 151-161.

Dittmar T, Zanker KS. 2015. Tissue regeneration in the chronically inflamed tumor environment: implications for cell fusion driven tumor progression and therapy resistant tumor hybrid cells. Int J Mol Sci, 16, 30362-30381.

Gast CE, Silk AD, Zarour L, et al. 2018. Cell fusion potentiates tumor heterogeneity and reveals circulating hybrid cells that correlate with stage and survival. Sci. Adv. 2018; 4: eaat7828.

Gerlinger M, McGranahan N, Dewhurst S M, et al. 2014. Cancer: evolution within a lifetime. Annu Rev Genet, 48: 215-236.

Giancotti F G. 2013. Mechanisms governing metastatic dormancy and reactivation. Cell, 155: 750-764.

Greaves M. 2015. Evolutionary determinants of cancer. Cancer Discov, 5(8): 802-820.

Jewett A. 2018. Oncolytic viruses and immunity. Curr Opin Immunol, 51: 83-90.

Jewett A. 2018. Chemokines and cancer: new immune checkpoints for cancer therapy. Curr Opin Immunol, 51: 140-145.

Maley C C, Aktipis A, Graham T A, et al. 2017. Classifying the evolutionary and ecological features of neoplasms. Nature Rev Cancer, 17: 605-620.

Manjili M H. 2017. Tumor dormancy and relapse: from a natural byproduct of evolution to a disease state. Cancer Res, 77(10): 2564-2570.

McFarland C D, Mirny L A, Korolev K S. 2014. Tug-of-war between driver and passenger mutations in cancer and other adaptive processes. Proc Natl Acad Sci U S A, 111(42): 15138-15143.

McGranahan N, Swanton C. 2017. Clonal Heterogeneity and Tumor Evolution: Past, Present, and the Future. Cell, 168(4): 613-628.

Pacheco J M, Santos F C, Dingli D. 2014. The ecology of cancer from an evolutionary game theory perspective. Interface Focus, doi: 10.1098/rsfs. 2014. 0019.

Peltanova B, Raudenska M, & Masarik M. 2019. Effect of microenvironment on pathogenesis of the head and neck squamous cell carcinoma: a systematic review. Molecular Cancer, 18: 63.

Pencik J, Pham H T T, Schmoellerl J, et al. 2016. JAK-STAT signaling in cancer: from cytokines to non-coding genome. Cytokine, doi: 10.1016/j.cyto. 2016. 06. 017.

Song YH, Qi SL, Li LQ et al. 1988. Studies on micromegakaryocytes in myelodysplastic syndromes (MDS). Proc CAMS & PUMC, 3 (1): 33-39.

Swierniak A, Krzeslak M. 2016. Cancer heterogeneity and multilayer spatial evolutionary games. Biol Direct, 11: 53.

Soldati L, Renzo L D, Jirillo E, et al. 2018. The influence of diet on anti-cancer immune responsiveness. J Trans Med, 16: 75.

Takeda H, Takai A, Inuzuka T, et al. 2017. Genetic basis of hepatitis virus-associated hepatocellular carcinoma: linkage between infection, inflammation, and tumorigenesis. J Gastroenterol, 52 (1): 26-38.

Vaziri F, Tarashi S, Fateh A, et al. 2018. New insights of Helicobacter pylori host-pathogen interactions: The triangle of virulence factors, epigenetic modifications and non-coding RNSs. World J Clin Cases, 6 (5): 64-73.

Weiler J, Dittmar T. 2019. Cell fusion in human cancer: the dark matter hypothesis. Cells, 8, 132.

第七章　移植相关疾病

造血干细胞移植和器官移植已经广泛开展，成为恶性肿瘤和难治性疾病的治疗方法之一。从理论上讲移植治疗必须考虑异体移植导致的免疫反应和由此引发的系列问题，理想的方法是把患者自身的干细胞用组织工程的方法在体外培育出造血干细胞或器官给患者移植，可以避免免疫排斥引起的一系列排斥反应。可惜现在的科技还没有达到能在临床实践中应用这些技术的水平，现阶段的移植治疗主要是异体移植。为了对抗免疫排斥反应采用必需的免疫抑制措施，产生的医源性(iatrogenic)疾病主要是排斥反应和免疫低下引起的感染。表现为受者排斥移植物——可以导致移植失败，以及移植物抗宿主病——移植物对宿主的免疫反应引起的系列疾病。移植物抗宿主病在异基因造血干细胞移植后多发，在器官移植后少见，但是后果严重。由于移植后受者的免疫抑制状态，移植后感染在造血干细胞移植后和器官移植后都常见，也是当前移植相关的主要疾病。

第一节　移植物抗宿主病

宏进化过程中形成的免疫机制包括对异体的蛋白质、细胞、组织和器官的排斥反应。宿主抗移植物反应(host versus graft reaction，HVGR)是宿主对移植物的排斥反应；移植物抗宿主反应(graft versus host reaction，GVHR)是由移植物中的T淋巴细胞识别宿主抗原而发生的排斥反应。GVHR引起的疾病称为移植物抗宿主病(graft versus host disease，GVHD)。常见于接受骨髓移植后的患者，也可见于有大量淋巴组织的实质性器官移植受者，如胸腺、小肠和肝脏移植后，以及免疫缺陷患者接受大量输血时。发生排斥反应的主要原因是宿主与移植物之间的组织相容性抗原(人类主要组织相容性抗原称为HLA)配型不合，同时移植物中含有足够数量的免疫细胞，而宿主处于免疫无能或免疫功能严重缺损的状态。

一、移植物抗宿主病——供体T细胞攻击宿主引起的疾病

免疫机制的核心是认同"自我"，所以自身组织移植不产生排斥反应。纯系动物有相同的基因型可以互相移植而不排斥。人类只有同卵双胎的组织、器官有完全相同的基因型可以互相移植而不排斥，在现实生活中是极少数的。移植物抗宿主病是移植后供者的T细胞在受者体内发生的免疫反应，短期内产生大量的细胞因子(称为"细胞因子风暴")导致对受者抗原的排斥反应，对受者的靶细胞(以

皮肤、肝脏及肠道为主)进行细胞毒攻击,最常见的症状是皮肤充血和斑丘疹及顽固性腹泻。根据移植物抗宿主病在移植后发生的时间分为急性和慢性两大类,100天内发生者称为急性移植物抗宿主病(aGVHD),100天后发生者称为慢性移植物抗宿主病(cGVHD)。

二、急性移植物抗宿主病

异基因造血干细胞移植已用于治疗多种恶性和非恶性的难治性疾病,有较好的疗效。但是,异基因造血干细胞移植后多发的急性移植物抗宿主病可以导致深度的免疫失调和器官功能失调,是仅次于旧病复发的死亡原因。随着人类白细胞抗原(HLA)配型技术的改进,较低毒性的治疗规程及良好的护理,对于有些疾病有良好的疗效。现阶段,急性移植物抗宿主病仍然是异基因造血干细胞移植的主要并发症,在实体器官移植后少见。

急性移植物抗宿主病大多发生在移植后20~40天。将受累器官的病变程度从轻到重分为Ⅰ、Ⅱ、Ⅲ、Ⅳ度(或级)。仅有皮肤受累者不危及生命,如累及内脏,出现重度黄疸、顽固性腹泻、血便和肠绞痛,有严重全身症状者预后不良。供者和受者HLA配型的不合位点越多,发生移植物抗宿主病的可能性越大。经产妇、多次受孕、病毒感染者提供的移植物容易诱发移植物抗宿主病,供者的年龄越大,病毒感染发生率越高,反应程度越重;受者移植前反复输血会增加罹患移植物抗宿主病的风险。

慢性移植物抗宿主病的临床表现类似于自身免疫病,有一个或多个脏器的症状,通常起始症状出现在口腔黏膜,或伴有另一器官(如皮、肌、肺、肠、肝、关节、肾、心、神经等)的症状。急性移植物抗宿主病的早期症状类似于病毒感染或药物反应,临床表现包括特异性的皮肤、肝脏和胃肠道的功能紊乱和病损,有不同程度的皮疹、腹泻和黄疸。按照发病时期、症状和体征可以将急性移植物抗宿主病进行更细的分期(表7-1)。

表7-1 急性移植物抗宿主病分期

器官	0期	1期	2期	3期	4期
皮肤	无皮疹	皮疹<25%	25%~50%	>50%红疹	皮疹更多,脱落
肠道(腹泻)	<10mL/kg	10~19.9mL/kg	20~30mL/kg	>30mL/kg	腹痛,肠梗阻便血
上消化道	—	严重恶心呕吐	—	—	—
肝(胆红素)	≤2mg/dL	2.1~3mg/dL	3.1~6mg/dL	6.1~15mg/dL	>15mg/dL

近年来的临床和实验研究已经基本阐明了急性移植物抗宿主病的发病机制是炎症样并发症。发生急性移植物抗宿主病有3个必需的条件:①移植物含有足够多的免疫活性细胞;②必须有HLA型别不匹配;③宿主缺乏对抗这一过程的免疫

反应。炎症样反应始于宿主抗原递呈细胞(APC)被受损组织表达的危险相关分子模式(DAMP)和/或病原相关分子模式(PAMP)激活，活化的宿主 APC 将宿主抗原递呈给供体 T 细胞，进而导致同种异基因反应 T 细胞增殖和大量的炎症细胞因子释放，募集和诱导免疫效应细胞增殖形成循环反应。次要组织相容性抗原(minor histocompability antigen，miHA)、杀伤性免疫球蛋白样受体(killer immunoglobulin-like receptor，KIR)不匹配也影响移植物抗宿主病的发生、发展。

　　急性移植物抗宿主病分为起始相、效应相和治疗相 3 个连续的时相。细胞因子风暴的发生导致宿主抗原递呈细胞(APC)的活化，将抗原递呈给宿主 T 细胞再增加细胞因子反应，循环加重反应。宿主 APC 活化的同时还募集效应细胞启动后续时相的进行(图 7-1)。

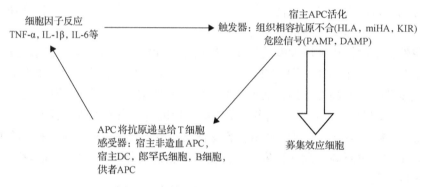

图 7-1　急性移植物抗宿主病的起始相

　　急性移植物抗宿主病起始相的循环导致被感受器募集和激活的供者 T 细胞归巢次级淋巴器官(淋巴结及胃肠道和肺的黏膜下淋巴组织)增殖，进入淋巴细胞交流、扩增的效应相和治疗相(图 7-2 和图 7-3)。

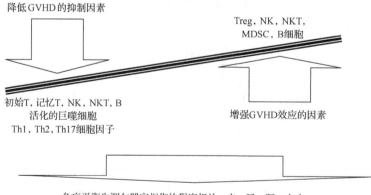

图 7-2　急性移植物抗宿主病的淋巴细胞交流、扩增和效应相

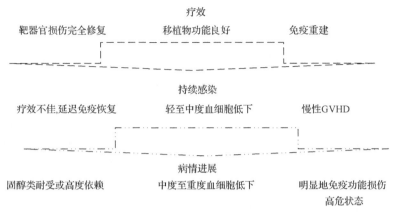

图 7-3 急性移植物抗宿主病的治疗相

三、慢性移植物抗宿主病

慢性移植物抗宿主病(cGVHD)是造血干细胞移植后长生存期患者的重要死因，约占 1/4。cGVHD 发生在移植 100 天后至 1 年半，少数患者在移植 2 年后发病。发生率随移植物来源不同而异(20%～70%)。影响因素除 HLA 匹配性外，还包括供者与受者的年龄和性别匹配，多产妇供者、GVHD 的预防措施和移植程序等。

口腔干燥是 cGVHD 最早出现的常见症状，伴口腔疼痛或口腔黏膜苔藓样变。皮肤受累早期呈扁平苔藓样皮损或多边形丘疹，严重者呈泛发性皮损。晚期皮肤色泽变深、萎缩及纤维化，类似硬皮病，可以影响关节活动，导致关节挛缩畸变。眼部受累表现为干眼症。肝脏累及表现为黄疸，肝坏死或肝硬化。食管病变可引起吞咽困难和疼痛，影响支气管及肺，可以导致肺功能减退及呼吸困难。如果伴有免疫功能低下，可频发感染，血小板持续减少而出血。

随着 HLA 不匹配、无亲缘关系和 G-CSF 动员外周血干细胞移植病例的增多和年长患者增多，致使慢性移植物抗宿主病发病率增高，已经成为移植后的主要并发症和非复发死亡的重要原因。除了类固醇激素，有效的治疗选项有限，防治研究是当务之急。急性移植物抗宿主病的发病机制已基本阐明，慢性移植物抗宿主病的发病机制则更为复杂，不同患者有不同的遗传背景和治疗经历，有不尽相同的发病机制，有待深入研究阐明。

近 5 年来根据小鼠实验模型和临床研究得到初步认识：cGVHD 始于初始 T 细胞，分化为炎性 T-辅助 17/T 细胞毒 17 和 T 滤泡辅助细胞，随之发生胸腺损伤和外周供体抗原递呈的损伤，导致 T 细胞和 B 细胞的异常激活和分化，伴随分泌抗体细胞的产生，引起异基因抗体与受者多形核细胞抗原结合或自身抗体与供体及受者非多形核细胞抗原的结合；异基因抗体与供体依赖 CSF-1 的巨噬细胞协同诱导 TGF-β 高表达，在靶组织导致硬皮病样病变。

研究者试图从发病机制中找出治疗移植物抗宿主病的靶标和诊断标志物。已经阐明的移植物抗宿主病的细胞和分子介质有：干细胞移植物中所含的初始 T 细胞及其前体都与 cGVHD 的发病有关；成熟的供体 T 细胞破坏胸腺影响免疫重建，胸腺功能受损使自反应和异反应 T 细胞向 Th17/Tc17 极化；aGVHD 时供体树突细胞的抗原递呈功能受挫，降低扩增和维护 Treg 的能力；T 滤泡辅助细胞产生的 IL-21 与 BAFF 一起重建有利于异常 B 细胞扩增的环境；多功能的 Th17/Tc17 产生多种促炎症因子(GM-CSF、IL-22、IL-13 和 IFN-γ)导致组织巨噬细胞向 M2 分化；浆细胞产生的抗体结合巨噬细胞的 Fc 受体，促进其极化，并分泌 TGF-β 激活成纤维细胞生成胶原。其中外周血 BAFF、BAFF 和 B 细胞比率、CXCL9、TGF-β 等可能作为 cGVHD 的临床检测标志物(表 7-2)。

表 7-2　慢性移植物抗宿主病中的免疫细胞型别和功能

细胞类型	亚型	关键细胞因子或标志	与疾病关系
CD4⁺T 细胞	Th1	IFN-γ，TNF-α	促炎症，在 aGVHD 中起重要作用，在 cGVHD 中的作用不明
	Th2	IL-4，IL-13	刺激抗体产生，在 cGVHD 中的作用不明
	Th17	IL-17，IL-21，IL-22，TNF-α	促炎症，IL-17 水平与疾病程度相关，IL-17 引起皮和肺硬皮病
	Treg	TGF-β	主要在胸腺产生，抑制自身反应 T 细胞，cGVHD 呈低 Treg，伴胸腺损伤
	T 滤泡辅助细胞	CCR5，PD-1，ICOS	促使异常 B 细胞成熟为长生存活化的浆细胞并分泌 IgG
CD8⁺T 细胞		CXCL9，CXCL10	介导移植物的抗肿瘤效应，cGVHD 患者的血清 CXCL9 升高
B 细胞(总)		BAFF 和 B 细胞比率升高，血清 BAFF 水平升高	在活跃的 cGVHD 病例降低，剩余的 B 细胞耐受凋亡
初始和转移的 B 细胞		CD19	在活跃的 cGVHD 病例降低
记忆 B 细胞(总)		CD19，CD27	在活跃的 cGVHD 病例降低；用于细菌或机遇性感染
调节性 B 细胞		IL-10	在活跃的 cGVHD 病例降低；用于维持耐受和防止自身免疫
浆细胞		CD27，CD38	在活跃的 cGVHD 病例升高；分泌免疫球蛋白，耐受凋亡

注：cGVHD.慢性移植物抗宿主病；BAFF.B 细胞激活因子；CD.分化抗原分子簇；CCR.趋化因子(CC)受体；CXCL.趋化因子(CXC)配体；ICOS.可诱导的 T 细胞辅助刺激因子；PD-1.程序性细胞死亡-1

第二节　移植后感染

一、移植后感染概况

虽然医疗技术取得了很大的进步，感染性并发症仍然是移植后主要的难题之一，尤其在异基因造血干细胞移植后的早期，即免疫重建之前的这段时期内，感染是移植失败和死亡的主要原因之一。最近 Slade 等(2017)报道了 104 例单倍体相合的外周血干细胞移植后的感染情况，结果显示：89%的患者至少有一次感染；72%的患者有病毒感染(多数为人类巨细胞病毒 HCMV)；62%的患者有细菌感染(主要是肠道细菌)；6%的患者有侵袭性真菌感染；感染患者的中数感染时间为 24天。在外周血单倍体造血干细胞移植后巨细胞病毒感染最高发，有部分(15%)发展为巨细胞病毒病。综合相关文献造血干细胞移植后免疫缺陷和感染性并发症的时间流程如图 7-4 所示。

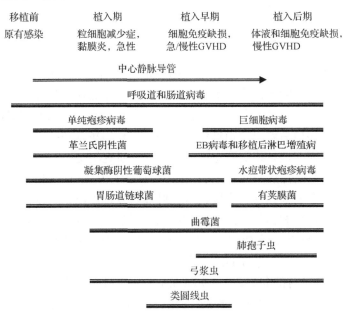

图 7-4　造血干细胞移植后免疫缺陷和感染性并发症的时间流程

　　血流感染是器官移植后最常见的感染，发病率：心脏移植后 3%～33%；肝脏移植后 10%～52%；肺移植后 6%～25%；胰腺移植后 6%～44%；肾移植后 2.5%～11%。伴发休克者死亡率可达 50%。影响血行感染的因素很多，首先取决于供者和受者移植前后的状态；还与移植器官的部位和类型有关。例如，供者有隐性感染或受者有糖尿病都会增加血行感染的概率。此外，如手术后插管引流时间过长、受者年龄超过 55 岁等也是增加血行感染的危险因素(图 7-4)。

　　由于肝胆系统外科手术的复杂性，肝移植后容易发生移植后感染，移植后的前两个月感染影响患者和移植物的存活。移植后的第一个月感染往往与手术有关，可以发生在切口、导管引流处、腹腔深部，也可以出现肺炎、菌血症、尿道感染等。以细菌感染最多见，也有真菌或病毒感染。移植后第 2 个月至第 6 个月可以发生随机性感染，取决于护理等环境因素和免疫抑制的程度，这个阶段多见病毒感染，包括隐性感染病毒的激活。

随着抗生素和医疗技术的迅速发展，移植后的细菌感染原则上可以解决，但是，实际情况难度较大，多药耐药菌迅速出现和传播，已作为重要课题研究(详见第五章第二节)。移植后的病毒感染尚无切实有效的对策，有待深入研究。

巨细胞病毒感染是造血干细胞移植后最多发的病毒感染。采用对测出巨细胞病毒阳性的患者进行抢先治疗后，减少了发病率。但是突发性的巨细胞病毒感染导致的巨细胞病毒病和抗巨细胞病毒药物的毒性仍然是难题，在造血和免疫重建之前困扰着患者，影响预后，有待研究解决。

二、移植后淋巴增殖性疾病

移植后淋巴增殖性疾病(post-transplantation lymphoproliferative disorder，PTLD)是移植后发生的淋巴瘤。最初报道时认为是罕见病，后续研究表明此类移植后疾病并不少见，尤其在单倍体移植后发病率相当高，引起研究者的关注。近年来的研究表明移植后淋巴增殖性疾病反映了移植后机体免疫系统和整体组织的复杂状态，有重要的理论和实际意义，应该深入研究阐明。

移植后淋巴增殖性疾病的临床表现是异质性的，从无症状到暴发性发展不等，转归也不一致，有的导致移植失败，有的肿瘤自发性溶解，有的伴有感染甚至脓毒症。PTLD往往在淋巴结外生长，容易在胃肠道、移植物和中枢神经系统出现。PTLD的组织病理分为6个亚型：3个非破坏型(浆细胞增生型、传染性单核细胞增多症型和增殖滤泡肥大型)PTLD，多形性PTLD，单形性PTLD和霍奇金淋巴瘤型PTLD。几乎所有的非破坏型、90%以上的多形性及霍奇金淋巴瘤型及半数单形性的病例伴有EB病毒(EBV)感染。EBV阳性的PTLD通常是非生发中心B细胞型，EBV阴性的PTLD通常是生发中心B细胞型(表7-3)。

表 7-3　移植后淋巴增殖性疾病的危险因素

	器官移植	异基因造血干细胞移植
已确定因素		
	移植器官类型相对危险性	供体或提供方式影响发病率
	多个器官和小肠：239.5	单倍体相合：≤20%
	肺：58.6	无关供者：4%~10%
	胰腺：34.9	脐血：4%~5%
	肝脏：29.9	不匹配
	心脏：27.6	
	肾脏：12.6	

续表

	器官移植	异基因造血干细胞移植
相关因素		
	潜在的基础病	潜在的基础病
	丙型肝炎	原发性免疫缺陷
	囊性纤维化	霍奇金淋巴瘤
	自身免疫性肝炎	脾切除
	非病毒感染	非病毒感染
	供体年老、受者年轻	
	细胞因子基因多态性	

三、人类疱疹病毒隐性感染的激活

PTLD 与 EB 病毒感染的关系成为 PTLD 防治的核心课题。初始研究认为 PTLD 就是由 EBV 驱驭的，近半个世纪以来对 EB 病毒分子生物学的深入研究表明 EBV 阳性 PTLD 病例的发病机制颇为复杂，还需深入研究阐明（表 7-4）。

表 7-4 EB 病毒隐性感染时编码基因的功能和作用

基因	基因产物	功能和作用
BKRF1	EBNA-1	EB 病毒的核抗原。激活病毒隐性基因和宿主基因；操纵病毒基因组的复制、隔离和持续；参与 p53 的降解和致癌机制；维持病毒基因组
BKRF1	EBNA-2	激活细胞转化所需的病毒和细胞基因的转录；是 EBV 介导的 B 细胞转化的关键
BLF3-BERF1	EBNA-3A	EBNA-2 的一个共激活因子，下调 cMyc 转录和阻滞 EBNA-2 的激活效应；诱导 CDKN2 和趋化因子；是 EBV 介导的 B 细胞转化的基础
BERF2 α-BERF2 β	EBNA-3B	EBNA-2 的一个共激活因子；病毒的肿瘤抑制物，敲除后导致 DLBCL 样肿瘤；上调 CXCL10
BERF3-BERF4	EBNA-3C	克服 EBV 感染引起的 DNA 损伤反应；促进细胞增殖；诱导 G1 期休止；是 EBV 介导的 B 细胞转化的基础
BWRF1	EBNA-LP	共转录激活 EBNA-2 依赖的病毒和细胞基因转录；是 EBV 介导的 B 细胞转化的基础
BNLF1	LMP-1	隐性膜抗原。模拟 CD40 的组成性激活 NF-κB，JNK 和 p38 途径；是 EBV 介导的 B 细胞转化的关键
BARF1/BNRF1	LMP-2A	组成性激活 ERK/MAPK 途径；阻滞抗原依赖的 BCR 信号途径；诱导 B 细胞淋巴瘤在转基因状态；体外 B 淋巴细胞转化中不是必需的
BCRF1	EBER1，EBER2	EB 病毒编码的 RNA。调节蛋白激酶活性；增加集落形成和诱导细胞生长；赋予细胞抵抗依赖 PKR 的凋亡；诱导细胞因子和改变固有免疫反应；参与 EBV 的致癌机制等

EB 病毒在人群中广泛传播，主要以隐性感染模式存在，而且有多种不同的感

染模式，增加了问题的复杂性，同时也解释了 EB 病毒感染临床表现的多样性和复杂性（表 7-5）。

表 7-5　EB 病毒隐性感染的主要模式作用

感染模式	EBERs	EBNA-1	LMP-1	LMP-2	EBNA-2	EBNA-3	疾病
1 型	+	+	–	–	–	–	Burkitt 淋巴瘤，原发性渗出性淋巴瘤
2 型	+	+	+	+	–	–	鼻咽癌，霍奇金淋巴瘤，外周 T 细胞淋巴瘤
3 型	+	+	+	+	+	+	移植后淋巴增殖性疾病，传染性单核细胞增多症
其他	+	+/–	–	+	–	–	健康带毒

近十年来的临床研究表明半数器官移植后的 PTLD 病例与 EBV 无关。对 EBV 阴性的 PTLD 病例的发病学知之甚少，有人假设这些病例是由于某种原因导致 EBV 在初始感染后消失，称为"打了就跑（hit and run）"假设。也有人假设由于某种未知病毒感染，包括其他的人类疱疹病毒感染所致。因为隐性的人类疱疹病毒感染在人群中普遍存在，广泛传播。笔者实验室建立的 J6-1 细胞系就是源自霍奇金淋巴瘤发展为急性白血病患者的骨髓和外周血，该细胞系早期有人类疱疹病毒-6（HHV-6）颗粒，随着传代次数增加，病毒颗粒消失，但是有很强的 EBV 和 HHV-6 病毒抗原反应，提示这两种病毒与肿瘤性状的相关性。

近年来的临床研究表明，约半数异基因造血干细胞移植的患者有 HHV-6 的激活，可以出现脑炎症状和移植滞后。HHV-6 病毒血症可能与急性移植物抗宿主病相关，但是不引起慢性移植物抗宿主病。与其他人类疱疹病毒类似，HHV-6 有广泛的组织嗜性，可以在脑、扁桃体、唾液腺、肾脏、肝脏、淋巴结和内皮细胞及单核/巨噬细胞及骨髓的造血前体细胞和中枢神经系统的细胞中长期潜伏感染。体外实验表明 HHV-6 最易在激活的 $CD4^+T$ 淋巴细胞中复制，经过适应可以在一些细胞系中增殖，也能体外感染成纤维细胞、自然杀伤细胞、肝细胞、上皮细胞、内皮细胞、星状细胞、寡突细胞和小胶质细胞。

人类疱疹病毒是近半个世纪人类肿瘤病毒的研究重点之一，全球有多个国家的知名实验室围绕着 EB 病毒进行深入研究，相继发现了 HHV-6、HHV-7、HHV-8 新型人类疱疹病毒，并发现 HHV-6 有 A 和 B 两型，以及 HHV-6 基因组可以整合在人类染色体上随细胞分裂纵向传播，其致癌性有待深入研究。HHV-8 是从 Kaposi 肉瘤分离出，作为肿瘤病毒深入研究。HHV-7 见于婴儿玫瑰疹的报道，笔者实验室曾发现一例晚期白血病患者骨髓有 HHV-7 的 DNA。这些新型人类疱疹病毒与 PTLD 的关系有待阐明（表 7-6）。

表 7-6　人类疱疹病毒概况

名称	基因组(kb)	靶细胞	细胞病变	潜伏组织	临床相	传播途径	阳性率(%)
α 疱疹病毒组：短增殖周期							
HHV-1 (HSV-1)	152	黏膜上皮 (口，肛为主)	溶细胞	神经节	口，生殖道疱疹	密切接触，性传播	50～90
HHV-2 (HSV-2)	155	黏膜上皮 (生殖道为主)	溶细胞	神经节	口，生殖道疱疹	密切接触，性传播	20～60
HHV-3 (VZV)	125	黏膜上皮，T 细胞，血管	溶细胞	神经节	水痘(儿童)，带状疱疹(成人)，心，脑卒中	密切接触，呼吸道	50～95
β 疱疹病毒组：长增殖周期							
HHV-5 (HCMV)	235	血管内皮等	包涵体，巨细胞	单核细胞，上皮组织	多器官损伤	呼吸道，密切接触	40～100
HHV-6 (-6A,-6B)	168～170	上皮，淋巴，成纤维细胞等	溶细胞?	T 细胞	婴儿玫瑰疹	唾液	60～100
HHV-7	145	上皮，淋巴，成纤维细胞等	?	T 细胞	婴儿玫瑰疹	哺乳，唾液	40～100
γ 疱疹病毒组：变动的增殖周期							
HHV-4 (EBV)	172	黏膜上皮，B 细胞	细胞转化	B 细胞	IM，淋巴瘤，鼻咽癌等	唾液	80～100
HHV-8 (KSHV)	145	B 细胞，内皮细胞	?	B 细胞，内皮细胞	Kaposi 肉瘤，PEL，MCD	唾液，性传播	2～50*

注：IM.传染性单核细胞增多症；HHV.人类疱疹病毒；HSV.单纯疱疹病毒；VZV.水痘带状疱疹病毒；HCMV.人类巨细胞病毒；EBV.Epstein-Barr 病毒；KSHV.Kaposi 肉瘤疱疹病毒；PEL.原发性渗出性淋巴瘤；MCD.多中心 Castleman 氏症（多中心血管滤泡增生）。

*HHV-8 的分布有明显的地域性：非洲撒哈拉以南 50% 以上阳性，地中海国家 20%～30%，欧亚美洲<10%

　　HHV-6 在婴幼儿初始感染时可引起多种疾病，正常成人以隐性感染为主，免疫抑制时可以激活或再感染，导致多种疾病(表 7-7)。J6-1 细胞系的后续研究表明

表 7-7　HHV-6 感染引起的或相关的综合征和疾病

HHV-6 感染阶段	疾状或综合征	可能有关的疾状或综合征
先天性初始感染（母亲 ciHHV-6 胎盘传递）		中枢神经系统发育缺陷 噬血细胞综合征
婴幼儿初始感染 (6 个月至 2 岁)	多数无症状，10%～20%呈婴儿玫瑰疹，发烧伴有轻度胃肠道和呼吸道症状 少见：肝炎，胃肠炎，结肠炎，心肌炎，血小板减少，传染性单核细胞增多症样综合征，脑炎，脑膜脑炎	颞叶癫痫
再活化或再感染（免疫抑制患者，30%～70%HSCT）	常见：无症状或发烧，皮疹，血小板减少，白细胞减少，贫血，抑制造血 少见：脑炎，谵妄 肝炎，肺炎，心肌炎，视网膜炎，药物诱导的过敏综合征	胃肠炎，结肠炎，移植延迟，GVHD 颞叶癫痫
隐性感染或再活化（有免疫功能患者）		多发性硬化 桥本氏甲状腺炎 心肌炎，心肌病 白血病，淋巴瘤，慢性先天性特发性风疹，慢性成人 ITP

HHV-6 可以诱导产生膜结合型 M-CSF，增强白血病细胞的恶性程度。随着细胞传代 HHV-6 病毒颗粒消失，病毒核酸和抗原仍然存在，呈隐性感染状态。

　　人类可以终身隐性感染 HHV-6。研究表明有约 1% 的感染者，HHV-6 可以通过共价键整合在染色体端粒上(chromosomally integrated human herpesvirus 6, ciHHV-6)形成持续感染。许多活动性 HHV-6 感染与初始感染、再激活或外源性再感染一样，都可以没有明显的临床症状。HHV-6 是条件性致病病原，往往在免疫抑制者呈现致病作用，可以引起严重的疾病，有文献报道在造血干细胞移植、器官移植和获得性免疫缺陷综合征患者中引起中枢神经系统、骨髓、肺、消化道、皮肤和肝脏的严重疾病。ciHHV-6 可以整合在不同染色体的端粒上，不仅在体细胞，也可以在生殖细胞上，导致纵向传播，后代的每个细胞都可以携带 ciHHV-6。整合意味着病毒基因组的潜伏，是 HHV-6 的独特性状。近年来的研究表明 ciHHV-6 可以从染色体脱落和再激活导致疾病发生。已有的资料表明：健康人群 ciHHV-6 的检出频率低于 1%，淋巴瘤、白血病患者的检出频率可高达 13%，携带 ciHHV-6 的移植患者易患移植物抗宿主病和细菌感染。ciHHV-6 通过生殖细胞按照孟德尔遗传定律传递，可以在每个有核细胞上出现，在采用 PCR 法检测全血的 HHV-6 $\geqslant 5.5\log_{10}$copies/mL 时，表明高丰度存在，提示可能有 ciHHV-6。由于 ciHHV-6 可在体外被激活，检查体外细胞培养标本时，仅用 PCR 单项指标可能导致某些阴性病例被误诊为 HHV-6 再激活病例，需要用其他方法复查。

　　疱疹病毒在宿主体内持续存在是由于能在隐性感染与溶细胞感染两种模式间转换。隐性感染时病毒基因表达受限，仅有少数病毒蛋白表达，甚至没有病毒蛋白表达，使病毒能逃避免疫系统的监视。隐性感染的病毒保留了再激活进入溶细胞感染生活周期的能力，包括顺序表达病毒蛋白的能力。溶细胞感染时病毒基因组扩增组装成病毒颗粒，能在细胞间和宿主间传播。在此过程中疱疹病毒产生的 miRNA 和细胞的 miRNA 在隐性感染的不同阶段起重要作用，形成错综复杂的 miRNA 调节网络，导致临床表现的多样性和难预测性(图 7-5 和图 7-6)。

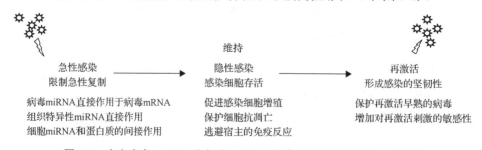

图 7-5　疱疹病毒 miRNA 和细胞 miRNA 在隐性感染不同阶段中的作用

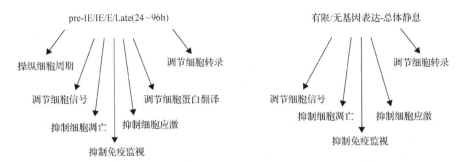

图 7-6　HCMV 隐性感染和溶细胞感染宿主细胞的表现

感染性心内膜炎(IE)的溶细胞过程为 24～96h。由于表皮生长因子受体(EGFR)结构的不同可以形成隐性感染

已有的研究资料表明在人类巨细胞病毒(HCMV)溶细胞感染过程中有细胞代谢、转录、翻译、细胞周期和信号转导的改变，细胞应激、细胞凋亡和免疫监视受到抑制。在隐性感染期间虽然总体表现静息，实际上有限的基因表达仍然能够改变细胞转录和信号转导，抑制细胞应激和凋亡，抑制宿主的免疫机制(图 7-6)。近年来的研究进展表明溶细胞作用不仅抑制细胞凋亡还诱导焦亡(pyroptosis)或坏死性凋亡(necroptosis)，可以引起炎症反应或病态造血，有待深入研究。

(吴克复)

参 考 文 献

吴克复, 郑国光, 马小彤, 等. 2017. 人类疱疹病毒 6 型的再激活及其临床意义. 白血病·淋巴瘤, 26 (5): 257-260.

吴克复, 马小彤, 郑国光, 等. 2018. 疱疹病毒隐性感染的机制及意义. 白血病·淋巴瘤, 27 (5): 257-261.

Ali A M, DiPersio J F, Schrouder M A. 2016. The role of biomarkers in the diagnosis and risk stratification of acute graft vs. host disease (aGvHD): a systematic review. Biol Blood Marrow Transplant, 22 (9): 1552-1564.

Bae S, Jung J, Kim S M, et al. 2018. The detailed kinetics of cytomegalovirus-specific T cell responses after hematopoietic stem cell transplantation: 1 year follow-up data. Immune Netw, 18 (2): e2.

Dierickx D, Habermann T M. 2018. Post-transplantation lymphoproliferative disorders in adults. N Engl J Med, 378 (6): 549-562.

Eliassen E, Krueger G, Luppi M, et al. 2018. Lymphoproliferative syndromes associated with human herpesvirus-6A and human herpesvirus-6B. Mediterr I Hematol Infect Dis, 10 (1): e2018035.

Facchin F, Bianconi E, Canaider S, et al. 2018. Tissue regeneration without stem cell transplantation: self-healing potential from ancestral chemistry and physical energies. Hindawi Stem Cell Internat.

Fiuza-Luces C, Simpson R J, Ramirez M, et al. 2016. Physical function and quality of life in patients with chronic graft-versus-host-disease: a summary of preclinical and clinical studies and a cell for exercise intervention trials in patients. Bone Marrow Transplant, 51 (1): 13-26.

Ghimire S, Weber D, Mavin E, et al. 2017. Pathophysiology of GvHD and other HSCT-related major complications. Front. Immunol, 8:79.

Holtan S G, Pasquini M, Weisdorf D J. 2014. Acute graft-versus-host disease: a bench-to-bedside update. Blood, 124: 363-373.

Kim S I. 2014. Bacterial infection after liver transplantation. World J Gastroenterol, 20 (20) : 6211-6220.

Kritikos A, Manuel O. 2016. Bloodstream infections after solid-organ transplantation.doi.org/10.1080/21505594.2016. 1139279.

MacDonald K P A, Hill G R, Blazar B R. 2017. Chronic graft-versus-host disease: biological insights from preclinical and clinical studies. Blood, 129 (1) : 13-21.

Nassereddine S, Rafei H, Elbahesh E, et al. 2017. Acute graft versus host disease: a comprehensive review. Anticancer Res, 37 (4) : 1547-1555.

Presland R B. 2016. Biology of chronic graft-vs-host disease: immune mechanisms and progress in biomarker discovery. World J Transplant, 6 (4) : 608-619.

Slade M, Goldsmith S, Romee R, et al. 2017. Epidemiology of infections following haploidentical peripheral blood hematopoietic cell transplantation. Trnspl Infect Dis, 19 (1) : doi:10:1111/ tid.12629.

Solano C, Mateo E M, Pérez A, et al. 2017. Epstein-Barr virus DNA load kinetics analysis in allogeneic hematopoietic stem cell transplant recipients: Is it of any clinical usefulness?J Clin Virol, 97: 26-32.

Ullmann A J, Schmidt-Hieber M, Bertz H, et al. 2016. Infectious diseases in allogeneic haematopoietic stem cell transplantation: prevention and prophylaxis strategy guidelines. Ann Hematol, 95: 1435-1455.

Winestone L E , Punn R, Tamaresis J S, et al. 2018. High human herpesvirus 6 viral load in pediatric allogeneic hematopoietic stem cell transplant patients is associated with detection in end organs and high mortality. Pediatr Transplant, 22 (2) : doi: 10.1111/petr.13084.

附录　营养学概要

人类需要不断地摄取食物，从中获得生命活动所需的营养物质，这些营养物质称为"营养素"，包括碳水化合物、脂类、蛋白质、矿物质、维生素和水 6 大类。碳水化合物、脂类和蛋白质需要量多，在膳食中所占的比重大，称为"宏量营养素"，因经体内代谢后可释放能量，又称"产能营养素"或能源物质；矿物质和维生素需要量较少，在膳食中所占比重小，称为"微量营养素"。矿物质中有 7 种在人体内含量较多，叫作"常量元素"；有 8 种在人体内含量较少，称"微量元素"。

有些营养素不能在体内合成，必须从食物中获得，称为"必需营养素"。包括 9 种氨基酸：异亮氨酸、亮氨酸、赖氨酸、蛋氨酸、苯丙氨酸、苏氨酸、色氨酸、缬氨酸、组氨酸；2 种脂肪酸：亚油酸、α-亚麻酸；碳水化合物；7 种常量元素：钾、钠、钙、镁、硫、磷、氯；8 种微量元素：铁、碘、锌、硒、铜、铬、钼、钴；14 种维生素：维生素 A、维生素 D、维生素 E、维生素 K、维生素 B_1、维生素 B_2、维生素 B_6、维生素 C、烟酸、泛酸、叶酸、维生素 B_{12}、胆碱、生物素；加上水和氧(空气)，共计 42 种营养素。

营养素在体内的作用有三方面：①供给生活、劳动和组织细胞功能所需的能量；②提供人体的"建筑材料"，用以构成和修补身体组织；③提供、构成体内各种调节物质，用以调节机体的生理功能。营养素是健康的物质基础。

第一节　能 量 平 衡

能量以多种形式存在。蛋白质、脂类和碳水化合物经体内氧化可以释放能量，称为"产能营养素(calorigenic nutrients)"。这三大产能营养素经消化转变成可吸收的小分子物质被吸收入血流，这些小分子物质一方面经过合成代谢构成机体成分或更新衰老的组织；另一方面经过分解代谢释放出所蕴藏的化学能。这些化学能经过转化成为生命活动过程中所需能量的来源，所以分解代谢是放能反应，而合成代谢则需要供给能量，是吸能反应。机体在物质代谢过程中伴随的能量释放、转移和利用构成了整个能量代谢过程。人体每日能量的消耗主要由基础代谢、体力活动和食物热效应构成。能量平衡不但受外界环境因素的影响，也受到内环境因素(如多种细胞因子、受体、激素以及神经-体液系统等)的影响，能量平衡是保持健康的基础。

一、能量单位

能量单位是焦耳(Joule，J)或卡(calorie, cal)。1kcal 定义为 1000g 纯水的温度由 15℃ 上升到 16℃ 所需要的能量。1 焦耳(J)是指用 1 牛顿(N)力把 1kg 物体移动 1m 所需要的能量。两种能量单位的换算如下：

$$1kcal=4.184kJ \qquad\qquad 1kJ=0.239kcal；$$

二、能量来源分配

三类产能营养素在体内都有其特殊的生理功能并且相互影响，如碳水化合物与脂肪能够相互转化，减少蛋白质消耗。三者在总能量供给中应该有恰当的比例。根据我国的饮食特点，中国营养学会建议碳水化合物供给的能量占总能量的 55%～65%，脂肪占 20%～30%，蛋白质占 10%～15%。年龄越小，蛋白质及脂肪占的比例越大。成人脂肪摄入量一般不宜超过总能量的 30%。

三、能量消耗

人体的能量消耗主要用于维持基础代谢、体力活动和食物热效应；孕妇还包括子宫、乳房、胎盘、胎儿的生长以及体脂储备；哺乳期妇女需要合成乳汁；儿童、青少年应包括生长发育的能量需要；创伤病人康复期间能量需求也增加。理想的能量平衡状态是摄入量等于消耗量。

(一)基础代谢

基础代谢(basal metabolism，BM)是指人体维持生命所需的最低能量消耗，即在 18～25℃ 环境条件下，禁食 12 小时后(一般在清晨)，静卧、清醒时的能量消耗。单位时间内的基础代谢，称为基础代谢率(basal metabolic rate，BMR)。单位为：$kJ/(m^2 \cdot h)$ 或 $kcal/(m^2 \cdot h)$。基础代谢消耗的能量可根据体表面积或体重和基础代谢率计算(表 1)。

表 1　中国人正常基础代谢率　　　　　　　　　[单位：$kJ/(m^2 \cdot h)$]

性别	11～15 岁	16～17 岁	18～19 岁	20～30 岁	31～40 岁	41～50 岁	>51 岁
男	195.5(46.7)	193.4(46.2)	166.2(39.7)	157.8(37.9)	158.7(37.7)	154.1(36.8)	149.1(35.6)
女	172.5(41.2)	181.7(43.4)	154.1(36.8)	146.5(35.1)	146.4(35.0)	142.4(34.0)	138.6(33.1)

注：()内数值单位为 $kcal/(m^2 \cdot h)$。

测定基础代谢率比较复杂，可用静息代谢率(resting metabolism rate，RMR)代替。静息代谢是与基础代谢接近的代谢状态，在测定时仅需禁食 4h。RMR 一般占总能量消耗的(60%~75%)，RMR 的值略高于 BMR，相差约 10%(表 2)。

表 2　人体 24 小时静息代谢参考值　　　　　　　(单位：kcal)

年龄(岁)	体重								
	40kg	50kg	57kg	64kg	70kg	77kg	84kg	91kg	100kg
男性									
10~	1351	1526	1648	1771	1876	1998	2121	2243	2401
18~	1291	1444	1551	1658	1750	1857	1964	2071	2209
30~	1343	1459	1540	1621	1691	1772	1853	1935	3039
60~	1027	1162	1256	1351	1423	1526	1621	1716	1837
女性									
10~	1234	1356	1441	1527	1600	1685	1771	1856	1966
18~	1084	1231	1334	1437	1525	1682	1731	1833	1966
30~	1177	1264	1325	1386	1438	1499	1560	1621	1699
60~	1016	1121	1195	1268	1331	1404	1478	1552	1646

(二)体力活动

除了基础代谢外，体力活动是人体能量消耗的主要因素。生理状况相近的人，基础代谢消耗的能量相近，而体力活动情况却相差很大，机体任何轻微活动都可提高代谢率，人在运动或劳动时耗氧量显著增加。机体耗氧量的增加与肌肉活动的强度呈正比，耗氧量最多可达安静时的 10~20 倍。通常情况下，各种体力活动所消耗的能量占人体总能量消耗的 15%~30%。影响体力活动能量消耗的因素：①肌肉发达程度；②体重；③劳动强度和持续时间；④工作熟练程度。其中劳动强度和持续时间是主要影响因素，而劳动强度主要涉及劳动时牵动的肌肉量和负荷的大小。

(三)食物热效应

食物热效应(thermic effect of food，TEF)是指由于摄食过程所引起的能量消耗。又称为食物的特殊动力作用(specific dynamic action，SDA)。食物热效应的高低与食物营养成分、进食量和进食频率有关。食物中不同产能营养素的食物热效应不同，蛋白质的食物热效应作用最大，为本身产生能量的 30%~40%，碳水化合物为 5%~6%，脂肪为 4%~5%。一般混合膳食约增加基础代谢的 10%。摄食越多，能量消耗也越多；进食快者比进食慢者食物热效应高，进食快时中枢神经系统更活跃，激素和酶的分泌速度快、数量多，吸收和贮存的速度更快，其能量消耗也相对更多。

食物热效应只能增加体热的外散，不能增加可利用的能量。因此，为了保存体内的营养贮备，进食时必须考虑食物热效应额外消耗的能量，使摄入的能量与消耗的能量保持平衡。

(四)生长发育及其他因素

婴幼儿和儿童的能量消耗还包括生长发育中形成新组织所需的能量。孕妇间接承担胎儿发育所需的能量，以及自身器官及生殖系统的相应变化需要特殊的能量，尤其在妊娠后期耗能更多。此外，基础代谢还受精神状态的影响。脑组织的代谢水平很高，精神紧张地工作，大脑活动加剧，能量代谢增加3%~4%。

四、人体一日能量需要量的确定

(一)人体日消耗量的测定

人体每日各项活动消耗的能量及每日总能量消耗，有不同的测定方法，确定人群或个体的每日能量需要量，对于指导人们合理膳食、提高生活质量有重要意义。人体总能量消耗(total energy expenditure，TEE)测定是研究能量需要量的常用方法。包括直接测热法、间接测热法、能量平衡法及生活观察法等。

生活观察法即记录被测定对象24小时生活和工作的各种动作及时间，然后查《能量消耗率表》(表3)，再算出一日能量消耗量。例如，某调查对象，身高173cm，体重63kg，体表面积为1.72m^2，则该被调查对象24小时能量消耗量：校正体表面积，5886.3×1.72=10 124.4kJ；加食物热效应，10 124.4(1+10%)=11 136.8kJ(2664.3kcal)。

表3 生活观察法能量消耗计算表

动作名称	动作所用时间(min)	能量消耗		能量消耗量	
		kJ/min	kcal/min	kJ	kcal
穿脱衣服	9	9.86	1.64	99.8	14.8
大小便	9	4.10	0.98	36.9	8.82
擦地板	10	8.74	2.09	87.5	20.9
跑步	8	23.26	5.56	186.1	44.5
洗漱	16	4.31	1.03	69.0	16.5
剃须	9	6.53	1.56	58.8	14.0
读外语	28	4.98	1.19	139.4	33.3
走路	96	7.03	1.68	674.8	161.3
听课	268	4.02	0.96	1077.0	257.3
站立听讲	75	4.14	0.99	310.6	74.3
坐着写字	70	4.08	1.07	313.38	74.9

续表

动作名称	动作所用时间(min)	能量消耗		能量消耗量	
		kJ/min	kcal/min	kJ	kcal
看书	120	3.51	0.84	421.2	100.8
站着谈话	43	4.64	1.11	199.5	47.7
坐着谈话	49	4.39	1.05	215.1	51.5
吃饭	45	3.51	0.84	158.0	37.8
打篮球	35	13.85	3.31	484.8	115.9
唱歌	20	9.50	2.27	190.0	45.4
铺被	5	7.70	1.84	38.5	9.2
睡眠	515	2.38	0.57	1126.0	293.6
合计	1430			5886.4	1422.5

(二)需要量及膳食参考摄入量

1、能量需要量的确定

能量需要量是指维持人体正常生理功能所需要的能量。人体能量代谢的最佳状态是达到能量消耗与能量摄入的平衡。这种能量平衡使机体保持健康,胜任社会生活,能量代谢失衡,能量缺乏或过剩都会对身体健康产生不利的影响。

直接测定成人在自由活动状况下的能量消耗量十分困难。由于 BMR 约占总能量消耗的 60%~70%,所以它是估算成年人能量需要量的重要基础。WHO、美国、日本修订推荐摄入量时均采用"要因加算法"(factory approach)估算成年人的能量需要量。即以 BMR 乘以体力活动水平(physical activity level,PAL)计算人体的能量消耗量或需要量。即能量需要量=BMR×PAL(表 4)。对儿童、孕妇、哺乳期妇女等特殊生理情况下尚需考虑其特殊需要。

表 4 按体重计算 BMR 的公式

年龄(岁)	男		女	
	kcal/d	MJ/d	kcal/d	MJ/d
0~	60.9m-54	0.2550m-0.226	61.0m-51	0.2550m-0.214
3~	22.7m+495	0.0949m+2.07	22.5m+499	0.9410m+2.09
10~	17.5m+651	0.0732m+2.72	12.2m+746	0.0510m+3.12
18~	15.3m+679	0.0640m+2.84	14.7m+496	0.0615m+2.08
30~	11.6m+879	0.0485m+3.67	8.7m+820	0.0364m+3.47

注:m=体重(kg)

成年人的 PAL 受劳动强度的影响,不同劳动强度的 PAL 值见表 5。

表5 中国营养学会建议中国成年人活动水平分级

活动水平	职业工作分配时间	工作内容	PAL 男	PAL 女
轻	75%时间坐或站立 25%时间站立或坐	办公室工作、修理电器钟表、售货员、酒店服务生、化学实验操作及教师讲课等	1.55	1.56
中	25%时间站着活动 75%时间特殊职业活动	学生日常活动、机动车驾驶、电工安装、车床操作、精工切割等	1.78	1.64
重	40%时间坐或站立 60%时间特殊职业活动	非机械化劳动、炼钢、舞蹈、体育运动、装卸和采矿等	2.10	1.82

2、膳食能量推荐摄入量

根据上述 BMR 和 PAL 的计算方法，并按 BMR×PAL=能量推荐摄入量计算公式，推算中国居民成年人膳食能量推荐摄入量（RNI），见表6。

表6 中国成年人膳食能量推荐摄入量

年龄（岁）	RNI（MJ/d） 男	RNI（MJ/d） 女	RNI（kcal/d） 男	RNI（kcal/d） 女
18～				
轻体力活动	9.41	7.53	2250	1800
中体力活动	10.88	8.79	2600	2100
重体力活动	12.55	10.04	3000	2400
50～				
轻体力活动	8.79	7.32	2100	1750
中体力活动	10.25	8.58	2450	2050
重体力活动	11.72	9.83	2800	2350
65～				
轻体力活动	8.58	7.11	2050	1700
中体力活动	9.83	8.16	2350	1950
80～				
轻体力活动	7.95	6.28	1900	1500
中体力活动	9.20	7.32	2200	1750

在一定的时间内，通过个体体重的变化，了解能量是否平衡，是一个可行的自我监测方法。

3、能量的食物来源

人体的能量来源是食物中的碳水化合物、脂类和蛋白质，这三类营养素普遍存在于各种食物中。粮谷类和薯类食物含碳水化合物较多，是膳食能量最经济的来源；油料作物富含脂肪；动物性食物一般比植物性食物含有更多的脂肪和蛋白质；但大豆和坚果类例外，它们含丰富的油脂和蛋白质；蔬菜和水果一般含能量较少。常见食物能量含量见表 7。

表 7 常见食物能量含量(每 100g)

食物	能量		食物	能量	
	kcal	kJ		kcal	kJ
小麦粉(标准粉)	344	1439	蚕豆	335	1402
粳米(标一)	343	1435	绿豆	316	1322
籼米(标一)	346	1448	赤小豆	309	1293
玉米(干)	335	1402	花生仁	563	2356
玉米面	341	1427	猪肉(肥瘦)	395	1653

第二节 营养素平衡
蛋 白 质

蛋白质(protein)是生命活动过程中最重要的物质基础，是人类极为重要的必需营养素。正常成人体内，蛋白质的含量占体重的 16%～19%，按总量计算，人体干重的 45%是蛋白质。人体内的蛋白质每天处于不断地合成与分解的动态平衡中，成人体内每天约有 3%的蛋白质被更新。生命的产生、存在和消亡都与蛋白质有关，蛋白质是生命的物质基础，没有蛋白质就没有生命。

一、氨基酸

(一)氨基酸的分类

构成人体的氨基酸有 20 种，根据其在人体内的合成情况分为必需氨基酸(essential amino acid)、条件必需氨基酸(conditionally essential amino acid)和非必需氨基酸(nonessential amino acid)(表 8)。

表 8 构成人体蛋白质的氨基酸

必需氨基酸	非必需氨基酸	条件必需氨基酸
异亮氨酸(isoleucine，Ile)	丙氨酸(alanine，Ala)	
亮氨酸(leucine，Leu)	精氨酸(arginine，Arg)	
赖氨酸(lysine，Lys)	天冬氨酸(aspartic acid，Asp)	
甲硫氨酸(methionine，Met)	天冬酰胺(asparagine，Asn)	半胱氨酸(cysteine，Cys)
苯丙氨酸(phenylalanine，Phe)	谷氨酸(glutamic acid，Glu)	酪氨酸(tyrosine，Tyr)
苏氨酸(threonine，Thr)	谷胺酰胺(glutamine，Gln)	
色氨酸(tryptophan，Trp)	甘氨酸(glycine，Gly)	
缬氨酸(valine，Val)	脯氨酸(proline，Pro)	
组氨酸(histidine，His)	丝氨酸(serine，Ser)	

(二)氨基酸模式及限制氨基酸

1、氨基酸模式

氨基酸模式(amino acid pattern)是指某种蛋白质中各种必需氨基酸的构成比例。将该种蛋白质中的色氨酸含量定为1，分别计算出的其他氨基酸的相应比值。这一系列的比值就是该种蛋白质的氨基酸模式。几种食物蛋白质和人体蛋白质氨基酸模式见表9。

表9　人体和几种食物蛋白质氨基酸模式

氨基酸	人体	全鸡蛋	鸡蛋白	牛奶	猪瘦肉	牛肉	大豆	面粉	大米
异亮氨酸	4.0	2.5	3.3	3.0	3.4	3.2	3.0	2.3	2.5
亮氨酸	7.0	4.0	5.6	6.4	6.3	5.6	5.1	4.4	5.1
赖氨酸	5.5	3.1	4.3	5.4	5.7	5.8	4.4	1.5	2.3
甲硫氨酸+半胱氨酸	3.5	2.3	6.9	2.4	2.5	2.8	1.7	2.7	2.4
苯丙氨酸+酪氨酸	6.0	3.6	6.3	6.1	6.0	4.9	6.4	5.1	5.8
苏氨酸	4.0	2.1	2.7	2.7	3.5	3.0	2.7	1.8	2.3
缬氨酸	5.0	2.5	4.0	3.5	3.9	3.2	3.5	2.7	3.4
色氨酸	1.0	1.0	1.0	1.0	1.0	1.0	1.0	1.0	1.0

人体所需蛋白质来源于多种食物，人体蛋白质与各种食物蛋白质在必需氨基酸的种类和数量上存在着差异，食物蛋白质氨基酸模式与人体蛋白质氨基酸模式越接近，其必需氨基酸在体内的利用率就越高，食物蛋白质的营养价值也越高。蛋、奶、肉、鱼以及大豆蛋白质的氨基酸模式与人体蛋白质氨基酸模式较接近，所含的必需氨基酸在体内的利用率较高，被称为优质蛋白质。其中鸡蛋蛋白质的氨基酸模式与人体蛋白质氨基酸模式最为接近，在比较食物蛋白质营养价值时常作为参考蛋白质(reference protein)。

2、限制氨基酸

食物蛋白质中一种或几种必需氨基酸含量相对较低，导致其他必需氨基酸在体内不能被充分利用而使蛋白质营养价值降低，这些含量相对较低的氨基酸称为限制氨基酸(limiting amino acid)。其中，含量最低的称第一限制氨基酸，经此类推。植物蛋白质中，赖氨酸、蛋氨酸、苏氨酸和色氨酸含量相对较低，所以营养价值也较低。

二、蛋白质的分类

蛋白质的化学结构非常复杂，根据蛋白质的化学组成的复杂程度，将蛋白质分为单纯蛋白质与结合蛋白质两大类；按蛋白质形状，蛋白质分为纤维状蛋白和球状蛋白。根据食物蛋白质的营养价值，即氨基酸组成的种类和数量不同，分为完全蛋白质、半完全蛋白质和不完全蛋白质三类。

(1)完全蛋白(又称优质蛋白)：所含必需氨基酸种类齐全、数量充足、比例适当，不但能维持成人的健康，并且能促进儿童生长发育。动物性蛋白质中的鱼、肉、蛋、奶蛋白质以及植物性蛋白质中的大豆蛋白等均属于完全蛋白。

(2)半完全蛋白：所含必需氨基酸种类齐全，但有的氨基酸数量不足，比例不适当，可以维持生命，但不能促进生长发育。大多数植物蛋白质都是半完全蛋白。

(3)不完全蛋白：所含必需氨基酸种类不全，既不能维持生命，也不能促进生长发育的食物蛋白质称为不完全蛋白质。如玉米中的玉米胶蛋白、动物结缔组织和肉皮中的胶质蛋白、豌豆中的豆球蛋白等。

三、蛋白质的生理功能

(一)构成和修复人体组织

蛋白质是人体不能缺少的构成成分，人体各组织、器官无一不含蛋白质，细胞中，除水分外，蛋白质约占细胞内物质的80%。构成机体组织、器官的成分是蛋白质最重要的生理功能。身体的生长发育可视为蛋白质的不断积累过程。蛋白质对生长发育期的儿童尤为重要。人体内各种组织细胞的蛋白质始终在不断更新，某些蛋白质的半衰期很短，只有数秒钟。只有摄入足够的蛋白质方能维持组织的更新。身体受伤后也需要蛋白质作为修复材料。

(二)构成体内各种重要的生理活性物质，调节生理功能

蛋白质在体内是构成多种重要生理活性物质的成分，参与调节生理功能。如核蛋白构成细胞核并影响细胞功能；酶蛋白具有促进食物消化、吸收和利用的作用；免疫蛋白具有维持机体免疫功能的作用；收缩蛋白，如肌球蛋白具有调节肌肉收缩的功能；血液中的脂蛋白、运铁蛋白、视黄醇结合蛋白具有运送营养素的作用；血红蛋白具有携带、运送氧的功能；白蛋白具有调节渗透压、维持体液平衡的功能；由蛋白质或蛋白质衍生物构成的某些激素，如垂体激素、甲状腺素、胰岛素及肾上腺素等都是机体的重要调节物质。

(三)供给能量

蛋白质中含碳、氢、氧等元素，当机体需要时蛋白质可被代谢分解，释放出能量，是人体能量来源之一。但是，蛋白质的这种功能可以由碳水化合物、脂肪所代替，食物蛋白质的主要功能是给机体蛋白质的合成提供原料，尤其是提供机体自身不能合成的氨基酸，因此，供给能量是蛋白质的次要功能。

四、食物蛋白质营养学评价

食物蛋白质由于氨基酸组成的差别，营养价值不完全相同，评价食物蛋白质的营养价值，对于食品品质的鉴定、新资源食品的研究与开发、指导人群膳食等许多方面都是必要的。一般来说动物蛋白质的营养价值优于植物蛋白质。营养学上，从食物的蛋白质含量、消化吸收程度和被人体利用程度三方面评价食物蛋白质的营养价值。

为了提高食物蛋白的营养价值，往往将两种或两种以上的食物蛋白质混合食用，其中所含有的必需氨基酸取长补短，相互补充，达到较好的比例，从而提高蛋白质利用率的作用，称为蛋白质的互补作用。例如，玉米、小米、大豆单独食用时，其生物价分别为 60、57、64，如按 23%、25%、52%的比例混合食用，生物价可提高到 73；如将玉米、面粉、干豆混合食用，蛋白质的生物价也会提高。这是因为玉米、面粉、小米、大米蛋白质中赖氨酸含量较低，蛋氨酸相对较高；而大豆中的蛋白质恰恰相反，混合食用时赖氨酸和蛋氨酸两者可相互补充；若在植物性食物的基础上再添加少量动物性食物，蛋白质的生物价还会提高，如面粉、小米、大豆、牛肉单独食用时，其蛋白质的生物价分别为 67、57、64、76，若按 39%、13%、22%、26%的比例混合食用，其蛋白质的生物价可提高到 89，由此可见，动、植物性混合食用比单纯植物混合还要好。

为充分发挥食物蛋白质的互补作用，在调配膳食时，应遵循三个原则：①食物的生物学种属愈远愈好，如动物性和植物性食物之间的混合比单纯植物性食物之间的混合要好；②搭配的种类愈多愈好；③食用时间愈近愈好，同时食用最好，因为单个氨基酸在血液中的停留时间约 4 小时，然后到达组织器官，再合成组织器官的蛋白质，而合成组织器官蛋白质的氨基酸必须同时到达才能发挥互补作用，合成组织器官蛋白质。

五、人体蛋白质的营养状况评价

评价蛋白质的营养状况包括身体测量及某些特异性生化指标的检测。

(一)身体测量

身体测量是鉴定机体蛋白质营养状况的重要依据，评定生长发育状况所采用的身体测量指标主要包括体重、身高、上臂围、上臂肌围、上臂肌面积、胸围以及生长发育指数等。

(二)生化检验

评价蛋白质营养状况的主要指标见表 10。

表 10　评价蛋白质营养状况的主要指标

评价方式	判断标准	优点	缺点
白蛋白	>35g/L，正常；28～34g/L，轻度缺乏；21～27g/L，中度缺乏；<21g/L，严重缺乏。当白蛋白浓度低于 28g/L 时，会出现水肿	群体调查时常用的指标，白蛋白测定样品易采集，方法简易	白蛋白体库大、生物半衰期长，早期缺乏时不易测出
转铁蛋白	2500～3000mg/L，正常；1500～2000mg/L，轻度缺乏；1000～1500mg/L，中度缺乏；<1000mg/L，严重缺乏	能及时反映脏器蛋白质急剧的变化	受铁的影响，当蛋白质和铁的摄取量低时，其血浆常出现代偿性增高
前白蛋白	157～296mg/L，正常；100～150mg/L，轻度缺乏；50～100mg/L，中度缺乏；<50mg/L，严重缺乏	体内储存很少，生物半衰期仅 1.9 天，较敏感	在任何急需合成蛋白质的情况下，如创伤、急性感染，血清前白蛋白都迅速下降
视黄醇结合蛋白	25～70mg/L，正常	高度敏感	在很小的应激情况下，也有变化。肾脏有病变时，浓度升高
血清总蛋白	65～80g/L，正常	样品易采集，方法简单	特异性差

六、蛋白质参考摄入量及食物来源

(一)蛋白质参考摄入量

中国营养学会在推荐的日摄入量(RDA)基础上，推荐中国居民的膳食蛋白质摄入量为：成年男、女轻体力活动分别为 65g/d 和 55g/d；按总能量计算，我国成人蛋白质摄入占膳食总能量的 10%～15%。

需要注意的是，蛋白质摄入过多，对人体同样有害。若是动物性蛋白质摄入过多，就必然摄入较多的动物脂肪和胆固醇。另外，过多蛋白质的摄入也会增加肾脏负担，若肾功能本来不好，则危害会更大。同时，过多的动物性蛋白摄入，也造成含硫氨基酸摄入过多，会加速骨骼中钙的丢失，易产生骨质疏松(osteoporosis)。

(二)蛋白质的食物来源

蛋白质的食物来源可分为植物性蛋白质和动物性蛋白质两大类。动物性蛋白质质量好、利用率高，但同时富含饱和脂肪酸和胆固醇；植物蛋白质中，谷类含蛋白质 10%左右，蛋白质含量不算高，利用率也较低，但由于是人们的主食，所以仍然是膳食蛋白质的主要来源。因此，注意蛋白质互补，适当进行搭配是非常重要的。为改善膳食蛋白质质量，在膳食中应保证有一定数量的优质蛋白质。一般要求动物性蛋白质和大豆蛋白质应占膳食蛋白质总量的 30%～50%(表 11)。

表 11　常见食物蛋白质含量(g/100g)

食物	蛋白质	食物	蛋白质
小麦粉(标准粉)	11.2	黄豆	35.0
粳米(标一)	7.7	绿豆	21.6
籼米(标一)	7.7	赤小豆	20.2
玉米(干)	8.7	花生仁	24.8
玉米面	8.1	猪肉(肥瘦)	13.2
小米	9.0	牛肉(肥瘦)	19.9
高粱米	10.4	羊肉(肥瘦)	19.0
马铃薯	2.0	鸡	19.3
甘薯	0.2	鸡蛋	13.3
蘑菇(干)	21.1	草鱼	16.6
紫菜(干)	26.7	牛奶	3.0

脂　类

　　营养学上重要的脂类(1ipids)主要有三酰甘油(triglycerides)、磷脂(phospholipid)和固醇类(sterols)。

一、脂类的分类和功能

　　脂类包括脂肪(fat，oil)和类脂(1ipoids)。脂类是人体必需营养素之一，它与蛋白质、碳水化合物是产能的三大营养素，在供给人体能量方面起着重要作用；脂类也是构成人体细胞的重要成分，如细胞膜、神经髓鞘膜都必须有脂类参与构成。

　　(一)脂肪

　　1、脂肪的构成

　　脂肪又称三酰甘油(triglycerides)或中性脂肪。构成食物的脂肪和动物体脂主要以三酰甘油为其基本结构，是由一分子甘油(glycerol)和三分子脂肪酸(fatty acid，FA)结合而成。

　　构成脂肪的脂肪酸结构是不同的，因其所含的脂肪酸碳链的长短、饱和程度和空间结构不同，而呈现不同的特性和功能。

　　2、脂肪的生理功能

　　(1)贮存和提供能量：一般合理膳食的总能量有20%～30%由脂肪提供。lg 脂肪在体内氧化可产能 37.56kJ，相当于 9kcal 的能量。当人体摄入能量不能及时被利用或过多时，就转变为脂肪贮存起来。当机体需要时，脂肪细胞中的脂酶立即分解释放能量以满足机体的需要。

(2)构成人体重要成分：正常人按体重计算含脂类约 14%～19%，胖人约含32%，过胖人可高达 60%左右。绝大部分是以三酰甘油形式储存于脂肪组织内。细胞膜中含有大量脂肪酸，是细胞维持正常结构和功能所必不可少的重要成分。

(3)维持体温正常：脂肪不仅可直接提供能量，皮下脂肪组织还可起到隔热保温的作用，维持体温正常和恒定。

(4)保护作用：脂肪组织在体内对器官有支撑和衬垫作用，可保护内部器官免受外力伤害。

(5)内分泌作用：由脂肪细胞分泌的因子如瘦素、肿瘤坏死因子等参与机体的代谢、免疫、生长发育等生理过程。

(6)帮助机体更有效地利用碳水化合物和节约蛋白质作用：脂肪在体内代谢分解的产物，可以促进碳水化合物的能量代谢，使其更有效地释放能量，充足的脂肪还可以保护体内蛋白质不被用来作为能源物质，而使其有效地发挥其他重要的生理功能，脂肪的这种功能称为节约蛋白质作用。

(7)增加饱腹感：食物脂肪由胃进入十二指肠时，可刺激十二指肠产生肠抑胃素，使胃蠕动受到抑制，造成食物由胃进入十二指肠的速度相对缓慢。食物中脂肪含量越多，胃排空的速度越慢，所需时间越长。

(8)改善食物的感官性状：食物作为食品烹调加工的重要原料，可以改善食物的色、香、味、型，达到促进食欲的作用。

(9)提供脂溶性维生素：食物脂肪中同时含有各类脂溶性维生素,如维生素 A、D、E、K 等。脂肪不仅是这类脂溶性维生素的食物来源，同时还可以促进这些维生素在肠道中的吸收。

(二)脂肪酸的分类及其功能

1、脂肪酸的分类

存在于自然界的脂肪酸有 40 多种，根据碳链的长短、饱和程度和空间结构不同，脂肪酸可以有不同的分类方法。

根据饱和程度分为：饱和脂肪酸(saturated fatty acid，SFA)和不饱和脂肪酸(unsaturated fatty acid，USFA)，不饱和脂肪酸又分为单不饱和脂肪酸(monounsaturated fatty acid，MUFA)和多不饱和脂肪酸(polyunsaturated fatty acid，PUFA)。一般来讲，脂肪中的饱和程度越高、碳链越长，熔点也越高。动物脂肪中含饱和脂肪酸多，常温下呈固态；植物脂肪中不饱和脂肪酸较多，常温下呈液态。一般植物和鱼类的脂肪含多不饱和脂肪酸比畜禽类脂肪含量高(见表 12)。

表 12　常用食用油脂中主要脂肪酸的组成[食物中脂肪总量的比例(%)]

食用油脂	饱和脂肪酸	不饱和脂肪酸			其他脂肪酸
		油酸(C18:1)	亚油酸(C18:2)	亚麻酸(C18:3)	
可可油	93	6	1		
椰子油	92	0	6	2	
橄榄油	10	83	7		
菜籽油	13	20	16	9	42*
花生油	19	41	38	0.4	1
茶油	10	79	10	1	1
葵花子油	14	19	63	5	
豆油	16	22	52	7	3
棉籽油	24	25	44	0.4	3
大麻油	15	39	45	0.5	1
芝麻油	15	38	46	0.3	1
玉米油	15	27	56	0.6	1
棕榈油	42	44	12		
米糠油	20	43	33	3	
文冠果油	8	31	48		14
猪油	43	44	9		3
牛油	62	29	2	1	7
羊油	57	33	3	2	3
黄油	56	32	4	1.3	4

注：*主要为芥酸

2、必需脂肪酸

必需脂肪酸(essential fatty acid，EFA)：是指人体不可缺少而自身又不能合成，必须通过食物供给的脂肪酸。真正意义的必需脂肪酸是指亚油酸(1inoleic acid，C18:2，n-6)和α-亚麻酸(1inolenic acid，C18:3，n-3)。必需脂肪酸的功能有：①是磷脂的重要组成成分；②是合成前列腺素的前体；③与胆固醇的代谢有关；④参与生物合成类二十烷物质。

必需脂肪酸的缺乏可以引起生长迟缓、生殖障碍、皮肤损伤(出现皮疹)以及肝脏、肾脏、神经和视觉方面的多种疾病。但过多的多不饱和脂肪酸的摄入，也可使体内有害的氧化物、过氧化物以及能量等增加，同样对机体可产生多种慢性危害。

(三)类脂及其功能

类脂包括磷脂(phospholipids)和固醇类(sterols)。

1、磷脂

磷脂是指三酰甘油中一个或两个脂肪酸被磷酸或含磷酸的其他基团所取代的一类脂类物质，除三酰甘油外，是在体内含量较多的脂类，尤以脑、神经和肝脏中含量最高。按其组成结构可以分为两类：一类是磷酸甘油酯，包括：磷脂酸（phosphatidicacid）、磷脂酰胆碱（卵磷脂，lecithin）、磷脂酰乙醇胺（脑磷脂，cephalin）、磷脂酰丝氨酸（phosphatidyline serine）和磷脂酰肌醇（phosphatidyl inositol）；另一类是神经鞘脂。

磷脂的功能主要有：

(1)提供能量，同时还是细胞膜的重要构成成分。磷脂可以帮助脂类或脂溶性物质如脂溶性维生素、激素等顺利通过细胞膜，促进细胞内外的物质交流。

(2)作为乳化剂。磷脂可以使体液中的脂肪悬浮在体液中，有利于其吸收、转运和代谢。

(3)能防止胆固醇在血管内沉积、降低血液的黏度、促进血液循环，同时改善脂肪的吸收和利用。

(4)食物中的磷脂被机体消化吸收后释放出胆碱，进而合成神经递质乙酰胆碱，促进和改善神经系统功能。

2、固醇类

固醇类为一些类固醇激素的前体，广泛存在于动植物食品中，包括动物固醇和植物固醇。

(1)胆固醇

胆固醇（cholesterol）是人体中主要的固醇类化合物，具有重要的生理功能，它是细胞膜的重要成分，还是人体内许多重要的活性物质的合成材料。人体内的胆固醇有些已酯化，形成胆固醇酯。动物性食物所含的胆固醇，有些也是以胆固醇酯的形式存在的，膳食中的总胆固醇是胆固醇和胆固醇酯的混合物。

(2)植物固醇

植物固醇（phytosterols，plant steols）是存在于植物性食品中分子结构与胆固醇相似的化合物，其固醇的环状结构和胆固醇完全一样，仅侧链有所不同。植物中不含胆固醇。

胆固醇是高等动物细胞膜的重要成分，植物固醇在植物中也有类似的作用。另外，植物固醇具有降低人和动物血清胆固醇的作用。

二、脂类的膳食参考摄入量及食物来源

1、膳食参考摄入量

中国营养学会在参考各国不同人群脂肪 RDA，结合我国膳食结构的实际，修订了《中国居民膳食营养素参考摄入量》（2013 版），提出成人脂肪适宜摄入量（AI），见表 13。

表 13　中国成人膳食脂肪适宜摄入量(AI)(脂肪能量占总能量的比例：%)

年龄(岁)	脂肪	SFA	MUFA	PUFA	n–3：n–6
成人	20～30	<10	10	10	1：4～6

注：SFA.饱和脂肪酸；MUFA.单饱和脂肪酸；PUFA.多饱和脂肪酸

　　无论是来源于动物性食物还是植物性食物的脂肪，都是高能量物质。脂肪摄入过多，可导致肥胖、心血管疾病、高血压及某些癌症等的发病率升高。另外，随着我国居民生活水平的提高、食物的多样化，含反式脂肪酸的食物也会增加。由于反式脂肪酸对机体的不利影响，因此要注意限制这类脂肪酸的摄入。

　　饱和脂肪酸虽然可使血中低密度胆固醇(LDL-C)水平升高，与心血管疾病的发生有关，但因其不易被氧化产生有害的氧化物、过氧化物等，且一定量的饱和脂肪酸有助于 HDL 的形成，因此人体不应完全限制饱和脂肪酸的摄入。

　　2、食物来源

　　部分食物的脂肪含量，见表 14。

表 14　部分食物的脂肪含量

食物名称	脂肪含量(g/100g)	食物名称	脂肪含量(g/100g)
猪肉(脖子)	60.5	猪肉(奶脯)	35.3
猪肉(肥)	90.4	猪肉(瘦)	6.2
猪肉(肥瘦)	37.0	猪蹄爪尖	20.0
猪肉(后臀尖)	30.8	猪肝	3.5
猪肉(后蹄膀)	28.0	猪大肠	18.7
猪肉(里脊)	7.9	牛肉(瘦)	2.3
猪肉(肋条肉)	59.0	牛肉(肥瘦)	13.4
牛肝	3.9	大马哈鱼	8.6
羊肉(瘦)	3.9	大黄鱼	2.5
羊肉(肥瘦)	14.1	海鳗	5.0
羊肉(冻，山羊)	24.5	鲤鱼	4.1
鹌鹑	9.4	鸡蛋	11.1
肉鸡	2.3	鸡蛋黄	28.2
鸡翅	11.8	鸭蛋	18.0
鸡腿	13.0	核桃	58.8
鸭	19.7	花生(炒)	48.0
鸭(北京填鸭)	41.3	葵花子(炒)	52.8
鲅鱼	3.1	南瓜子仁	8.1
鳊鱼	6.3	松子(炒)	58.5
草鱼	5.2	西瓜子仁	45.9
带鱼	4.9		

除食用油脂含 100%的脂肪外,含脂肪丰富的食品为动物性食物和坚果类。动物性食物以畜肉类含脂肪最丰富,且多为饱和脂肪酸和单不饱和脂肪酸;牛、羊肉含脂肪量比猪肉低很多。一般动物内脏除大肠外含脂肪量皆较低,但蛋白质的含量较高。禽肉一般含脂肪量较低,多数在 10%以下,但北京填鸭和肉鸡例外。鱼类脂肪含量基本在 10%以下,多数在 5%左右,且其脂肪含不饱和脂肪酸多,所以老年人宜多吃鱼少吃肉。蛋类以蛋黄含脂肪量高,约为 30%,但全蛋仅为 10%左右,其组成以单不饱和脂肪酸为多。植物性食物中以坚果类(如花生、核桃、瓜子、榛子、葵花子等)含脂肪量较高,最高可达 50%以上,因其脂肪组成多以亚油酸为主,所以是多不饱和脂肪酸的重要来源。

碳水化合物

一、碳水化合物的分类

碳水化合物(carbohydrate)也称糖类,是由碳、氢、氧三种元素组成的一类化合物,一般可分为单糖(monosaccharide)、双糖(disaccharide)、寡糖(oligosaccharide)和多糖(polysaccharide)四类,见表 15。

表 15　碳水化合物分类

分类(糖分子 DP)	亚组	组成
单糖(1) 双糖(2)	单糖	葡萄糖、半乳糖、果糖
	糖醇	木糖醇、山梨醇、甘露糖醇
	双糖	蔗糖、乳糖、麦芽糖、海藻糖
寡糖(3~9)	异麦芽低聚寡糖	麦芽糊精
	其他寡糖	棉子糖、水苏糖、低聚果糖
多糖(≥10)	淀粉	直链淀粉、支链淀粉、变性淀粉
	非淀粉多糖	纤维素、半纤维素、果胶、亲水胶质物

(一)单糖

单糖是最简单的糖,包括葡萄糖(glucose)、果糖(fructose)、半乳(galactose)及其他单糖。通常条件下不能再被直接水解为分子更小的糖。具有醛基或酮基。有醛基者称为醛糖,有酮基者称为酮糖。

1、葡萄糖:是构成食物中各种糖类的最基本单位,也是世界上最丰富的有机物,在血液、脑脊液、淋巴液、水果、蜂蜜以及多种植物液中都以游离形式存在,是构成多种寡糖和多糖的基本单位。

2、果糖:主要存在于果汁及蜂蜜中,苹果及番茄中含量亦较多,是饮料、冷冻食品、糖果蜜饯生产的重要原料。果糖是天然碳水化合物中甜味最高的糖。如以蔗糖甜度为 100，D-果糖的相对甜度可达 110。

3、半乳糖：几乎全部以结合形式存在，在人体中转变成葡萄糖后才被利用。

4、其他单糖：除了上述三种单糖外，食物中还有少量的戊糖。水果、蔬菜中还有少量的糖醇类物质，如山梨醇、甘露糖醇等。

(二) 双糖

双糖是由两个相同或不相同的单糖分子缩合而成。自然界最常见的双糖是蔗糖、麦芽糖和乳糖等。

1、蔗糖：蔗糖包括白糖、砂糖或红糖。它是由一分子葡萄糖与一分子果糖缩合脱水而成。蔗糖普遍存在于植物的叶、花、根、茎、种子及果实中。在甘蔗、甜菜及槭树汁中含量尤为丰富。

2、麦芽糖：麦芽糖 (maltose) 由二分子葡萄糖相连而成，大量存在于发芽的谷粒，特别是麦芽中。麦芽糖是淀粉和糖原的结构成分，淀粉在酶的作用下可分解成麦芽糖，制糖制酒工业中大量使用麦芽中淀粉酶就是这个目的。

3、乳糖：乳糖 (1actose) 由一分子葡萄糖与一分子半乳糖相连而成。乳糖只存在于各种哺乳动物的乳汁中，其浓度约为 5%。人体消化液中乳糖酶可将乳糖水解为其相应的单糖。

(三) 寡糖

寡糖又称低聚糖。是由 3～10 个单糖构成的一类小分子多糖。目前已知的几种重要寡糖有棉籽糖、水苏糖、异麦芽低聚糖、低聚果糖、低聚甘露糖、大豆低聚糖等。其甜度通常只有蔗糖的 30%～60%。

1、低聚果糖

低聚果糖 (fructo oligosaccharide)：是由一个葡萄糖和多个果糖结合而成。低聚果糖主要存在于日常食用的水果、蔬菜中，如洋葱、大蒜、香蕉等。低聚果糖的甜度约为蔗糖的 30%～60%，难以被人体消化吸收，被认为是一种水溶性膳食纤维，但易被大肠双歧杆菌利用，是双歧杆菌的增殖因子。

2、大豆低聚糖

大豆低聚糖 (soybean oligosaccharide) 是存在于大豆中的可溶性糖的总称，主要成分是水苏糖、棉籽糖和蔗糖。大豆低聚糖也是肠道双歧杆菌的增殖因子，可作为功能性食品的基质，能部分代替蔗糖用于清凉饮料、酸奶、乳酸菌饮料、冰淇淋、面包、糕点、糖果和巧克力等食品中。

(四) 多糖

多糖是由 ≥10 个单糖组成的一类大分子碳水化合物的总称。多糖在性质上与单糖和低聚糖不同，一般不溶于水，无甜味，不形成结晶，无还原性。在酶或酸的作用下，水解成单糖残基不等的片段，最后成为单糖。营养学上具有重要作用的多糖有糖原、淀粉和纤维。

1、糖原：糖原(glycogen)是多聚葡萄糖，存在于动物组织，又称动物淀粉，在肝脏和肌肉中合成并储存。肝糖原可维持正常的血糖水平，肌糖原提供运动所需能量。食物中糖原含量较少，不列入碳水化合物食物来源。

2、淀粉：淀粉(starch)是人类的主要食物成分，存在于谷类、根茎类等植物中。为了增加淀粉的用途，淀粉处理后变成多种变性淀粉。一般淀粉可分为可吸收淀粉和抗性淀粉。

(1)可吸收淀粉：是一类可以被人体消化酶消化吸收的植物多糖。主要贮存在植物细胞之中，尤其富含于谷类、薯类、豆类食物中，是人类碳水化合物的主要食物来源，也是最丰富、最廉价的能量营养素。可分为直链淀粉(amylose)和支链淀粉(amylopectin)。

①直链淀粉：又称糖淀粉。直链淀粉在热水中可以溶解，与碘产生蓝色反应，一般不显还原性。天然食品中，直链淀粉含量较少，占19%～35%。

②支链淀粉：又称胶淀粉。支链淀粉难溶于水，分子中有许多非还原性末端，只有一个还原性末端，所以不显现还原性。支链淀粉遇碘产生红棕色反应。在食物淀粉中，支链淀粉含量较高，占65%～81%。

(2)抗性淀粉：抗性淀粉(resistant starch，RS)是指健康者小肠中不吸收的淀粉及其降解产物。抗性淀粉可在结肠被共生菌发酵，产生短链脂肪酸和气体，调节肠道有益菌群和降低粪便的pH。

3、纤维

纤维(fiber)是指存在于植物体中不能被人体消化吸收的多糖，也称为非淀粉多糖。纤维不能被体内淀粉酶水解，人体无法消化，但仍有重要的营养学价值。根据其水溶性不同，可分为不溶性纤维(insoluble fiber)和可溶性纤维(soluble fiber)。

(1)不溶性纤维：可分为纤维素(cellulose)、半纤维素(hemicellulose)和木质素(xylogen)。

①纤维素：纤维素是各种植物细胞壁的主要成分，在植物界无处不在。人体缺乏能水解纤维素的酶，故纤维素不能被人体消化吸收，但它可刺激和促进胃肠道的蠕动，有利于其他食物的消化吸收及粪便的排泄。

②半纤维素：半纤维素是谷类纤维的主要成分。纤维素和半纤维素在麸皮中含量较多，有些半纤维素也是可溶的。

③木质素：木质素是植物木质化过程中形成的非碳水化合物，不能被人体消化吸收。食物中木质素含量较少，主要存在于蔬菜的木质化部分和种籽中，如草莓、老化的胡萝卜和花茎甘蓝之中。

（2）可溶性纤维：可溶性纤维指既可溶解于水又可以吸水膨胀并能被大肠微生物酵解的一类纤维，常存在于植物细胞液和细胞间质中，包括果胶（pectin）、树胶（gum）和粘胶（mucilage）。

①果胶：果胶是指被甲酯化至一定程度的半乳糖醛酸多聚体。果胶类普遍存在于陆地植物的原始细胞壁和细胞间质层，在一些植物的软组织中含量特别丰富，尤其是柑橘类和苹果中含量较多。果胶溶于水，与糖、酸在适当的条件下能形成凝冻，可用作果汁、饮料、冰淇淋等食品的增稠剂。

②树胶和粘胶：树胶和粘胶是由不同的单糖及其衍生物组成。在食品加工中可作为稳定剂。

二、碳水化合物的生理功能

碳水化合物是细胞结构的重要成分和主要供能物质，并参与调节功能。人体内碳水化合物有三种存在形式：葡萄糖、糖原和含糖的复合物。

（一）人体内碳水化合物的功能

1、供给和储存能量

糖原是肌肉和肝脏碳水化合物的储存形式。碳水化合物在体内释放能量较快，肝脏储存机体内 1/3 的糖原，一旦机体需要，肝糖原即分解为葡萄糖，为机体提供能量，是神经系统和心肌的主要能源。肌肉中的糖原只供肌肉的能量需要。体内的糖原贮存只能维持数小时，必须从膳食中不断补充。

2、机体的构成成分

碳水化合物是机体重要的构成成分之一，参与细胞的组成和多种活动。每个细胞都有碳水化合物，含量 2%～10%，以糖脂、糖蛋白和蛋白多糖的形式存在。核糖核酸和脱氧核糖核酸两种重要生命物质均含有大量的核糖；一些具有重要生理功能的物质，如抗体、酶和激素的组成成分，也含碳水化合物。

3、节约蛋白质作用

机体需要的能量，主要由碳水化合物提供，当膳食中碳水化合物供应不足时，为了满足对葡萄糖的需求，通过糖原异生作用动用体内的蛋白质，甚至器官中的蛋白质转化为葡萄糖供给能量，对器官造成损害，不当的节食减肥可造成此类危害性；摄入足量的碳水化合物，能防止体内或膳食蛋白质的消耗，不需要动用蛋白质来供能，称为碳水化合物的节约蛋白质作用（sparing protein action）。

4、抗生酮作用

脂肪在体内代谢分解需要葡萄糖的协同作用。脂肪酸分解产生的乙酰基与草酰乙酸结合进入三羧酸循环氧化分解产生能量。当膳食中碳水化合物供应不足时，草酰乙酸供应相应减少，体内脂肪或食物脂肪被动员并加速分解为脂肪酸供应能量。这一代谢过程中，由于草酰乙酸不足，脂肪酸不能彻底氧化而产生过多的酮体，酮体不能及时被氧化而在体内蓄积，以致产生酮血症和酮尿症。膳食中充足的碳水化合物可以防止上述现象的发生，称为碳水化合物的抗生酮作用（antiketogenesis）。

（二）食物碳水化合物的功能

1、主要的能量营养素

膳食碳水化合物是人类获取能量最经济和最主要的来源。每克葡萄糖在体内氧化可以产生 16.7kJ（4kcal）的能量。我国居民以米面为主食，55%～65%的能量由碳水化合物提供，这种膳食结构经济而有利于健康。

2、改变食物的色、香、味、型

利用碳水化合物的不同性质可加工出色、香、味、型各异的多种食品。如用直链淀粉可制作粉条，利用纤维水溶解性与温度有关的特点生产果冻等。

3、提供膳食纤维

膳食纤维的主要生理功能有：增强肠道功能，有利粪便的排出，预防和治疗便秘；控制体重和减肥；降低血糖和血胆固醇；预防结肠癌，改善肠道菌群。膳食纤维的来源是植物性食物，如豆类、谷类、新鲜水果和蔬菜等。

三、碳水化合物的代谢

（一）碳水化合物的消化

消化道自口腔开始，口腔分泌的唾液中含有唾液淀粉酶（ptyalin），能催化直链淀粉、支链淀粉及糖原分子中 α-1，4-糖苷键的水解，水解后的产物为含有葡萄糖、麦芽糖、异麦芽糖、麦芽寡糖以及糊精等的混合物。由于食物在口腔停留时间短暂，以致唾液淀粉酶的消化作用不大。当口腔内的碳水化合物食物被唾液所含的粘蛋白粘合成团，并被吞咽入胃后，其中所包含的唾液淀粉酶仍可使淀粉短时继续水解，但当胃酸及胃蛋白酶渗入食团或食团散开后，pH 下降至 1～2 时，不再适合唾液淀粉酶的作用，同时该淀粉酶本身亦被胃蛋白酶水解破坏而完全失去活性。胃液不含任何能水解碳水化合物的酶，其所含的胃酸虽然很强，但对碳水化合物也只可能有微少或有限的水解。碳水化合物的消化主要在小肠中进行。小肠内消化分肠腔消化和小肠黏膜上皮细胞表面上的消化。极少部分非淀粉多糖可在结肠内通过发酵消化。

（二）碳水化合物的吸收

碳水化合物经过消化变成单糖后才能被细胞吸收。糖吸收的主要部位是在小肠的空肠。单糖首先进入肠黏膜上皮细胞，再进入小肠壁的毛细血管，汇合于门静脉进入肝脏，最后进入大循环，运送到全身各个器官。在吸收过程中也可能有少量单糖经淋巴系统进入大循环。

单糖的吸收过程不单是被动扩散吸收，还有一种耗能的主动吸收，所以各种单糖的相对吸收速率不同。

(三) 血糖指数(glycemic index，GI)

1、血糖指数定义：GI 是指一种食物引起人体血糖升高多少的能力。具体定义为：50g 含碳水化合物的食物血糖应答曲线下面积与同一个体摄入 50 g 碳水化合物的标准食物(葡萄糖或面包)血糖应答曲线下面积之比。碳水化合物的"量"和"质"会同时影响人体内的血糖水平，而食物中碳水化合物的"质"取决于 GI的高低。一般而言，GI>70 的食物为高 GI 食物，<55 为低 GI 食物，55～70 为中 GI 食物。低 GI 食物在胃肠停留时间长，吸收率低，葡萄糖释放缓慢，进入血液后的峰值低，下降速度慢。高 GI 食物消化快，吸收率高，葡萄糖进入血液后峰值高。

血糖指数为 115～90 之间的食物依次是：麦芽糖、葡萄糖、玉米松饼。

血糖指数为 89～80 之间的食物依次是：膨化大米、糯米、速溶方便米粉、油炸/烤土豆、饴糖。

血糖指数为 79～70 之间的食物依次是：蚕豆、南瓜、蜂蜜、高粱、紫米(早熟)、西瓜、胡萝卜、小米、白小麦粉面包、膨化小麦、法式油炸土豆、爆玉米花、烤玉米碎片、玉米粥、夹心面包、炸油饼、精白面面包。

血糖指数为 69～60 之间的食物依次是：全小麦粉面包、玉米面、大麦粉面包、木薯、香蕉(未熟)、全黑麦粉面包、燕麦粉面包、汉堡小圆面包、脆皮面包、粗粒小麦粉面包、(燕)麦片混合面包、小麦饼干、全黑麦饼干、营养谷类早餐、麦片粥、燕麦片粥、葡萄干、无籽葡萄(鲜)、菠萝、土豆(新)、蒸/煮土豆泥、黑豆汤、绿豆汤(罐装)。

血糖指数为 59～50 之间的食物依次是：大米、紫米(褐色大米、糙米)、土豆(煮/烤)、山芋、山药、甘薯、荞麦、甜玉米(穗)、米粉、无核葡萄干、香蕉、芒果、猕猴桃、鲜桃汁(罐装，浓/淡)、柑汁、橘汁、橙汁、绿豆粥、燕麦片(粥)、爆米花。

血糖指数为 49～40 之间的食物依次是：乳糖、巧克力、绿豆、橘子、橙子、柑子、葡萄(鲜)、苹果汁、柚子汁、梨汁、菠萝汁(未加糖)。

血糖指数为 39～30 之间的食物依次是：馄饨、鸡蛋面、意大利式细面条、黑麦仁、小麦仁、营养(粗)面粉、扁豆(菜豆)、苹果、梨、香蕉(未熟)、干杏、脱脂牛奶、酸奶、玉米粥、西红柿汤、鱼翅。

　　血糖指数为 29～20 之间的食物依次是：大麦仁、绿豆、红豆、黑豆、干豌豆、干豆类、四季豆(芸豆)、小扁豆、香肠、全脂牛奶、果冻(不含奶)、粉丝、桃(鲜)、鲜桃汁(纯天然)、葡萄柚子、李子、樱桃。

　　血糖指数为 19～14 之间的食物依次是：黄豆、花生、低脂牛奶、罐装黄豆。

　　食物血糖指数对糖尿病人有一定的参考价值。糖尿病人的血糖浓度受许多因素的影响，摄取食物的种类只是其中的一个因素。糖尿病人在使用血糖指数选择食物时，千万不要误认为血糖指数低的食物是好的食物，血糖指数越高的食物是坏的食物。正确的认识是："没有不好的食物，只有不合理的搭配"。关键是要合理的平衡膳食搭配，既要保证把血糖控制在合适的水平上，又要保证人体营养平衡的需求。

　　2、影响 GI 的因素，主要有以下几方面：

　　(1)食物中碳水化合物的类型：简单地说，单糖是直接吸收的，GI 值高于多糖。支链淀粉比直链淀粉消化快，GI 值较高。

　　(2)食物中其他成分含量的影响：食物中的其他成分如脂肪和蛋白质含量能延缓食物的吸收速率，从而降低 GI。但需注意的是，脂肪比例的增高可增加热量摄入，增加动脉粥样硬化风险，蛋白质比例的增高则增加肾脏负担，因此应按比例进行限制。增加食物中膳食纤维的含量则不仅有利于降低 GI，还有改善肠道菌群等作用。

　　(3)食物的形状和特征：较大颗粒的食物需经咀嚼和胃的机械磨碎过程，延长了消化和吸收的时间，血糖反应是缓慢、温和的形式。

　　(4)食物的加工烹饪方法：不同的加工烹饪流程、方法会影响食物的消化率。一般来说，加工越细的食物，越容易被吸收，升糖作用也越大。另外，烹调的方法也很重要，同样的原料烹调时间越长，食物的 GI 也越高。

四、碳水化合物的参考摄入量与食物来源

(一)碳水化合物的膳食参考摄入量

　　人体对碳水化合物的需要量，常以可提供能量的百分比来表示。中国营养学会制订的中国居民膳食营养素参考摄入量中的碳水化合物适宜摄入量(AI)为占总能量的 55%～65%。

(二)碳水化合物的食物来源

　　膳食中淀粉的主要来源是粮谷类和薯类食物。粮谷类一般含碳水化合物 60%～80%，薯类含量为 15%～29%，豆类中为 40%～60%。单糖和双糖的来源主要是蔗糖、糖果、甜食、糕点、甜味水果、含糖饮料和蜂蜜等。常见食物碳水

化合物含量见表 16。

表 16　常见食物碳水化合物含量　　　　　　　（单位：g/100g）

食物名称	含量	食物名称	含量	食物名称	含量	食物名称	含量
粉条	83.6	木耳	35.7	葡萄	9.9	番茄	3.5
粳米(标二)	77.7	鲜枣	28.6	酸奶	9.3	牛乳	3.4
籼米(标一)	77.3	甘薯	23.1	西瓜	7.9	芹菜	3.3
挂面(标准粉)	74.4	香蕉	20.8	杏	7.8	带鱼	3.1
小米	73.5	黄豆	18.6	梨	7.3	白菜	3.1
小麦粉(标粉)	71.5	柿	17.1	花生仁	5.5	鲜贝	2.5
莜麦面	67.8	马铃薯	16.5	南瓜	4.5	猪肉	2.4
玉米	66.7	苹果	12.3	萝卜	4.0	黄瓜	2.4
方便面	60.9	辣椒	11.0	鲫鱼	3.8	冬瓜	1.9
小豆	55.7	桃	10.9	豆腐	3.8	鸡蛋	1.5
绿豆	55.6	橙	10.5	茄子	3.6	鸡肉	1.3

矿　物　质

人体组织中含有自然界各种元素(element)，元素的种类和含量与其生存的地理环境表层元素的组成及膳食摄入量有关。在这些元素中，除了碳、氢、氧和氮组成碳水化合物、脂肪、蛋白质、维生素等有机化合物外，其余的元素均称为矿物质，也称无机盐或灰分。按照元素在机体内的含量多少，将矿物质分为常量元素和微量元素。凡体内含量大于体重 0.01%的矿物质称为常量元素或宏量元素(macroelement)，有钙、磷、钾、钠、硫、氯、镁等 7 种；体内含量小于体重 0.01%的矿物质称为微量元素(microelement 或 trace elementa)，目前认为：铁、铜、锌、硒、碘、锰、氟、钴和钼 10 种微量元素，为维持正常人体生命活动不可缺少的必需微量元素；硅、镍、硼和钡为可能必需微量元素；铅、镉、汞、砷、铝、锡和锂为具有潜在毒性，但低剂量可能具有功能作用的微量元素。各种矿物质的推荐量、食物来源、生理作用及缺乏表现见表 17 和表 18。

凡含硫、磷、氯等元素高，在体内经过氧化代谢后，生成 SO_4^{2-}、HPO_4^{2-}、Cl^- 等酸根阴离子，使人体 pH 下降的食物称酸性食物。如含蛋白质、脂肪、碳水化合物高的食物。

凡含钙、镁、钾、钠、铁等元素高，在体内经过氧化代谢后，生成 Ca^{2+}、Mg^{2+}、Fe^{3+}、Na^+ 等阳离子，使人体 pH 升高的食物均称碱性食物，如蔬菜、水果。

表 17　各种矿物质的推荐量、食物来源、生理作用及缺乏表现（常量元素）

名称	含量	DRIs	食物来源	生理作用	缺乏表现	过量表现
钙	1000~2000g	RNI：成年800mg/d；UL：成年及1岁以上儿童2000mg/d	奶和奶制品、豆类、坚果类、绿色蔬菜、硬水	①构成机体的骨骼和牙齿；②维持多种正常生理功能	佝偻病（儿童）；骨质疏松（成人）	①肾结石；②奶碱综合征；③钙和其他矿物质的相互作用
磷	600~900g	成人 RNI：720mg/d；UL：3500mg/d	分布很广，动植物细胞中都含有丰富的磷。磷是与蛋白质并存中的（摄含中的磷为植酸磷，吸收率低）	①构成骨骼和牙齿；②组成生命的重要物质；③参与能量代谢；④参与酸碱平衡的调节	佝偻病样骨骼异常	高磷血症
镁	20~38g	RNI：成人330mg/d	绿叶蔬菜（叶绿素是镁卟啉的螯合物）；粗粮、坚果；饮水	①激活多种酶的活性；②维护骨骼生长和神经肌肉的兴奋性；③维护胃肠道和激素的功能	镁缺乏可致钙下降，神经肌肉兴奋性亢进；对心血管功能的影响；胰岛素功能抵抗	恶心、腹泻、胃肠痉挛；严重者心脏完全传导阻滞或心搏停止
钾	50mmol/kg	AI：成人2000mg/d	蔬菜、水果、肉类	①参与碳水化合物、蛋白质的代谢；②维持细胞内正常的渗透压；③维持神经肌肉的应激性和正常功能；④维持心肌的正常功能；⑤维持细胞内外正常的酸碱平衡	神经肌肉、消化、心血管、泌尿、中枢神经系统功能性或病理性改变	高钾血症：主要表现在神经肌肉和心血管方面
钠	3200~4170mmol（77~100g）	AI：成人1500mg/d	各种食物：动物性食物含量高于植物性食物；食盐及各种制品	①调节体内水分与渗透压；②维持酸碱平衡；③钠泵；④增强神经肌肉兴奋性	早期不明显	高血压；急性中毒
氯	1.17g/kg，总量80~100g	AI：成人2300mg/d	膳食氯几乎完全来源于氯化钠，少量来自氯化钾	①维持细胞外液的容量与渗透压；②维持体液酸碱平衡；③参与血液 CO_2 运输；④其他	常伴钠缺乏，低氯性代谢性碱中毒	高氯血症；血压升高

注：UL 可耐受最高摄入量

表 18　各种矿物质的推荐量、食物来源、生理作用及缺乏表现（微量元素）

名称	含量	DRIs	食物来源	生理作用	缺乏表现	过量表现
铁	4～5g	RNI：成人，M12mg/d，F20mg/d；UL：均为42mg/d	广泛存在于各种食物中，动物性食物的含量和吸收率均较高。主要为肝脏、全血、畜禽肉类、鱼类	①参与体内氧的运送和组织呼吸过程；②维持正常的造血功能；③与免疫的关系；④催化促进β-胡萝卜素转化为维生素A、嘌呤与胶原的合成，抗体的产生，脂类从血液中转运及药物在肝脏的解毒等功能	①缺铁性贫血；②影响生长发育；③活动和劳动耐力降低；④机体免疫功能和抗感染能力下降；⑤消化道改变；⑥皮肤毛发改变；⑦神经精神系统异常；⑧抗寒能力降低；⑨其他	①肝脏损害；②与心脏病的关系；③诱导的脂质过氧化反应增强，导致机体氧化和抗氧化系统失衡，直接损伤DNA，诱发突变
碘	15～20mg	RNI：成人 120μg/d；UL：600μg/d	海洋生物含碘量很高；陆地食品含碘量取决于动物性食品高于植物性食品	①参与能量代谢；②促进代谢和体格的生长发育；③促进神经系统发育；④垂体激素作用	①地方性甲状腺肿；②地方性克汀病	高碘性甲状腺肿
锌	2.0～2.5g	RNI：成人，M12.5mg/d；F7.5mg/dUL40mg/d	动植物都含有锌，植物性食物含量较低。贝壳类海产品，红色肉类，动物内脏来源较好	①金属酶的组成成分或酶的激活剂；②促进生长发育；③促进机体免疫功能；④维持细胞膜结构	①生长发育障碍；②性发育障碍与性功能低下；③味觉及嗅觉障碍；④伤口愈合不良；⑤神经精神障碍；⑥免疫功能减退；⑦皮肤表现；⑧胎儿生长障碍与畸形	①胃肠道刺激，引起恶心、呕吐、腹泻；②影响中性粒细胞和巨噬细胞活力，抑制细胞杀伤力，损伤免疫功能、损伤其他有利的微量元素吸收利用
硒	3～20mg	成人：RNI60μg/d，UL 400μg/d	良好来源为①海洋食物；②动物肝、肾脏及肉类	①构成含硒蛋白与含硒酶；②抗氧化作用；③对甲状腺激素的调节作用；④维持正常免疫功能；⑤预防与硒缺乏相关的地方病；⑥抗肿瘤作用；⑦抗艾滋病作用；⑧维持正常生育功能	①克山病；②大骨节病	①头发变干、变脆、脱落；②脱甲、指甲变脆，出现白点及纵纹；③肢端出现麻木甚至偏瘫

续表

名称	含量	DRIs	食物来源	生理作用	缺乏表现	过量表现
锰	10~20mg	成人 AI: 4.5mg/d, UL: 11mg/d	谷类、坚果、叶菜类;茶叶和咖啡肉类;锰含量最丰富	①一部分作为金属酶的组成部分,一部分作为酶的激活剂起作用;②维持骨骼正常发育;③促进糖代谢及抗氧化功能	可能与某些疾病有关	神经系统功能障碍
铜	50~120mg; 1.4~2.1mg/kg	成人:RNI 0.8mg/d; UL 8mg/d	广泛存在于各种食物中,牡蛎、贝类海产品含铜的良好来源;其次是豆类坚果类;动物肝肾、谷类胚芽部分;豆类次之	①构成含铜酶与铜结合蛋白;②维持正常造血功能;③促进结缔组织形成;④维护中枢神经系统的健康;⑤促进正常黑色素形成及维护毛发正常结构;⑥保护机体细胞免受超氧阴离子的损伤	血中胆固醇水平升高;葡萄糖耐量降低	急性中毒表现为恶心、呕吐、上腹疼痛、腹泻及头痛、眩晕等
铬	6~7mg	成人 AI: 30μg/d	主要来源是谷类、肉类及鱼贝类	①加强胰岛素的作用;②预防动脉粥样硬化;③促进蛋白质代谢和生长发育;④其他	不明原因的体重下降;周围神经炎;血浆中葡萄糖的清除受损	Cr^{6+}是强致变物,高浓度时具有明显的局部刺激作用和腐蚀作用,低浓度时为常见的致癌物质
钼	约9mg	成人:RNI 100μg/d; UL 900μg/d	广泛存在于各种食物中。动物肝肾中含量最丰富;谷类、奶制品和干豆类是钼的良好来源。蔬菜、水果和鱼中含量低	钼作为3种钼金属酶(黄嘌呤氧化酶、醛氧化酶、亚硫酸盐氧化酶)的辅基,发挥其生理功能;钼酶催化一些底物的羟化反应	无论是人类还是动物,正常膳食条件下都不会发生钼缺乏	干扰铜的利用,引起硫代谢紊乱;与痛风病有关
氟	约2.6g	成人 AI: 1.5mg/d; UL: 3.5mg/d	茶叶、海鱼、海带、紫菜中氟含量较高,饮水是氟的主要来源	①牙齿的重要成分;②骨盐的重要组成部分	老年人缺氟时,钙、磷的利用受到影响,可导致骨质疏松	①氟斑牙;②氟骨症

注: M 代表男性; F 代表女性

维　生　素

维生素(vitamin)是维持人体正常生命活动所必需的一类有机化合物。维生素的种类很多，化学结构各不相同，既不是构成各种组织的主要原料，也不是体内能量的来源。它们的化学结构与性质虽然各异，但有共同特点。

(一)维生素特点

1、维生素或其前体化合物(亦称维生素原)存在于天然食物中，人体内一般不能合成或合成量少(维生素 D 除外)，不能满足机体的需要，必须每天由食物供给。即使有些维生素如维生素 K、维生素 B_{12} 能由肠道微生物合成一部分，但不能替代从食物中获取这些维生素。

2、维生素在体内不能提供能量，也不是机体组织的结构成分。

3、许多维生素常以辅酶或辅基的形式参加各种酶系，维持酶的活性，在人体物质代谢过程中起着关键的作用。至今仍有一些维生素的作用有待阐明。

4、生理需要量少，人体只需要极少量(每日仅以 mg，μg 计算)就能满足需要，但绝对不能缺少。缺乏任何一种维生素都能引起疾病，即维生素缺乏症(vitamin deficieny)；有的维生素过量会引起中毒，如维生素 A、维生素 D 等。

5、有的维生素具有几种类似结构、生物活性相近的化合物。如维生素 A 与维生素 A 原，维生素 D 和维生素 D_2，吡哆醇、吡哆醛、吡哆胺等。

(二)维生素的分类

维生素种类很多，从营养学角度按其溶解性分为脂溶性维生素与水溶性维生素两大类。

1、脂溶性维生素。脂溶性维生素有维生素 A、维生素 D、维生素 E、维生素 K，其共同特点：①溶于脂肪及有机溶剂(如苯、乙醚及氯仿)中，不溶于水；②在肠道随脂肪经淋巴系统吸收，从胆汁少量排出，当脂类吸收不良时，它们的吸收明显减少；③能在体内积存，主要贮存于脂肪组织与肝脏；④缺乏时症状出现缓慢，有的脂溶性维生素过量摄入可引起中毒；⑤在食物中与脂类共存，脂肪酸败时，脂溶性维生素易被破坏。

2、水溶性维生素。水溶性维生素包括 B 族维生素如维生素 B_1、维生素 B_2、维生素 PP、维生素 B_6、叶酸、维生素 B_{12}、维生素 C 泛酸、生物素等。它们的共同特点：①溶于水，而不溶于脂肪及脂溶剂；②不易在体内积存，摄入过量时，多余的从尿中排出；③摄入过多时，一般无明显中毒表现，但可干扰其他营养素的代谢；④绝大多数水溶性维生素缺乏症状出现较快，必须每天经膳食摄入；

⑤当组织中维生素耗竭时，摄入的维生素被组织利用，从尿中排出减少，故可利用尿负荷试验鉴定其营养水平。

适宜的维生素摄入对维护健康，远离慢性疾病是重要的。但必须遵循适量的原则，不宜盲目加大剂量。各种维生素的推荐量、食物来源、生理作用及缺乏表现，见表19。

表19　各种维生素的推荐量、食物来源、生理作用及缺乏表现

名称	别名	DRIs	食物来源	生理作用	缺乏表现	过量表现
维生素A	视黄醇	RNI: M: 800μgRAE/d; F: 700μgRAE/d; UL: 3000μgRAE/d	动物内脏、鱼肝油、蛋类、乳类；深色蔬菜、水果	①维持皮肤黏膜的完整性；②构成视觉细胞内的感光物质；③促进生长发育和维护生殖功能；④维持和促进免疫功能	①眼部症状:眼干燥症、夜盲症、角膜软化；②皮肤症状：干燥、角化、丘疹，"蟾皮症"；③骨骼系统：停止生长发育迟缓，齿龈增生角化、龋齿；④生殖功能：女性致胎儿畸形死亡，男性精子减少，性激素合成障碍；⑤免疫功能：低下，儿童反复呼吸道感染及腹泻	①维生素A过多症；②胡萝卜素血症
维生素D	成人	RNI: 10μg/d; UL: 50μg/d;	植物性食物(D_2): 蘑菇；动物性食物(D_3): 鱼肝、鱼油、鸡蛋、乳制品、牛肉、黄油、咸水鱼	①促进肠道对钙、磷的吸收；②对骨骼钙的动员；③促进肾脏重吸收钙、磷	①佝偻病：神经症状和骨骼的变化；②骨软化症	食欲减退甚至厌食，烦躁哭闹，精神不振，多有低热；恶心、呕吐、腹泻或便秘，烦渴、尿频、夜尿多；长期慢性可致骨骼、肾、血管、皮肤出现相应的钙化
维生素E	生育酚	成年人 AI: 14mg α-TE/d; UL: 700mg α-TE/d	只能在植物中合成，绿色植物中含量高于黄色植物	①抗氧化；②抗动脉粥样硬化；③对免疫功能的作用；④对胚胎发育和生殖的作用；⑤对神经系统和骨骼肌的保护作用	细胞膜脂质过氧化作用增强，线粒体的能量产生下降，DNA氧化与突变，质膜正常运转功能的改变；患肿瘤、动脉硬化、白内障等疾病的危险性增加	中毒症状：视觉模糊、头痛和极度疲乏等；凝血机制损害导致某些个体的出血倾向
维生素K		成人 AI: 80μg/d	广泛分布于动物性和植物性食物中	①调节凝血蛋白质合成；②钙化组织中维生素K依赖蛋白质(BGP)，起调节磷酸钙掺入骨中的作用；③其他维生素K依赖 Gla 蛋白质，称为动脉粥样化钙蛋白，可能与动脉粥样硬化有关	低凝血酶原血症，其他维生素K依赖凝血因子浓度下降，表现为凝因缺陷和出血	维生素K前体2-甲基萘醌(K_2)由于与巯基反应而有毒性，能引起婴儿溶血性贫血、高胆红素血症和核黄疸症

名称	别名	DRIs	食物来源	生理作用	缺乏表现	过量表现
维生素 B₁	硫胺素	成人 RNI：M：1.4mg/d；F：1.2mg/d	广泛存在于天然植物中，葵花子仁、花生、大豆粉、瘦猪肉中最为丰富；其次为小麦粉等谷类食物；鱼类、蔬菜、水果中含量较少	①构成辅酶，维持体内正常代谢；②抑制胆碱酯酶的活性，促进胃肠蠕动；③对神经组织的作用，焦磷酸硫胺素(TTP)可能与膜钠离子通道有关	①亚临床型；②神经型：周围神经主要累及肢体远端，Wernicke 脑病(脑型脚气病综合征)，Korsakoff 综合征；③心血管型：心功能不全，以右心为主的左右心室衰竭，水肿；④婴儿脚气病胀	超过推荐量的100 倍，发现有头痛、抽搐、衰弱、麻痹、心律失常和过敏反应等症状
维生素 B₂	核黄素	成人 RNI：M：1.4mg/d；F：1.2mg/d	广泛存在于奶类、蛋类、各种肉类、动物内脏、谷类、蔬菜和水果等	①参与体内生物氧化与能量生成；②黄素腺嘌呤二核苷酸(FAD)和黄素单核苷酸(FMN)作为辅基参与色氨酸转化为尼克酸，维生素 B6 转化为磷酸吡哆醛的过程；③FAD 作为谷胱甘肽还原酶的辅酶，参与体内抗氧化防御系统，维持还原谷胱甘肽的浓度；④与细胞色素 P450 结合，参与药物代谢，提高机体对环境应激的适应能力	舌炎、唇炎和口角炎，脂溢性皮炎、阴囊炎、眼部症状(视力模糊、畏光、流泪、视力疲劳、角膜充血等)	机体对维生素 B₂ 的吸收有上限，过量吸收的维生素 B₂ 也很快从尿中排出
维生素 B₆		成人 RNI：1.4mg/d，UL：60mg/d	来源广泛，动植物均含有，肉类、全谷类产品、蔬菜和坚果类中最高	①维生素 B₆ 以其活性形式 PLP 作为许多酶的辅酶；②免疫功能；③维持神经系统功能；④维生素 B₆ 降低同型半胱氨酸的作用	①维生素 B₆ 成人缺乏症：疲倦乏力，皮肤红斑，脂溢性皮炎，周围神经病变等；②维生素 B₆ 儿童缺乏症；③维生素 B₆ 依赖综合征：多属遗传性疾病	①感觉神经异常；②其他：疼痛和变形性皮肤损伤
烟酸	VitPP	成人 RNI：M：15mgNE/d；F：12mgNE/d；UL：35mgNE/d	植物性食物主要是烟酸，动物性食物中主要为烟酰胺	①构成烟酰胺腺嘌呤二核苷酸及烟酰胺腺嘌呤二核苷酸磷酸；②葡萄糖耐量因子的组成成分；③保护心血管	癞皮病，"3D"症状：皮炎(drmatitis)、腹泻(diarrhea)、痴呆(dementia)	血管扩张，胃肠道反应，肝脏病变，葡萄糖耐量变化等
叶酸	蝶酰谷氨酸	成人 RNI：400μgDFE/d；UL：成人、孕妇、哺乳期妇女均为1000μgDFE/d	广泛存在于各种动植物食品中，富含叶酸的食物为猪肝、猪肾、鸡蛋、豌豆、菠菜，食物中叶酸与合成的叶酸补充剂生物利用度不同	叶酸还原成具有生理活性的四氢叶酸，携带一碳单位，与血浆蛋白结合，主要转运到肝脏储存.一碳单位从氨基酸释放出后，以四氢叶酸为载体，参与其他化合物的生成和代谢作为一碳单位的载体参与代谢。①参与嘌呤和嘧啶核苷酸的合成；②催化二碳氨基酸和三碳氨基酸的相互转化；③在某些甲基化反应中起重要作用。	①巨幼红细胞性贫血；②对孕胎胎儿的影响；③高同型半胱氨酸血症	①干扰抗惊厥药物的作用，诱发患者惊厥发作；②口服叶酸350mg 可能影响锌的吸收，而导致锌缺乏，使胎儿发育迟缓，低出生体重增加；③掩盖维生素 B₁₂ 缺乏

续表

名称	别名	DRIs	食物来源	生理作用	缺乏表现	过量表现
维生素 B_{12}	氰钴胺素	RNI:成人 2.4μg/d	动物性食品,主要为肉类、动物内脏、鱼、禽、贝壳类及蛋类	①作为甲硫氨酸合成酶的辅酶参与同型半胱氨酸甲基化变为甲硫氨酸;②作为甲基丙二酰辅酶 A 异构酶的辅酶参与甲基丙二酸-琥珀酸的异构反应	①巨幼红细胞性贫血;②高同型半胱氨酸血症	口服 100μg 未见明显反应
维生素 C	抗坏血酸	成人 RNI:100mg/d;UL:2000mg/d	人体内不能合成,主要来源于新鲜蔬菜与水果,动物内脏中含少量维生素 C	①参与羟化反应;②还原作用	自缺乏至发病历时 4~7 月:体重减轻、四肢无力、衰弱、肌肉关节等疼痛,牙龈红肿、牙龈炎、四肢长骨端肿胀,出血倾向等	>2g 可引起渗透性腹泻;2~8g 可出现恶心,腹部痉挛,铁吸收过度,红细胞破坏及泌尿道结石等
胆碱		成年 AI:M:500mg/d;F:400mg/dUL:3.0g/d	人体能合成。存在于各种食物中,肝脏、花生、蔬菜中含量较高	①促进脑发育和提高记忆能力;②保证信息传递;③调控细胞凋亡;④构成生物膜的重要组成成分;⑤促进脂肪代谢;⑥促进体内转甲基代谢;⑦降低血清胆固醇	长期摄入缺乏胆碱膳食的主要结果可包括肝肾胰病变,记忆紊乱和生长障碍	
生物素	维生素 H	成人 AI:40μg/d	广泛存在于天然食物中,干酪、肝、大豆粉含量最丰富,肠道细菌可合成	在脱羧-羧化反应和脱氨反应中起辅酶作用,可以把 CO 由一种化合物转移到另一种化合物上,从而使一种化合物转变为另一种化合物。药理剂量还可降 1 型糖尿病患者的血糖水平	主要见于长期生食鸡蛋者(生蛋清中含抗生物素蛋白)。缺乏表现为毛发变细、失去光泽、皮肤干燥、鳞片状皮肤、红色皮疹;食欲减退、恶心、呕吐,精神沮丧,疲乏,高胆固醇血症,脑电图异常等	

植物化学物

　　植物体内含有多种低分子量的次级代谢产物,是植物在进化过程中形成的生物活性物质,绝大多数是非营养素成分,统称植物化学物,估计有 6 万~10 万种。对于植物化学物的研究较少,非食物性植物中有不少"抗营养因素"或毒物;食物性植物的植物化学物对人体健康有益(表 20)。

表20　植物化学物的分类及其主要作用

植物化学物	生物学作用									
	A	B	C	D	E	F	G	H	I	J
类胡萝卜素	√		√		√			√		
植物固醇	√							√		
皂苷	√	√			√			√		
芥子油苷	√	√						√		
多酚	√	√	√	√	√	√	√		√	
蛋白酶抑制剂	√		√							
单萜类	√	√								
植物雌激素	√	√								
硫化物	√	√	√	√	√	√	√	√		√
植酸	√		√		√				√	

注：A. 抗癌作用；B. 抗微生物作用；C. 抗氧化作用；D. 抗血栓作用；E. 免疫调节作用；F. 抑制炎症过程；G. 影响血压；H. 降低胆固醇；I. 调节血糖作用；J. 促进消化作用

一、植物化学物的分类

(一)类胡萝卜素

类胡萝卜素是水果和蔬菜中广泛存在的植物次级代谢产物，使植物显出红色或黄色。分无氧和含氧2种。自然界有700多种类胡萝卜素，对人体营养有作用的有40~50种。随个人饮食的不同，血清含有不同比例的类胡萝卜素，如α、β-胡萝卜素和番茄红素。有氧型叶黄素，如黄体素(lutein)、玉米黄素和β-隐黄素也少量存在。人血中β-胡萝卜素占总量的15%~30%。无氧型和有氧型类胡萝卜素的区别主要是对热稳定性不同，β-胡萝卜素是热稳定型，主要存在于绿色蔬菜中，而叶黄素对热敏感。人体每天摄入类胡萝卜素约为6mg。

(二)植物固醇

植物固醇(phytosterol)主要存在于植物种子及其油料中，如 β-谷固醇(β-sitosterol)、豆固醇(campesterol)。植物固醇化学结构与胆固醇的区别，是前者多一个侧链。每天从饮食中摄入植物固醇为150~400mg，但人体只能吸收5%左右。影响吸收率的原因尚不清楚。早在50多年前就发现植物固醇有降胆固醇的作用，作用机制主要是抑制胆固醇吸收。

(三)皂苷

皂苷(saponins)是具有苦味的化合物,可与蛋白质和脂类(如胆固醇)形成复合物,豆科植物皂苷特别丰富。平均每天摄入皂苷约为 10mg,最高达 200mg。因皂苷有溶血作用,以前一直认为对健康有害,而人群试验没有证实其危害。有些国家已批准将某些种类的皂苷作为饮料(softdrink)的食品添加剂。

(四)芥子油苷

所有十字花科植物都含芥子油苷(glucosinolate),其降解产物具有典型的芥末、辣根和花椰菜的味道。借助于植物特殊酶,即葡萄硫苷酶(myrosinase)的作用,植物组织机械性损伤可将芥子油苷转变为有活性的物质,即异硫氰酸盐(isothiocyanate)、硫氰酸盐(thiocyanate)和吲哚(indole)。当白菜被加热时,其中芥子油苷减少 30%～60%。人体一般每天摄入芥子油苷可达 10～50mg,素食者高达 110mg。其代谢产物,如硫氰酸盐在小肠可完全吸收。

(五)多酚

多酚(polyphenol)是所有酚类衍生物的总称,主要为酚酸,包括羟基肉桂酸和类黄酮,后者主要存在于水果和蔬菜外层(黄酮醇)及整粒谷物(木脂素,lignan)。新鲜蔬菜多酚含量高达 0.1%,如莴苣外面绿叶多酚含量特别高。绿叶蔬菜类黄酮含量高,且含量随蔬菜成熟而增高。户外蔬菜类黄酮含量明显高于大棚蔬菜含量。最常见的类黄酮为槲皮素(quercetin)。

(六)蛋白酶抑制剂

所有植物都含植物蛋白酶抑制剂(protease inhibitor),特别是谷类、谷类种子中含量更高。哺乳动物肠内蛋白酶抑制剂主要阻碍内源性蛋白酶(如胰蛋白酶)的活性,加强机体消化酶的合成。人类能合成一种特殊的胰蛋白酶,蛋白酶抑制剂与蛋白酶形成复合物,阻断酶催化位点,竞争性抑制蛋白酶。蛋白酶是使某些癌症具有侵袭能力的重要因子。人体平均每天摄入胰蛋白酶抑制剂约 295mg,对于以蔬菜、豆类和粮谷为主的素食者,摄入的蛋白酶抑制剂更多。所吸收的蛋白酶抑制剂能以生物活性形式,在各组织中被检验出来,主要有抑制肿瘤和抗氧化作用。

(七)单萜类

调料类植物所含植物化学物主要是食物单萜类(monoterpenes),如薄荷(peppermint)中的薄荷醇(menthol)、葛缕子种子(carawayseeds)中的香芹酮(carvone)、柑橘油(citrusoil)中的柠檬油精(limonene)。一般每天摄入量约为 150mg。

(八)植物雌激素

植物雌激素(phytoestrogens)存在于植物中，可与哺乳动物雌激素受体结合并发挥类似内源性雌激素的作用。异黄酮(isoflavones)存在于大豆及其制品中，木聚素化学结构似多酚类，但也属植物雌激素。木聚素在亚麻(flax)种子和粮食制品中含量较高。虽然植物雌激素显示的作用只占人体雌激素的 0.1%，但尿中植物雌激素含量较高，比内源性雌激素高 10～1000 倍。因此，按内源性雌激素数量和含量，植物雌激素可发挥雌激素和抗雌激素两种作用。

(九)硫化物

植物次级代谢产物硫化物(sulphides)包括在大蒜和其他球根状植物中的有机硫化物。大蒜的主要活性物质是氧化型二丙烯基二硫化物(diallydisulphide)，也称蒜素(allicin)，其基本物质是蒜苷(alliin)。当大蒜类植物结构受损时，蒜苷在蒜氨酸酶(allinase)作用下形成蒜素。新鲜大蒜的蒜素含量可达 4g/kg。白菜中也含有硫化物，但因缺少蒜氨酸酶而不能形成具有生物活性的硫化物代谢产物。

(十)植酸

植酸(phytic acid)又称肌醇六磷酸酯(inositol hexaphosphate，IP6)，存在于谷类和豆类食物中，是富含磷的一种有机化合物。植酸主要存在于种子胚层和谷皮中。植酸的螯合能力较强，因此降低了某些矿物质的生物利用率；利用植酸与蛋白质结合的特性，可从天然植物中分离提取植酸。植酸在抗癌、抗氧化、调节免疫功能、抗血小板等方面的生物学活性已被证实。

二、植物化学物的生物学作用

(一)抗癌作用

约三分之一的癌症与营养因素有关。有些营养因素可以降低癌症的发病率，有些可能会增加癌症发生的危险性。有 30 余种植物化学物在降低人群癌症发病率方面可能有实际意义。欧洲一些国家推荐增加食用蔬菜、水果和富含纤维的谷类食品，明显降低了胃癌的发生率。

(二)抗氧化作用

癌症和心血管疾病的发病机制与反应性氧分子及自由基有关。人体对这些活性物质的保护系统包括抗氧化酶系统(SOD、GSH-Px)、内源性抗氧化物(尿酸、谷胱甘肽、硫辛酸、辅酶 Q_{10} 等)及具有抗氧化活性的必需营养素(维生素 E 和维生素 C 等）。现已发现植物化学物，如类胡萝卜素、多酚、植物雌激素、蛋白酶抑制剂和硫化物等也具有明显的抗氧化作用。

（三）免疫调节作用

动物实验和干预性研究表明类胡萝卜素对免疫功能有调节作用。对类黄酮的研究是在离体条件下进行的，表明类黄酮具有免疫抑制作用；而皂甙、硫化物和植酸具有增强免疫功能的作用。其他植物化学物对免疫系统功能的影响，只做了较小范围的研究。由于缺少人群研究，还不能进行评价。

（四）抗微生物作用

有些食用植物或调料植物可用于处理感染。后来由于磺胺及抗生素的应用降低了人们从食物中寻找具有抗感染作用植物成分的兴趣。近年来，由于化学合成药物的副作用，掀起了从植物性食物中提取具有抗微生物作用成分的热潮。

（五）降胆固醇作用

动物实验和临床研究均发现，以皂甙、植物固醇、硫化物和生育三烯酚为代表的植物化学物具有降低血液中胆固醇水平的作用，血清胆固醇降低的程度与食物中的胆固醇和脂肪含量有关。

植物化学物所具有的其他促进健康的作用还包括调节血压、血糖、血凝，以及抑制炎症等作用，有待深入研究。

（许子亮）

参 考 文 献

中国营养学会. 2014. 中国国民膳食营养素参考摄入量(2013 版). 北京: 中国标准出版社.

中国营养学会. 2016. 中国国民膳食指南. 北京: 人民卫生出版社.

中国营养学会. 2016. 食物与健康—科学证据共识. 北京: 人民卫生出版社.

孙长颢. 2017. 营养与食品卫生学. 北京: 人民卫生出版社.

蔡威. 2016. 临床营养学. 上海: 复旦大学出版社.

齐玉梅. 2016. 现代营养学. 北京: 中国医药科技出版社.

葛可佑. 2005. 中国营养师培训教材. 北京: 人民卫生出版社.

葛可佑. 2004. 中国营养科学全书. 北京: 人民卫生出版社.

刘绍. 2013. 食品营养与卫生学. 长沙: 中南大学出版社.

编 后 语

本书出版编辑期间暴发了新冠病毒肺炎疫情，提示急性传染病仍是威胁现代人类生存的重大疾病，必须重视。近半个世纪内新的急性传染病不断出现，如SARS、MERS、新型冠状病毒肺炎、埃博拉(EVD)等。人类与微生物的共进化博弈持续进行，出现新的自然疫源性传染病是完全可能的。精准防治新传染病必须阐明新病种的起源，笔者在《进化医学引论》(上海交通大学出版社，2014)中对微进化规律作了综述和探讨，本书试图用于阐释现代病的发生、发展。近年来急性传染病新病种的不断出现提示微进化规律研究的必要性。依靠现有的临床和流行病学的防治研究是不够的，需要分子生物学、进化生物学和各层面的生物学协同进行深入的研究。

人类疾病不仅有医学生物学基础，还受自然环境和人类社会变化的深刻影响，有待形成研究领域，深入研究。囿于编者的学识，本书仅涉及人类现代病的医学生物学方面。

吴克复

2020 年 3 月 14 日